RIEMANN
VERLAG

Jeremy Taylor

Der Fluch unserer Gene

Warum Volkskrankheiten entstehen und wie die Evolutionsmedizin hilft

Aus dem Englischen
von Christine Ammann und Tobias Rothenbücher

RIEMANN
VERLAG

Die amerikanische Originalausgabe erschien 2015 unter dem Titel »Body by Darwin. How Evolution Shapes Our Health and Transforms Medicine« bei University of Chicago Press.

FSC
www.fsc.org
MIX
Papier aus verantwortungsvollen Quellen
FSC® C014496

Verlagsgruppe Random House FSC® N001967
Das für dieses Buch verwendete FSC®-zertifizierte Papier *Munken Premium Cream* liefert Arctic Paper Munkedals AB, Schweden.

1. Auflage
Deutsche Erstausgabe

Lektorat: Ralf Lay, Mönchengladbach
Satz: EDV-Fotosatz Huber/Verlagsservice G. Pfeifer, Germering
Druck und Bindung: GGP Media GmbH, Pößneck
Printed in Germany
ISBN 978-3-570-50188-4
www.riemann-verlag.de

Inhalt

Einleitung

Warum können wir nicht ewig leben? Warum schaffen wir es nicht, alle Krankheiten endgültig zu besiegen? Das sind die Fragen, die junge Leute in populären Wissenschafts-Blogs, in Studentenforen oder in Zeitungskolumnen wie »Fragen Sie einen Wissenschaftler« häufig stellen. Aber das macht die Fragen nicht weniger interessant. Die Lebenserwartung steigt heute in allen Ländern weltweit und liegt in einigen schon bei über achtzig Jahren. Der Unterschied zwischen der Lebenserwartung der Jäger und Sammler und derjenigen der modernen westlichen Bevölkerung ist, wie eine aktuelle Studie zeigt, inzwischen größer als der zwischen Jägern und Sammlern und wild lebenden Schimpansen. Und die gewaltige Steigerung der Lebenserwartung gelang uns allein in den letzten vier Generationen – von grob geschätzt 8000 Generationen, seit die Menschheit auf der Erde weilt. Man muss sich nur die unglaublichen Fortschritte anschauen, die Chirurgie, Pharmakologie, Gesundheitswesen, Immunologie und Transplantationschirurgie im vergangenen Jahrhundert gemacht haben, um zu begreifen, dass die Geschichte der modernen Medizin eine Riesenerfolgsstory ist.

Doch solche Statistiken können leicht darüber hinwegtäuschen, dass manche Erkrankungen besorgniserregend zunehmen – und die Situation hier erstaunlicherweise eher schlechter als besser wird. Das menschliche Krankheitsmuster, die »Krankheitslandschaft«, hat sich inzwischen vollkommen verändert. Den scheinbar naiven Fragen der jungen

Leute können wir ganz leicht noch ein paar hinzufügen: Warum leiden so viele von uns an Autoimmunerkrankungen wie rheumatoider Arthritis, multipler Sklerose, Typ-1-Diabetes oder chronischer Darmentzündung? Warum sind so viele Menschen von allergischen Erkrankungen wie Ekzemen oder Asthma betroffen? Warum haben Herzleiden heute geradezu epidemische Ausmaße angenommen? Warum leiden Frauen an Unfruchtbarkeit oder schwerer Gestose? Warum leiden wir an Rückenschmerzen, Zwerchfellbrüchen, verrutschten Wirbeln und defekten Hüftgelenken? Warum gibt es so viele geistige und seelische Erkrankungen? Und warum gleiten so viele von uns im Spätherbst ihres Lebens in die geistige Dämmerwelt der Alzheimer-Krankheit ab?

Die Medizin neigt dazu, den menschlichen Körper als eine raffiniert konstruierte Maschine zu betrachten, die höchstens ein wenig störanfällig ist. Die Maschine muss laufend gewartet werden, weil sie manchmal nicht rundläuft oder fehlerhaft wird. Sie muss dann repariert werden wie ein Rennwagenmotor, bei dem ein erfahrenes Mechanikerteam dafür sorgt, dass er stets wie eine Katze schnurrt. Jeder Medizinstudent lernt, dass es sein Job ist, die Maschine wieder hinzukriegen und möglichst lange am Laufen zu halten. Aber der menschliche Körper ist keine Maschine. Er ist ein Bündel lebender Baustoffe, das wie alles irdische Leben als Produkt der Evolution durch natürliche Selektion entstanden ist. Und es gibt beträchtliche Unterschiede zwischen Maschinen, architektonischen oder technischen Gebilden und dem menschlichen Körper.

Wenn wir einen Architekten oder Techniker mit der Planung eines – sagen wir – Bürohochhauses beauftragen, will er als Erstes wissen: »Wie lautet mein genauer Auftrag?« Wir erläutern dann vermutlich, dass wir eine bestimmte Höhe wünschen, die Solaranlage bestimmte energetische Anforderung erfüllen, der Aufzug vor der Fassade liegen, das Gebäude zur Umgebung passen und außerdem 200 Jahre halten soll und so weiter. Das Ergebnis ist ein Bauplan, an den sich alle halten müssen. Bei unvorhergesehenen Problemen wirft der Architekt einen Blick auf den Plan und bringt hier und da einige Korrekturen an.

Der Auftrag an die Evolution sieht hingegen vollkommen anders aus. In der Welt der Architektur und Technologie werden Ihnen die Konstruktionskriterien für den menschlichen Körper niemals begegnen. Die Evolution »interessiert« sich nicht für Gesundheit oder Glück oder ein langes Leben. Um es mit Darwin zu sagen: Sie interessiert sich nur für die maximal angepasste Reproduktionsfähigkeit eines Individuums. Und somit nur für Veränderungen, die es einem Organismus ermöglichen, sich an Umweltveränderungen anzupassen und zu vermehren. Das heißt umgekehrt auch, dass genetische Veränderungen zu einem größeren Fortpflanzungserfolg führen und sich die veränderten Gene in einer Bevölkerung voraussichtlich stärker verbreiten. Gene können also unsterblich sein, aber beim Körper war davon nie die Rede. Die Evolution entscheidet sich bei einem Individuum nur dann für Eigenschaften, die ihm das Leben jenseits des Fortpflanzungsalters ermöglichen, wenn sich dadurch die Überlebenschance von Genen verbessert, die an Töchter und Söhne, enge Verwandte und Enkel weitergegeben werden. Die Evolution ist zudem, anders als jeder renommierte Architekt, blind und ahnungslos. Sie besitzt keinen Plan, sie kann nicht in die Zukunft schauen und vorausschauend planen, und sie verfügt über keinen Verstand, mit dem sie Probleme »erkennen« und darauf optimal reagieren könnte. Die Evolution muss zu jedem Zeitpunkt in der Evolutionsgeschichte eines Organismus mit dem klarkommen, was gerade da ist. Sie kann Bauplan und Konstruktion nicht neu aufdröseln und von vorn anfangen, wenn von irgendwoher ein neuer Selektionsdruck auftaucht, der nach baulichen und funktionalen Veränderungen verlangt, damit bestimmte Individuen einer Art überleben können.

Der Vergleich mit Technik oder Maschinen führt also gründlich in die Irre und hilft uns nicht weiter, wenn wir verstehen wollen, warum wir so anfällig für Krankheit und Verschleiß sind. Vier Pioniere der Evolutionsmedizin, Randolph Nesse, Stephen Stearns, Diddahally Govindaraju und Peter Ellison, haben daher kürzlich versucht, ein für alle Mal mit dem Technikvergleich aufzuräumen. Er ist nämlich nicht nur vollkommen unnütz, um zu begreifen, was im menschlichen Körper schiefläuft, sondern in der medizinischen Fachwelt auch nach wie vor stark verankert. Weil die Evolution, so erläutern die Forscher, die Fortpflanzung und nicht die Gesundheit maximieren will, ist jeder Organismus ein Konglomerat aus Kompromissen und folglich das Ergebnis unvermeidlicher Zugeständnisse und Zwänge. Und weil die biologische Evolution zweitens so viel langsamer verläuft als der kulturelle Wandel, werden viele Krankheiten dadurch verursacht, dass unser Körper nicht zur modernen Umwelt passt. Hinzu kommt, dass sich Krankheitserreger viel schneller weiterentwickeln als wir und unser Leben ohne Infektionen überhaupt nicht vorstellbar ist. Und schließlich, so die Forscher, ist die Vorstellung falsch, viele menschliche Krankheiten würden durch die Vererbung einiger weniger defekter Gene hervorgerufen. Normalerweise interagieren mehrere Genvarianten miteinander und mit der Umwelt und lassen so eine Erkrankung entstehen. Krankheit und Verschleiß werden darum immer Teil unseres Lebens sein und lassen sich kaum vermeiden.

Die Evolutionsmedizin lässt den menschlichen Körper in einem völlig neuen Licht erscheinen und kommt häufig zu Erkenntnissen, die der gängigen Vorstellung von Krankheit zuwiderlaufen. Ein einfaches und alltägliches Beispiel dafür ist das Fieber bei Infektionen. Wenn wir an Grippe erkranken, bekommen wir Fieber, fühlen uns matt und haben wenig Lust, unseren Alltag zu meistern. Häufig greifen wir und unsere Ärzte dann zu fiebersenkenden Mitteln. Doch da Krankheitserreger eine Temperatur bevorzugen, die unterhalb unserer Körpertemperatur liegt, ist Fieber nützlich: Es ist ein raffiniertes, evolutionär bewährtes Mittel, um den menschlichen Körper für eindringende Mikroorganismen in eine möglichst feindliche Umgebung zu verwandeln.

Peter Gluckman von der Universität Auckland führt noch ein komplexeres Beispiel an: Die Evolution, so sagt er, kann auch erklären, warum Brust- und Eierstockkrebs seit Jahrzehnten zunehmen und Brustkrebs bei Frauen in entwickelten Ländern heute eine der fünf häufigsten Todesursachen ist. Vieles deutet darauf hin, so Gluckman, dass man vor Brustkrebs besser geschützt ist, wenn die erste Menstruation spät kommt und das erste Baby früh, wenn relativ viele Schwangerschaften mit langer Stillzeit darauf folgen und die Menopause anschließend früh einsetzt. All das traf auf Frauen der Altsteinzeit typischerweise zu. Doch für die moderne Frau gilt genau das Gegenteil. Ihre Menstruation setzt früher ein, zwischen Menarche und erster Schwangerschaft liegt ein langer Zeitraum – das heißt viele Menstruationszyklen –, sie hat wenige Kinder und stillt nur kurz. Heute haben Frauen während ihrer fruchtbaren Jahre ungefähr 500 Eisprünge, und durch mechanische Verletzungen des Eierstockepithels und die lokal stark schwankenden Sexualhormone erhöht sich, so nimmt man an, das Eierstockkrebsrisiko. Das erklärt möglicherweise auch, so Gluckman, warum die Einnahme oraler empfängnisverhütender Mittel, die die Zahl der Menstruationszyklen einer Frau verringern, das Risiko offenbar senken. Das Brustkrebsrisiko hingegen ist, so Gluckman, erhöht, weil das duktale Brustgewebe bei Frauen, die nicht gebären, unreif bleibt – es reift erst mit der ersten Schwangerschaft. Außerdem werden die Brustepithelzellen ständig regeneriert, weil Östrogen und Gestagen fortlaufend zirkulieren und es kein Ausbleiben der Regelblutung durch mehrfache Schwangerschaften gibt. Und durch das fehlende oder kurze Stillen werden Präkrebszellen nicht mit der Muttermilch ausgespült, so Gluckman.

Die dramatischen Veränderungen im Fortpflanzungsverhalten – durch Verhütungsmittel und Hormonersatztherapie, Kinderlosigkeit oder weniger Kinder, kurze Stillzeiten, frühere Menarche und spätere Menopause – führen also dazu, dass der weibliche Körper und die Fortpflanzungsbiologie nicht mehr zueinanderpassen. Frauen sind länger fruchtbar und erleben viele Menstruationszyklen mit wild schwankenden Hormonzuständen. Doch wie können wir das Vorhandensein der vermutlich krebsauslösenden Gene BRAC1 und BRAC2 erklären? Bestimmte Varianten dieser Gene verlieren ihre Fähigkeit, die Tumorentwicklung in den Brustepithelzellen zu unterdrücken. Gluckman verweist darauf, dass Brustkrebs zwar meistens im fortgeschrittenen Alter auftritt, es aber auch eine erhebliche Zahl jüngerer Frauen gibt, die an Brustkrebs erkranken. Man sollte daher annehmen, dass die Genvarianten, die das Brustkrebsrisiko stark erhöhen, evolutionär aussortiert wurden und ihre Häufigkeit in der heutigen Bevölkerung sinkt. Das trifft aber nicht zu. Und das lege nahe, so Gluckman, dass die Gene im jungen Alter eine nützliche Wirkung haben, die ihre verheerende Wirkung im fortgeschrittenen Alter wieder wettmacht. Dieses Phänomen nennt sich »antagonistische Pleiotropie« und taucht in evolutionären Modellen menschlicher Erkrankungen häufig auf. Eine aktuelle Studie zeigt denn auch, dass Trägerinnen von BRAC1-Mutationen signifikant fruchtbarer sind und ihre Sterblichkeit nach der Menopause signifikant höher ist. Möglicherweise hat die Evolution hier eine höhere Fruchtbarkeit im jüngeren, reproduktiven Alter gegen ein höheres Sterberisiko durch Brustkrebs in späteren Jahren eingetauscht.

Angesichts des erfreulich erfolgreichen und unglaublich nützlichen Erklärungsansatzes, den der Evolutionsgedanke bietet, müsste die Evolution, so sollte man meinen, in der medizinischen Landschaft heute eine große Rolle spielen, was sie aber nicht tut. Konnte sich der Gedanke in der Medizin nicht durchsetzen, oder hat er inzwischen wieder an Gunst verloren? Wie Peter Gluckman erklärt, hatten die Vordenker der Evolution zu Beginn des 19. Jahrhunderts sogar einen medizinischen Hintergrund, aber im medizinischen Lehrplan kam die Evolution nur in liberaleren Teilen Europas vor und war ansonsten aufgrund religiöser Vorstellungen verpönt. Gegen Ende des Jahrhunderts musste sie sich dann gegen neu aufkommende Wissenschaften wie die Physiologie behaupten, wobei selbst eingefleischte Darwinisten wie Thomas Huxley damals meinten, die Evolution habe zum Arbeitsgebiet der Ärzte nichts beizutragen. In die Medizin hielten stattdessen Physiologie, Histologie und viele andere -ologien oder auch die Biochemie Einzug, die ohne jeden Rückgriff auf die Evolution auskamen. Die Evolution hatte endgültig ausgedient.

Ein weiteres Problem ist, dass viele Ärzte dem Evolutionsgedanken offen feindlich gegenüberstehen – und immer standen. Wenn man an irgendeiner Universität die Kreationisten finden wolle, scherzt der Philosoph Michael Ruse, so solle man am besten geradewegs zur medizinischen oder veterinärmedizinischen Fakultät gehen! Viele Ärzte halten die Erkenntnisse der Evolutionsmedizin zudem in der Praxis für irrelevant, weil sie in ihrem Alltag ja vor schwer kranken Patienten ständen, die jetzt und hier eine Behandlung oder Operation bräuchten. Die Ärzte leben in der greifbaren Welt des menschlichen Leidens und nicht in den fernen Welten der Evolutionsmechanismen.

Hinzu kommt, dass die Evolutionstheorie und ihre Sprache, wenn man sie auf die Biologie und das Verhalten des Menschen anwendet, unserem Verständnis von Moral und Ethik oder den Gefühlshaltungen, die unsere Menschlichkeit ausmachen, großenteils zu widersprechen scheinen. Ich erinnere mich an eine besonders unangenehme Begegnung mit einer Frau auf einer Party. Ich erzählte in einer Runde von einigen Studien, die herausgefunden hatten, dass Mütter ihre Söhne in guten Zeiten mit nahrhafterer Brustmilch stillen als ihre Töchter – und umgekehrt, wenn die Zeiten schlecht sind. Man sehe hier einen evolutionären Mechanismus am Werk, der die elterliche Investition in Söhne bei schlechten Bedingungen begrenzt, weil diese möglicherweise am unteren sozialen Ende aufwachsen, daher unattraktive Partner wären und so die Chance auf Enkel minderten. Meine Zuhörerin schnaubte verärgert und stapfte auf der Suche nach einer angenehmeren Unterhaltung davon, aber nicht ohne mir noch über die Schulter zuzuzischen: »Du solltest mal Ordnung schaffen: in deinen Fakten und in deinem Kopf!« Jede normale Frau, so meinte sie, müsse es ja wohl verwerflich und sexistisch finden, wenn eine Mutter ihrem Kind absichtlich Brustmilch vorenthalten würde. Sie machte den Fehler, nicht zwischen einer bewussten Entscheidung gegen das Kind – die etwa im ländlichen Indien und anderswo verstörend viele weibliche Babys sterben lässt – und einem unbewussten physiologischen Mechanismus der Evolution zu unterscheiden, der die Überlebenschancen der väterlichen Gene bei Söhnen oder Töchtern erhöht. Bei Letzterem handelt es sich um eine Reaktion auf Umweltbedingungen, durch die die kindliche Ernährung über die Mutterbrust entsprechend kanalisiert wird und die ohne jedes bewusste Denken abläuft.

Die Sprache der Evolutionstheoretiker ist häufig so leidenschaftslos, dass sie beinah abstoßend klingt. So kann es verstören, wenn man hört, dass sich das zahlenmäßige Geschlechterverhältnis je nach Umweltbedingungen umkehren kann oder sich das nächtliche Aufwachen und Saugbedürfnis von Babys vermutlich evolutionär entwickelt hat, damit die Mutter keinen Eisprung hat, nicht erneut schwanger wird und Konkurrenz von Geschwisterseite ausgeschaltet wird. Oder es kann verstören, wenn man erfährt, dass das rosarote Bild, das wir uns vom verliebten, kinderzeugenden Paar oder der schwangeren Frau oder der stillenden Mutter machen, in Wahrheit einem evolutionären Kriegsschauplatz gleicht, auf dem männliche, weibliche und fetale genetische Interessen aufeinanderstoßen.

Doch wie dem auch sei, ein Jahrhundert später ist die Evolution wiederaufgetaucht. Das Werk *Why We Get Sick. The New Science of Darwinian Medicine* (deutsch: *Warum wir krank werden. Die Antworten der Evolutionstheorie*) von Randolph M. Nesse und George C. Williams aus dem Jahr 1994 gab die Initialzündung, und darauf folgten wichtige Beiträge von Peter Gluckman, Wenda Trevathan, Stephen Stearns, Paul Ewald und vielen anderen. All diese Autoren haben sich intensiv und sehr spezifisch mit den Konzepten der Evolutionsmedizin beschäftigt. Dennoch möchte ich einen etwas anderen Weg einschlagen. Dazu inspiriert hat mich ein wichtiger Punkt, den einer der Väter der Evolutionsmedizin, Randolph (Randy) Nesse, mehrfach hervorgehoben hat.

Nesse hat wiederholt betont, dass der Wert der Evolutionsmedizin darin liege, dass sie direkt zu Veränderungen in der täglichen medizinischen Praxis oder sogar zu neuen Therapien führen *kann*. Doch aus einer grundsätzlicheren Warte aus betrachtet, so Nesse, bestehe ihr Wert darin zu erklären, *warum die Dinge so sind, wie sie sind*. In diesem Sinne sei die Evolution für die Medizin das, was die Physik für die Technik ist. So lautet der berühmteste Aphorismus von Randy Nesse: »Medizin ohne Evolution ist wie Technik ohne Physik.« Man kann kein Raumschiff Rosetta bauen und 500 Millionen Kilometer weit ins Weltall schicken, wo es dann auf Komet 67P trifft und erfolgreich die mit Versuchsgeräten vollgestopfte Philae-Landeeinheit absetzt, wenn man nichts über Physik und speziell die Newton'schen Gesetze und das elektromagnetische Spektrum weiß. Und ebenso wenig kann man zu den Wurzeln des hochspeziellen menschlichen Immunsystems vordringen und wirklich effektive Behandlungen für Allergien und Autoimmunerkrankungen entwickeln, wenn man nicht weiß, wie und warum sich das Immunsystem entwickelt hat. Und darum müsse die Evolutionsbiologie, so Nesse, Grundlage und Eckpfeiler von Medizin und Biologie sein.

Ich kenne Randy Nesse seit über einem Vierteljahrhundert und habe ihn stets für seine Ausdauer, Energie und Geradlinigkeit bewundert, wenn es darum geht, die Evolution erneut in die überfüllten Studienpläne der medizinischen Hochschulen zu integrieren. Und aktuell sieht es so aus, als wende sich das Blatt zu seinen Gunsten. Mit diesem Buch möchte ich Nesses Vorstellung, dass die Evolution die »Physik« der Medizin sei, anschaulich machen und untermauern. Ich habe keine umfassende Anleitung geschrieben, wie die Evolution ganz allgemein medizinische Probleme lösen kann, und auch kein Handbuch »Heile dich selbst« auf Grundlage der Evolution. Ich beschreibe vielmehr den evolutionären und weit zurückreichenden Hintergrund, der hinter einigen Erkrankungen steckt, und versuche vor allem zu erklären, warum es solche Erkrankungen gibt: warum die Dinge also so sind, wie sie sind. Ich wünsche mir, dass Sie der Evolution nach Lektüre dieses Buches mit neuer Achtung begegnen, denn sie ist die Hauptursache für Bau und Funktionsweise des menschlichen Körpers – auch wenn sie manchmal dazu führt, dass unser Körper versagt und wir die Arztpraxis aufsuchen müssen.

In den folgenden Kapiteln möchte ich die grundlegenden evolutionären Faktoren, die hinter verschiedenen Erkrankungsprozessen stehen, umfassend erläutern, aber auch mit einigen Mythen aufräumen – etwa in Hinblick auf den Zusammenhang zwischen aufrechtem Gang und Verschleißerscheinungen an Wirbelsäule, Füßen und Gelenken. Außerdem möchte ich zeigen, dass die Betrachtung einer Krankheit unter evolutionären Gesichtspunkten schon heute zu hochinteressanten Therapieansätzen führt: etwa bei Blindheit, Herzleiden, Autoimmunität, Fortpflanzungsstörungen, Krebs oder Alzheimer. Aber wieso sollten Herzleiden, Krebs oder Demenz eine evolutionäre Anpassung sein?, werden Sie nun vielleicht fragen. Das sind sie natürlich nicht. Was ich zeigen möchte, ist, dass der Evolutionsgedanke ein Ansatz sein kann, der zu grundsätzlichen Fragen und zu einer neuen Sicht von Krankheit und damit vielleicht auch zu neuen Antworten führt.

Wenn wir beispielsweise verstopfte Koronararterien auf einem Röntgenbild sehen, kann sich schnell der Verdacht aufdrängen, ob solche engen, schnell verlegten Gefäße nicht ein evolutionärer Ausrutscher sind. Doch wir vergessen dabei, dass das Herz die kräftigste und dichteste Muskelmasse unseres gesamten Körpers ist und daher einen ungeheuren Sauerstoff- und Nährstoffhunger hat. Und wenn die Herzmuskeln dichter werden, werden sie leider undurchlässiger für die Blutversorgung. Im Folgenden werden wir darum sehen, dass wir Herzleiden besser gerecht werden, wenn wir die Koronararterien als die evolutionäre Antwort verstehen, um den zunehmend kräftigeren, dichteren Herzmuskel der aktiven Wirbeltiere, etwa unseren, besser mit sauerstoffreichem Blut zu versorgen. Und ganz ähnlich hat die evolutionäre Aufgabe, den aufrechten Gang mit der Geburt immer größerer Babys in Einklang zu bringen, zu Kompromissen beim Bau von weiblicher Wirbelsäule und weiblichem Becken geführt.

Die Welt unserer Vorfahren war um einiges schmutziger als unsere Welt heute. Und da sich die Mikroorganismen in der Frühgeschichte nicht ausrotten ließen, entschied sich die Evolution für die praktische Lösung und sorgte dafür, dass der Mensch mit den Mikroben leben konnte, ohne sie ständig bekämpfen zu müssen. Um die erheblichen Nebenwirkungen zu vermeiden, die wir unserem Gewebe durch ein sinnlos und ständig randalierendes Immunsystem zufügen würden, überließ die Evolution die Steuerung unseres Immunsystems den Mikroben, die in uns lebten, sodass wir sie schließlich tolerierten. Die Evolution konnte ja nicht ahnen, dass wir einmal in einer Welt leben würden, in der Hygiene, Antibiotika und Chemikalien 99,9 Prozent aller

Haushaltskeime töten und die mikrobiotische Besiedelung in uns so ausdünnen würden, dass unser Immunsystem nicht mehr richtig reifen oder reguliert werden kann und Allergien und Autoimmunerkrankungen daher auf dramatische Weise zunehmen. Es handelt sich um eine evolutionäre Fehlanpassung, die im 21. Jahrhundert zu neuen Erkrankungen von epidemischen Ausmaßen führt.

Das stärkste Argument für einen evolutionären Ansatz in der Medizin sind die Antibiotikaresistenzen, die sich derzeit rasant ausbreiten. Evolutionsbewusste Biologen warnen uns schon seit Jahrzehnten davor, denn sie wissen, dass sich Bakterien im Gegensatz zu uns, die wir Jahrzehnte dafür brauchen, im Stunden- oder Minutentakt vermehren und sich in halsbrecherischer Geschwindigkeit weiterentwickeln können. Doch wir waren auf diesem Ohr taub und ließen es zu, dass Antibiotika – dank einer fruchtbaren, ausgefeilten Antibiotikaforschung – über Jahrzehnte mutwillig im Übermaß verschrieben und, was die Sache noch schlimmer macht, zentnerweise als wachstumsfördernde Mittel an Tiere verfüttert wurden. Nun könnte es eher früher als später so weit sein, dass wir zahllosen multiresistenten Keimen und hochpathogenen Mikroorganismen hilflos ausgeliefert sind. Führende Mediziner prognostizieren heute, dass wir vorübergehend zu den Krankenstationen der fünfziger Jahre zurückkehren werden – mit weit auseinanderstehenden Betten, Legionen von karbolschwingenden Schwestern und aufgerissenen Fenstern, um frische Luft hereinzulassen –, indes die Regierungen versuchen werden, die widerstrebenden Pharmaunternehmen mit großzügigen Steuererleichterungen dazu zu bewegen, den Kampf gegen die Keime in uns aufzunehmen. Und ganz ähnlich begreifen viele Onkologen nicht, dass sich Krebszellen wie Bakterien verhalten und sich blitzschnell verändern, wenn sie mit Chemotherapien überschüttet werden. Bei zahlreichen Krebsarten hat sich die Überlebensrate zwar allmählich verbessert, doch in vielen Fällen verhindern entstehende Tumorresistenzen den Erfolg.

Was die menschliche Fortpflanzung betrifft, lässt sich die sehr geringe Fruchtbarkeit im Vergleich zu anderen Tieren und die sehr hohe Rate an Fehlgeburten und Schwangerschaftserkrankungen wie Gestose kaum erklären, wenn man nicht die Evolutionstheorie heranzieht und berücksichtigt, dass die Interessen von mütterlichen und väterlichen Genen konkurrieren und die Evolution die mütterlichen Investitionen in den Nachwuchs besonders absichern will.

Ein Aspekt bei der Beschreibung des menschlichen Körpers und seiner Krankheitsanfälligkeit unter evolutionären Gesichtspunkten hat mich allerdings immer gestört, und ich möchte darum näher darauf eingehen. Meiner Meinung nach dient dieser vor allem dazu, vom Beitrag der Evolution für die Entwicklung der Menschheit – und des Lebens im Allgemeinen – abzulenken, und ist großenteils durch den Kampf entstanden, den Darwinisten und Anhänger von Kreationismus und Intelligent Design nun schon seit langer Zeit um Herzen und Köpfe der Menschen führen. Die Kreationisten gehen von der Grundannahme aus, Gott habe den Menschen nach seinem Ebenbild erschaffen, doch die Darwinisten widersprechen ihnen mit dem Argument, im menschliche Körper gäbe es zahlreiche Fehlkonstruktionen, die ein göttlicher Chefkonstrukteur niemals zugelassen hätte. Die vielen Mängel seien ein Beweis für die Evolution und widerlegten die göttliche Schöpfung.

Meine Version eines uralten bekannten Witzes bringt den Kampf zwischen Anhängern der Evolutionstheorie und Kreationisten auf den Punkt:

Die Jahrestagung des amerikanischen Ärzteverbandes findet diesmal in Chattanooga, Tennessee, statt – tief im Bible Belt und in einer der gläubigsten Städte Amerikas. Im Foyer sitzen einige Ärzte entspannt beim Drink, man unterhält sich über das einzigartige Design des menschlichen Körpers. Da einige der Ärzte tief religiös sind, andere aber Atheisten, entwickelt sich ein Streitgespräch darüber, wer den Körper erschaffen hat: Gott oder die Evolution.

»Nichts spricht mehr für die göttliche Hand«, meldet sich der Orthopäde zu Wort, »als das menschliche Knie. Es ist das komplexeste Gelenk des menschlichen Körpers. Dort treffen die drei langen Beinknochen – Schienbein, Oberschenkelbein und Wadenbein – mit ihren sorgfältig ausgeführten Gelenkflächen unter dem Schutz der Kniescheibe aufeinander. Jede Menge Bänder und Sehnen halten sie zusammen, und noch dazu sorgen Stoßdämpfer aus Knorpel und flüssigkeitsgefüllte Beutel dafür, dass sich das Knie reibungslos bewegt. Einfach ein Wunder!«

»Alles schön und gut«, sagt da der Neurowissenschaftler. »Aber du musst dir mal das menschliche Gehirn anschauen. Wenn du die verblüffende Komplexität des Gehirns siehst, wirst du Gottes Kunstfertigkeit erst richtig zu schätzen lernen. Stell dir mal vor: 86 Milliarden Neuronen tauschen mit Geschwindigkeiten bis 400 Stundenkilometer Nervenimpulse über ein riesiges Netzwerk mit 125 Billionen Synapsen aus. Ich arbeite gerade an einer Computerkartierung der Gehirnaktivitäten, und nur für die Messwerte eines Jahres werden wir schätzungsweise 300 Milliarden Gigabyte Speicherplatz brauchen.«

»Da kenne ich mich ja nicht so genau aus«, bemerkt da der Urologe. »Aber unter der Gürtellinie, wo ich normalerweise arbeite, sehen die Dinge irgendwie anders aus. Überall fehlerhafte Leitungen. Was ist beispielsweise mit dem Samenleiter? Er muss vom Hoden zum Penis eine lächerlich lange Strecke zurücklegen, nur weil er sich erst nach oben und dann um den Harnleiter winden muss. Und auch die Prostatadrüse legt sich wie ein Schraubstock um die Harnröhre, wenn diese die Blase verlässt. Und darum können Millionen Männer im mittleren Alter nicht richtig pinkeln! Was für ein Gestümper! Für mich spricht das alles für die Evolution! Und wo wir schon bei der Urogenitalregion sind, welcher göttliche Schöpfer wäre denn so blöd, eine Abwasserleitung mitten durch den Fortpflanzungsbereich zu legen? Das ist wirklich ein Wunder. Ein Wunder, dass die schlechte Konstruktion überhaupt funktioniert!«

In der Literatur zur Evolution finden sich noch viele Beispiele dieser Art: Der Rachen wird gleichzeitig zur Atmung und Nahrungsaufnahme genutzt, was die Erstickungsgefahr erhöht. Der Appendix ist ein verkümmertes Organ, das aber noch immer vorhanden ist: Er macht uns anfällig für »Blinddarmentzündungen«, und ohne die moderne Medizin sind unsere Vorfahren sogar daran gestorben. Wir leiden zudem schnell an verstopften Nebenhöhlen, weil sich unser Gesicht verflacht hat und wir aufrecht gehen. Und auch der Stimmnerv bei anderen Tieren ist ein beliebtes Argument der Evolutionsanhänger. Der Nerv verbindet den Kehlkopf mit dem Gehirn und verläuft dabei um den Aortenbogen. Je länger der Hals, desto länger muss der Nerv sein, und bei Giraffen ist er gar über sechs Meter lang. Ein göttlicher Perfektionist hätte den Nerv doch wohl getrennt und umgelegt?

Die Anhänger der Evolutionstheorie argumentieren also mit einer schlechten Bauweise. Doch das ist problematisch, weil die Evolution so als glückloser Stümper erscheint – und ihr Ergebnis als Pfusch am Bau. Als halte sie nur plumpe Lösungen bereit, denen die Einfachheit und Eleganz eines guten Bauplans fehlen und die den fantastischen, überkomplizierten und sinnlos komplexen Maschinen eines Rube Goldberg oder Heath Robinson ähneln würden – je nachdem, auf welche Seite des Atlantiks Sie schauen. So kritisieren etwa Randolph Nesse und einer der berühmtesten Evolutionsvertreter, Richard Dawkins, einträchtig den Bau des menschlichen Auges, weil die inverse Netzhaut das Licht erst durch ein Wirrwarr aus Zellen schicke, bevor es auf die Fotorezeptoren trifft, und der Schaltweg für die optischen Signale unnötig lange an der Netzhautoberfläche herumtrödele, ehe er durch den blinden Fleck den Weg ins Gehirn findet. Welch eine chaotische Lösung!

Doch die eigentliche Tragödie all der »Pfusch am Bau«-Metaphern – die großenteils einer verdrehten Logik entstammen, die die Kreationisten widerlegen will – liegt für mich darin, dass sie der Evolution insgesamt einen Bärendienst erweisen. Anstatt auf das Außergewöhnliche der evolutionären Konstruktionslösungen zu verweisen, malen sie ein Bild der Evolution als angeberischer Tüftler und versäumen es oft, uns daran zu erinnern, wie hervorragend die Lösungen eigentlich funktionieren. Allerdings sind die Lösungen der Evolution durch einen Prozess aus Mutation und Selektion entstanden, der im Blindflug, ohne Kenntnis der Zukunft agieren musste. Sie wirken daher notwendigerweise etwas eigenwillig und auf einen Technikpuristen möglicherweise exzentrisch. Schließlich kann die Evolution gar keinen menschlichen Körper geschaffen haben, der bloß ein Sammelsurium aus fantasievollen, aber ineffizienten Tüfteleien ist. Hätte die Evolution dauernd nur herumgepfuscht, wäre unsere Spezies angesichts des pausenlosen evolutionären Wettrüstens längst ausgestorben. So gesehen, erinnert der evolutionäre menschliche Körperbau vor allem an den einfallsreichen Angus MacGyver aus der gleichnamigen Fernsehserie, der im Kampf um Leben und Tod geniale Lösungen aus Alltagsgegenständen wie Klebeband und Büroklammern bastelt, und keineswegs an den unfähigen und anatomisch unbeleckten Dr. Nick aus den Simpsons, der bei seiner berühmten Transplantation, wenig witzig, Arm und Bein vertauscht hat.

Es ist, meine ich, sehr schade, dass sich die Anhänger der Evolution in eine Ecke manövriert haben, in der sie beständig das Negative hervorheben müssen, um uns davon zu überzeugen, dass die Evolution und nicht Gott den menschlichen Körper geschaffen habe. Nehmen wir beispielsweise den Bau des Auges. Hätten manche Evolutionsanhänger nur ein wenig tiefer gegraben, dann hätten sie hochplausible Gründe dafür finden können, warum die inverse Netzhaut, die auf den ersten Blick mangelhaft scheint, genauso gut eine wunderbare, effiziente Anpassungsleistung sein kann, um in großem Umfang optische Signale zu verarbeiten. Ich wünsche mir, dass wir das Argument der Konstruktionsmängel ein für alle Mal auf den Müllhaufen der Geschichte werfen. Denn in dem Bereich, der uns hier interessiert – die Evolutionsmedizin –, schadet das Argument mehr, als dass es nützt. Der evolutionäre Bauplan unseres Körpers ist überwiegend genial und keineswegs ungeeignet. Doch er ist das Ergebnis von Kompromissen, die die Evolution machen musste – und vieler antagonistischer Pleiotropien nach dem Motto »Lebe jetzt und zahle später«: Die Evolution hat sich wie gesagt für Mechanismen entschieden, durch die junge Menschen im fortpflanzungsfähigen Alter überleben, obwohl die Mechanismen im Alter zulasten der Gesundheit gehen – was wir dann als Krankheit interpretieren.

Und im Zentrum all dieser Krankheitsbereiche stehen zahllose Menschen, die ihrem Leiden nicht entkommen können. Ich möchte sie im Folgenden ebenfalls zu Wort kommen lassen, damit wir nicht vergessen, dass sich hinter der abstrakten Evolutionstheorie Menschen aus Fleisch und Blut verbergen: Menschen, deren Leben durch Krankheit und Immobilität beeinträchtigt ist, Menschen, die ganz real leiden und das mit unglaublicher Tapferkeit ertragen, und Menschen, die unbeirrt für jene sorgen, die von dem Leiden betroffen sind. Viele derer, mit denen ich gesprochen habe, stellen sich mutig als Versuchsperson zur Verfügung, damit die Wissenschaft für ihre Erkrankung neue, bahnbrechende Therapien auf der Basis der Evolution entwickeln kann. Ihnen allen möchte ich für ihre großzügige Unterstützung danken.

Abwesende Freunde

Wie die Hygienetheorie Allergien und Autoimmunerkrankungen erklärt

Familie Johnson wäre in den neunziger Jahren beinah auseinandergerissen worden, weil ihr Sohn Lawrence ein zunehmend gewalttätiges, selbstzerstörerisches und unkontrollierbares Verhalten zeigte. Lawrence war stark verhaltensgestört und konnte hocherregt sein. Dann schlug er sich ins Gesicht, haute den Kopf gegen die Wand, wollte sich die Augen ausstechen und biss sich in den Arm, bis es blutete. Schon mit Alter von zweieinhalb Jahren wurde bei ihm Autismus diagnostiziert, und als er älter wurde, wurde alles nur noch schlimmer. Wenn er eine Straße überqueren wollte und die Ampel nicht grün wurde, wenn sein innerer Zeitplan es ihm sagte, explodierte er vor Wut. In belebten Räumen wie Restaurants oder Kinos hielt er es nicht eine Minute aus, und häufig musste man ihn mit Gewalt davon abhalten, sich selbst zu verletzen. Die Ärzte versuchten es unter anderem mit Antidepressiva, Antikonvulsiva, Antipsychotika und Lithium, aber alles ohne Erfolg.

Seine Eltern waren mit ihrer Weisheit am Ende. Doch weil der Vater von Lawrence, Stewart Johnson, ein aktiver, zupackender und lösungsorientierter Mann ist, setzte er sich intensiv mit den Ursachen der Erkrankung seines Sohns auseinander und las alles über Autismus, was er finden konnte. Und schon bald hatte er eine erste Idee. »Uns fiel auf, dass sich seine Krankheit in nichts auflöste, wenn er Fieber hatte. Das war jedes Mal so, ohne Ausnahme. Sobald er wegen einer Erkältung, Grippe oder Nebenhöhlenvereiterung erhöhte Temperatur hatte und Fieber bekam, hörte er auf, sich zu schlagen, wurde ruhig und war wie ausgewechselt. Wir sprachen dann mit anderen Eltern autistischer Kinder darüber, und alle berichteten dasselbe.«

War das unangemessene Verhalten ihres Sohnes vielleicht einfach gedämpft, weil er krank und lethargisch war? Einige Wissenschaftler vermuten, dass das Fieber die Erregungsleitung der Nervenzellen im Gehirn verändert, andere führen Veränderungen im Immunsystem ins Feld. Genaues weiß keiner. Doch alle, die eine Zeitlang mit Lawrence leben mussten oder ihn betreuten, sagten dasselbe: »Wir sind froh, wenn er krank ist, dann ist das Leben einfach wunderbar!« Wenn das Fieber zurückging, kehrte sein furchterregendes Verhalten allerdings zurück. Im Jahr 2005, Lawrence war inzwischen fünfzehn, mussten sich Stewart Johnson und seine Frau eingestehen, dass es so nicht mehr weitergehen konnte. Während Laurence in einem speziellen Sommercamp war, stellten sie schweren Herzens einen Antrag auf lebenslange Betreuung für ihren Sohn. »Lawrence sollte gehen, und jemand anders sollte sich um das Problem kümmern. Wir wollten nicht, dass er unsere Familie zerstört.«

Doch genau in dem Moment, als Lawrence' triste Zukunft beschlossene Sache war, erhielten seine Eltern einen Anruf vom Sommercamp. Sie befürchteten schon das Schlimmste. »Doch sie sagten: ›Wir wissen nicht, was los ist, aber Lawrence verhält sich völlig normal. Es geht ihm gut, er flippt nicht aus, schlägt sich nicht, wirft nicht mit Essen um sich, nimmt an allen Aktivitäten teil und kommuniziert.‹«

Stewart Johnson fuhr zu dem Camp und traf dort einen vollkommen ruhigen Sohn an, der mit anderen Jugendlichen Spaß hatte und sich freute, ihn zu sehen. Sie setzten sich ins Auto, fuhren die zwei Stunden bis nach Hause, und plötzlich sagte Lawrence, er wolle irgendwo essen gehen. Er war seit zwei oder drei Jahren in keinem Restaurant mehr gewesen. »Und jetzt wollte er in ein lautes, überfülltes Lokal, um das wir seit Jahren einen Riesenbogen machten. Sonst konnte er nie anstehen, aber jetzt wartete er eine Dreiviertelstunde, dann wurden wir endlich bedient, aßen, und es wurde ein wundervoller Abend.

Stewart Johnson fuhr die Familie nach Hause, sein Kopf schwirrte. Als er Lawrence später half, sich bettfertig zu machen, sah er, dass sein Sohn an den Beinen, von der Hüfte bis zu den Knöcheln, mit Sandflohbissen übersät war. In Amerika ist der Sandfloh, ein Parasit, im Sommer weit verbreitet, und Lawrence hatte sich die Bisse im hohen Gras des Sommercamps zugezogen. Doch welche Verbindung konnte zwischen den Sandflohbissen und dem völligen Abklingen der Autismussymptome bei Lawrence bestehen?

Stewart Johnson konsultierte die einschlägige Literatur und erfuhr, dass Sandflöhe eine sehr starke Immunabwehr hervorrufen. Die Sandflöhe bohren sich in die Haut des Wirts und sondern zur Verdauung von Wirtsgewebe Speichel ab. Dann lassen sie sich abfallen und hinterlassen eine Stelle mit hartem Narbengewebe, die tagelang juckt, bis die Immunreaktion schließlich nachlässt. Zehn Tage lang, solange Lawrence' Immunsystem die Sandflohbisse und nicht ihn selbst bekämpfte, hatte die Familie eine wunderbare Zeit, doch als die Bisse abklangen und das Jucken aufhörte, verhielt sich Lawrence wieder so gewalttätig und selbstzerstörerisch wie zuvor.

»Ich habe sofort gesagt: ›Das ist es. Das sieht man doch. Das könnte die Lösung sein. Die Symptome, die mein Sohn zeigt, sind zumindest teilweise eine abnormale Immunreaktion.‹«

Stewart Johnson wusste, dass der Arzt seines Sohns, der Autismusexperte Eric Hollander vom Albert Einstein College of Medicine in New York, in seinen Arbeiten zeigen konnte, dass die Verwandten ersten Grades von autistischen Kindern neunmal häufiger an Autoimmunerkrankungen litten als Verwandte gesunder Kinder. Und Lawrence leidet an einer Erdnussallergie, sein Vater an Myasthenia gravis, einer Autoimmunstörung, die zu Müdigkeit und Muskelschwäche führt, und seine Mutter an Asthma. Die Krankengeschichte seiner Familie passte zu den Forschungen, die einen Zusammenhang zwischen Autismus, Autoimmunität und Allergien herstellen. Schon 1971 hatten Forscher von der

Johns Hopkins University über eine Familie berichtet, bei deren jüngstem Sohn eine multiple Autismuserkrankung diagnostiziert wurde: Morbus Addison, eine Autoimmunerkrankung der Nebennieren, und Candidose, eine opportunistische Infektion mit dem Hefepilz Candida albicans. Sein älterer Bruder litt an Hypoparathyreoidismus, der durch das Autoimmunsystem hervorgerufen werden kann, Candidose und Typ-1-Diabetes, und der nächstältere wiederum an Hypoparathyreoidismus, Morbus Addison, Candidose und Alopecia totalis, einer Autoimmunerkrankung, bei der sämtliche Kopfhaare ausfallen. Der älteste Sohn war dagegen wie seine Eltern symptomfrei. Die Autoren kamen zu dem Schluss, dass man zwar die traumatische familiäre Krankheitsgeschichte als Autismusursache nicht ausschließen könne, die Ursache aber ebenso eine »Beeinträchtigung des Autoimmunsystems durch Autoantikörper [sein könne], die auf das zentrale Nervensystem einwirken«.

Im Jahr 2003 berichtete Thayne Sweeton von der Indiana School of Medicine darüber, dass Autoimmunerkrankungen in Familien mit autistischen Kindern prozentual sogar häufiger seien als bei Angehörigen von Kindern mit Autoimmunkrankheiten. Zu den Erkrankungen gehörten dabei Schilddrüsenunterfunktion, Hashimoto-Thyreoiditis, bei der die Schilddrüse von Autoantikörpern und Immunzellen angegriffen wird, sowie rheumatisches Fieber. Wie Sweeton weiter schrieb, lasse das verstärkte Auftreten von Autoimmunerkrankungen bei Großmüttern, Onkeln, Müttern und Brüdern autistischer Kinder vermuten, »dass die Anfälligkeit für Autoimmunkrankheiten in Familien mit Autisten von der Mutter an den Sohn weitergegeben wird«. Und Sweeton nahm auch an, dass für einige biochemische Anomalien bei Autisten – wie hoher Harnsäurespiegel und Eisenmangelanämie, die auch bei Autoimmunstörungen auftreten – eine Autoimmunität oder chronische Aktivierung des Immunsystems verantwortlich sein könne. Studien an dänischen Kindern, die zwischen 1993 und 2004 von Hjördis Atladóttir durchgeführt wurden, bestätigten Sweetons Ergebnisse: Mütter, die an Zöliakie (Glutenunverträglichkeit) litten, hatten prozentual häufiger autistische Kinder. Die Studie wies zudem einen Zusammenhang zwischen Autismus und familiärem Typ-1-Diabetes sowie Kindern nach, deren Mütter an rheumatischer Arthritis litten.

Sandflöhe, Abklingen des Autismus und Autoimmunität – das alles ließ in Stewart Johnsons kriminalistischem Kopf nur einen Schluss zu. Wenn die Ursache des Autismus bei seinem Sohn Immunstörungen – ein hyperaktives Immunsystem – waren, dann brauchte er etwas, was das Immunsystem seines Sohns dämpfte. Bei seinen Nachforschungen stieß er auf die Arbeit von Joel Weinstock, David Elliott und ihrem Team, damals noch an der University of Iowa. Die Gruppe um Weinstock berichtete über einen erfolgreichen Versuch, eine kleine Patientengruppe, die an Morbus Crohn litt, einer entzündlichen Autoimmunerkrankung des Darms, mit den Eiern des Darmparasiten Schweinepeitschenwurm zu behandeln. Die Forscher verabreichten 29 Patienten 2500 lebende Peitschenwurmeier (Trichuris suis), die sie 24 Wochen lang alle drei Wochen über einen Schlauch in den Magen der Patienten beförderten. Am Ende der Behandlungsperiode hatten 79 Prozent der Patienten eine aufsehenerregende Reaktion gezeigt: Die Peitschenwurmeier hatten den Morbus Crohn zurückgedrängt.

»Ich war beeindruckt«, sagt Johnson. »Das waren echte Wissenschaftler, die echte Studien durchführten und Erfolge nachweisen konnten, das war keine Esoterik. Bei Morbus Crohn schien es zu funktionieren, dachte ich, also liege ich wohl richtig. Ich schrieb alle Informationen, die ich hatte, zusammen, fertigte einen Miniforschungsbericht mit Literaturhinweisen an und überreichte ihn Eric Hollander.«

Hollander war beeindruckt. »Stewart ist ein intelligenter Typ, und er war der Sache wirklich intensiv und umfassend nachgegangen. Er präsentierte mir die Literatur, und wir sprachen sie durch. Die These schien mir plausibel und einen Versuch wert.«

Hollander erhielt die notwendige Erlaubnis, um die Behandlung durchzuführen, und half Johnson, die Peitschenwurmeier aus Deutschland einzuführen. Sie begannen zunächst, aus Angst vor Nebenwirkungen, mit einer niedrigen Dosis. Stewart Johnson nahm die Eier übrigens auch selbst: Er wollte seinem Sohn keine scheinbar groteske Behandlung aufzwingen, zu der er selbst nicht bereit wäre. Die ersten Ergebnisse waren äußerst enttäuschend. Während des 24-wöchigen Behandlungszeitraums war der »gute« Lawrence nur an vier nicht aufeinanderfolgenden Tagen zu sehen. Johnson rief den Hersteller an, und man sagte ihm, die Ergebnisse ließen erkennen, dass der Patient auf die Behandlung anspreche und sich bei höheren Dosierungen eine stärkere Wirkung zeigen werde. Die Männer erhöhten die Dosis auf jene, die Weinstock seinen Morbus-Crohn-Patienten verabreicht hatte – auf 2500 Eier pro Behandlung. Lawrence' Symptome lösten sich innerhalb einer Woche in Luft auf – und sind bisher nicht wiedergekommen. Nur viermal ist der alte Lawrence kurz zurückgekehrt, als Johnson und Hollander die Behandlung versuchsweise ein paar Tage aussetzten. Solange Lawrence die Eier nimmt, so scheint es bislang, wird sein Autismus in Schach gehalten.

Stewart Johnson ist der Hygienetheorie auf die Spur gekommen. Sie sieht einen Zusammenhang zwischen den Bakterien, Pilzen und Helminthen (Wurmparasiten), die in unserem Darm, auf unserer Haut, in unseren Atemwegen und der Vagina leben, und den heutigen Autoimmunerkrankungen und Allergien. Es mehren sich die Hinweise darauf, dass uns die Gesamtheit all jener Organismen, die auf und in uns leben, »Mikrobiota« genannt, vor einer stattlichen Anzahl an Autoimmunerkrankungen schützen kann, etwa chronisch entzündlichen Darmerkrankungen, Morbus Crohn, Colitis ulcerosa, Typ-1-Diabetes, rheumatoider Arthritis oder multipler Sklerose und, wie wir gesehen haben, sogar vor psychischen Erkrankungen. Manche Studien legen zudem nahe, dass sie uns vor einer ähnlich großen Zahl atopischer und allergischer Erkrankungen wie Ekzemen, Nahrungsmittel-, Pollen- und Tierallergien, Heuschnupfen, Nasenschleimhautentzündung und Asthma bewahren können. Allerdings kann man es nicht oft genug betonen: Autismus ist eine komplexe, multifaktorielle Erkrankung, und die therapeutische Anwendung der wissenschaftlichen Ergebnisse, die im Zusammenhang mit der Hygienetheorie für verschiedene Autoimmunerkrankungen und Allergien belegbar sind, steckt bislang noch in den Kinderschuhen und ist weitgehend unerprobt. So ist die Behandlung von Lawrence Johnson beispielsweise ein einmaliges Experiment und keine medikamentöse Behandlung, die in klinischen Studien umfassend getestet wurde. Dennoch sind die Forschungsergebnisse beeindruckend, und sollten sich daraus medizinische Therapien entwickeln lassen, stünden wir in einigen Jahren vor nichts weniger als einer medizinischen Revolution.

Die entscheidenden Verbesserungen bei Hygiene, sanitären Anlagen und Wasserqualität seit dem späten 19. Jahrhundert, aber auch der umfangreiche Einsatz von Antibiotika und die Durchimpfung der Bevölkerung haben die Lebensqualität und Lebenserwartung in der entwickelten Welt erheblich gesteigert. In den postindustriellen Gesellschaften sind Polio, Keuchhusten, Ruhr, Masern und andere einst häufige potenziell tödliche oder schwächende Krankheiten heute weitgehend ausgerottet, doch überraschenderweise breiten sich nun neue Autoimmunerkrankungen und Allergien epidemieartig aus. Nehmen wir beispielsweise Darmerkrankungen. Den Studien von Joel Weinstock zufolge waren chronisch entzündliche Darmerkrankungen (CED) bis zum 20. Jahrhundert weitgehend unbekannt. Von 1884 bis 1909 zählten die Krankenhäuser in London durchschnittlich höchstens zwei Fälle von Colitis ulcerosa im Jahr, und Morbus Crohn wurde 1932 überhaupt zum ersten Mal diagnostiziert. Erst in der zweiten Hälfte des 20. Jahrhunderts nahmen Verbreitung und Häufigkeit von CED zu. Derzeit sind in den USA 1 bis 1,7 Millionen Menschen an CED erkrankt, und in Westeuropa schätzungsweise 2,2 Millionen. Anders als angenommen, hat sich die Zahl der Morbus-Crohn-Fälle auch nicht stabilisiert, sondern nimmt in England, Frankreich und Schweden weiter zu. In Osteuropa, Asien, Afrika und Südamerika sind chronisch entzündliche Darmerkrankungen dagegen weniger häufig. In dem Maße, wie sich diese Regionen sozioökonomisch weiterentwickeln, steigen die Erkrankungszahlen allerdings auch dort. Zudem haben Kinder von Personen, die aus einem Land mit niedrigen CED-Zahlen in ein Land mit hohen CED-Zahlen umziehen, ein erhöhtes Risiko, eine chronisch entzündliche Darmerkrankung zu entwickeln.

Der Mensch erkrankt zwar schon seit Jahrhunderten an Typ-1-Diabetes, aber auch hier steigen die Fallzahlen – und zwar so schnell, dass genetische Veränderungen keine Rolle spielen können. Und der Zusammenhang zwischen Wohlstand, Hygiene, westlichem Land und zunehmenden Autoimmunerkrankungen lässt sich auch für multiple Sklerose (MS) herstellen: Südlich des Äquators tritt die Erkrankung selten auf, aber die Fälle nehmen zu, je weiter nördlich eine Region vom Äquator liegt. In den USA ist die Erkrankung nördlich von Breitengrad 37 doppelt so häufig wie südlich davon. Infektionserreger, Erbanlagen und Vitamin-D-Spiegel mögen dabei eine Rolle spielen, aber dennoch bleibt die Tatsache, dass erwachsene Migranten, die von Europa nach Südafrika auswandern, ein dreimal so hohes MS-Risiko haben wie diejenigen, die mit fünfzehn Jahren und jünger nach Südafrika einwandern. Das legt die Vermutung nahe, dass es im Aufnahmeland schützende Umweltfaktoren gibt, die nur in der Jugend wirken. Und die gegenteilige Beobachtung lässt sich unter den Kindern von Migranten machen, die aus Indien, Afrika und der Karibik, wo die Zahl der MS-Fälle gering ist, nach Großbritannien einwandern: Sie haben ein höheres MS-Risiko als ihre Eltern, aber ein ähnlich hohes wie Kinder, die in Großbritannien geboren wurden.

Wie Jorge Correale, Neurologe in Buenos Aires, verdeutlicht, nimmt MS in allen entwickelten Ländern stetig zu. In Deutschland, so Correale, haben sich die MS-Fälle von 1969 bis 1986 verdoppelt, und in Mexiko tritt MS heute sogar 29-mal so häufig auf wie noch 1970 – gleichzeitig habe sich der Lebensstandard dort stetig verbessert. Correale hat zudem ein hochinteressantes, umgekehrt proportionales Verhältnis beobachtet, das zwischen MS und der Verbreitung eines gewöhnlichen Darmparasiten, des Peitschenwurms Trichuris trichiura, besteht – der Peitschenwurm war in den südlichen USA einst weit verbreitet und tritt in Entwicklungsländern auch heute noch oft auf. Die MS-Häufigkeit, so Correale, nimmt stark ab, wenn eine kritische Schwelle erreicht ist und 10 Prozent der Bevölkerung mit dem Wurm infiziert sind. Aber auch weit verbreitete atopische Erkrankungen wie Ekzeme und Asthma sind in Entwicklungsländern relativ selten, während Infektionen mit Helminthen dort relativ hoch sind.

Joel Weinstock berichtet, wie bei ihm »der Groschen fiel«: Er saß grübelnd im Sitz seines Flugzeugs, das am Flughafen O'Hare in Chicago ewig auf die Startfreigabe warten musste, und sinnierte über Ursache und Wirkung: Ich tue das, und dann passiert das. Und plötzlich wurde ihm klar, dass die Lösung des Rätsels – des Anstiegs von Darmerkrankungen und anderen Autoimmunkrankheiten – etwas sein musste, »was nicht jetzt da ist, sondern früher einmal da war«. Anders gesagt, es ging nicht darum, welche neuen Umweltaspekte Autoimmunerkrankungen fördern, sondern was in unserer modernen Umwelt fehlt und uns anfällig für die Erkrankung macht. »Früher starrten unsere Straßen vor Schmutz – Pferdeäpfel beherrschten das Bild –, und viele Menschen liefen barfuß oder in schlechtem Schuhwerk herum. Heute sind unsere Straßen und Fußwege asphaltiert, und wir tragen ordentliches Schuhwerk. Wir konnten die Wurmorganismen daher immer weniger auf andere übertragen. Später haben wir dann auch unsere Nahrungsmittelversorgung von jedem Schmutz befreit und unser Wasser – alles wurde sauber. Dadurch sind die Würmer verschwunden. Wenn Sie sich die Zahlen der Wurminfektionen in der Bevölkerung und den Anstieg der immunbedingten Erkrankungen anschauen, werden Sie feststellen, dass sie sich umgekehrt proportional verhalten. Zwischen beiden gibt es eine negative Korrelation. Das beweist natürlich noch nicht, dass die Würmer wirklich wirksam sind, aber wir sehen den rauchenden Colt.«

Unsere modernen sanitären Verhältnisse haben sich auf die meisten Helminthen vernichtend ausgewirkt, wie Weinstock sagt. Verputzte Leitungen und moderne Kläranlagen, aber auch häufige Körperwäsche und gewaschene Kleidung vernichten die Wurmeier, ehe sie sich überhaupt verbreiten können. Wir desinfizieren mit unseren Reinigungsmitteln unsere Haushaltsgeräte und heimischen Oberflächen und verhindern so die Übertragung. Bürgersteige und Schuhe behindern die verbreiteten Hakenwürmer Necator americanus, Ancylostoma duodenale und Strongyloides stercoralis, und die moderne Nahrungsmittelverarbeitung tötet die Larven von Diphyllobothrium, Taenia und Trichinella. Durch diese Neuerungen der Moderne wurden die Helminthen in den Industrieländern so gut wie ausgerottet. Noch in die sechziger Jahren war die Trichinenkrankheit durch den Verzehr von befallenem Schweinefleisch im Nordosten und Westen der USA weit verbreitet. Heute gibt es im Jahr weniger als 25 Fälle in den ganzen USA. Zweifellos konnte die Ausrottung der Parasiten die Zahl der Krankheitsfälle erheblich senken, aber wir haben das Kind mit dem Bade ausgeschüttet: Es verschwand auch der Schutz, den uns die Parasiten gewährten. Ein klassisches Beispiel für die zwei Seiten der Medaille finden wir heute in Ostafrika. Pädagogen, die die Lernfortschritte in Kenias Schulen untersuchten, kamen zu dem überraschenden Ergebnis, dass der Mangel an Büchern und Flipcharts das Lernen zwar behinderte, aber Helminthen-Darmparasiten eine wesentlich größere Rolle spielten. Mittlerweile wurden Pärchenegel und Hakenwürmer durch umfangreiche Entwurmungsprogramme so gut wie ausgerottet, und die Lernfortschritte verbesserten sich in der Folge erheblich. Doch eine ungewollte Begleiterscheinung war, dass Ekzeme und andere Allergien bei Kindern in Kenia und Uganda dramatisch zunahmen. Im tropischen Afrika bleiben solche Hauterkrankungen häufig unbehandelt, und da die Kinder daran reiben und kratzen, werden die Narben zum Einfallstor für Infektionen und Sepsis.

Jorge Correale behandelt MS-Patienten in Argentinien. In einer Gruppe aus 24 Patienten, deren Fortschreiten der Krankheit er überwachte, identifizierte er zwölf Patienten, die leicht mit Darmparasiten infiziert waren. Correale beobachtete die Patienten knapp über vier Jahre, überprüfte regelmäßig die Immunabwehr und machte MRT-Aufnahmen, um eventuelle Gehirn- oder Rückenmarksverletzungen festzustellen. Es zeigte sich, dass die infizierten Patienten signifikant weniger Rückfälle, weniger Verletzungen und bei allen Invaliditätsindikatoren bessere Werte aufwiesen. Correale dehnte seine Untersuchung daraufhin auf sieben Jahre aus, musste die Patienten allerdings nach fünf Jahren mit Anthelminthika behandeln, weil die Wurminfektionen zu Darmschmerzen und Durchfall geführt hatten. Doch als die Patienten schließlich helminthenfrei waren, stiegen die Werte für alle MS-Indikatoren an, und bald ließ sich zwischen den einst infizierten und den nicht infizierten MS-Patienten kein Unterschied mehr feststellen.

Erika von Mutius, Allergie-Expertin an der Universität München, bot sich durch die deutsche Wiedervereinigung die einmalige Gelegenheit, ihre Theorie zu überprüfen, wonach starke Luftverschmutzung und beengte, schlechte Wohn- und Lebensverhältnisse zu mehr Asthma, Heuschnupfen und anderen atopischen Erkrankungen führen. Bei ihrer Studie ging sie davon aus, dass Kinder aus dem wohlhabenderen Westdeutschland, wo das Umfeld sauberer, die sanitären Verhältnisse besser und die Luftverschmutzung durch Schwerindustrie geringer waren, weniger atopische Erkrankungen zeigen würden als Kinder aus Ostdeutschland. Doch überraschenderweise war es genau umgekehrt. Die ostdeutschen Kinder, die in beengten Verhältnissen, zusammen mit vielen Geschwistern, Haus- und Nutztieren wohnten und lange Stunden in der Kindertagesstätte verbrachten, waren weitaus seltener an Allergien oder Asthma erkrankt als die Kinder im Westen. Von Mutius kam schließlich zu dem Ergebnis, dass vielfältige Mikrobeninfektionen in der Kindheit, durch Geschwister, andere Kinder und Tiere, das Immunsystem so verändern, dass es potenzielle Allergene im späteren Leben besser toleriert.

Mittlerweile hat von Mutius städtische und ländliche Lebensräume in ganz Europa verglichen, um zu zeigen, dass Kinder vor Asthma, Heuschnupfen und anderen allergischen Sensibilisierungen besser geschützt sind, wenn sie auf traditionellen Bauernhöfen aufwachsen, wo sie von Geburt an mit Nutztieren und Futter in Kontakt kommen und nicht pasteurisierte Kuhmilch trinken. Wie von Mutius erläutert, halten in der Schweiz, Österreich und Deutschland, wo die Landwirtschaft früher Haupterwerbsquelle war, die meisten Bauern Milchkühe, aber auch andere Tiere wie Pferde, Schweine und Hühner, und manche ziehen außerdem Schafe und Ziegen auf. Die meisten bewirtschaften Wiesen, Mais- oder Getreidefelder, um Tierfutter zu haben, und in vielen Bauernhäusern befinden sich Futter, Menschen und Tiere unter einem Dach. Die Frauen arbeiten zudem vor, während und nach der Schwangerschaft im Stall oder in der Scheune, und schon wenige Tage alte Kinder werden von den Müttern, die dort arbeiten, mit in den Stall genommen und dort beaufsichtigt. Wie von Mutius betont, gibt es offenbar zahlreiche Faktoren, die die Allergentoleranz stark erhöhen können. Dass man Mikroben schon früh im Leben, schon im Uterus, ausgesetzt ist, ist dabei genauso wichtig wie der Umstand, dass Kinder mit verschiedenen Tierarten in Kontakt kommen, weil, so von Mutius, die Zahl der Tierarten im direkten Verhältnis zu Zahl und Vielfalt der Mikroben steht.

Unter den Immunerkrankungen hat sich Typ-1-Diabetes, früher auch »Jugenddiabetes« genannt, schnell zur Hauptplage unserer modernen, westlichen hygienischen Lebenswelt entwickelt. Man geht heute davon aus, dass sich die Diabetesrate bei europäischen Kindern unter fünf Jahren in den nächsten zehn Jahren verdoppeln wird. Die höchste Typ-1-Diabetes-Rate weist allerdings Finnland auf, das bei der Erkrankung weltweit an erster Stelle steht. Zur Erforschung der Ursachen haben Mikael Knip und sein Team von der Universität Helsinki eine außergewöhnliche bevölkerungsweite Erhebung durchgeführt, um genauer zwischen genetischen und Umweltursachen der Erkrankung unterscheiden zu können. Typ-1-Diabetes ist lebensbedrohlich, weil der Körper die insulinproduzierenden Zellen der Bauchspeicheldrüse angreift und es zu erhöhten Blutzuckerwerten kommt. Insulin kann zwar Leben retten und den Gesundheitszustand vieler Menschen stabilisieren, doch langfristig erblinden viele Betroffene oder erleiden Nierenschäden.

Karelien, das ursprüngliche Gebiet der Karelier, ist ein großer nordeuropäischer Landstrich, der einst zu Finnland gehörte, aber mit dem Zweiten Weltkrieg teilweise an Russland fiel. Seither trennt eine Grenze den finnischen und russischen Teil. Die Karelier in Russland und Finnland besitzen dieselben genetischen Anlagen und damit auch dieselbe Anfälligkeit für Diabetes, doch die Unterschiede beim sozioökonomischen Status und Gesundheitszustand könnten kaum größer sein. Laut Knip ist die Kluft zwischen dem Lebensstandard jenseits und diesseits der finnisch-russischen Grenze so groß wie sonst fast nirgendwo auf der Welt: Das Bruttoinlandsprodukt im finnischen Karelien ist achtmal so hoch wie im russischen Teil. Damit ist der Unterschied größer als der zwischen den USA und Mexiko. Dennoch sind Typ-1-Diabetes und verschiedene andere Autoimmunerkrankungen in Finnland wesentlich häufiger. Karelier in Finnland erkranken sechsmal so oft an Diabetes, fünfmal so oft an Zöliakie, sechsmal so oft an Schilddrüsen-Autoimmunerkrankungen und wesentlich häufiger an Allergien als Karelier in Russland.

Knip gelang es, in Zusammenarbeit mit den russischen Gesundheitsbehörden von Tausenden Kindern diesseits und jenseits der Grenze Gesundheitsdaten, Stuhlproben, Blutproben und Abstriche von Haut und Nasengängen zu erhalten. Es stellte sich heraus, dass die russischen karelischen Kinder im Alter von zwölf Jahren wesentlich stärker mit Mikroben infiziert waren und tendenziell vielfältigere Mikrobenkolonien im Darm aufwiesen. Dabei waren Bakterien besonders häufig, die nachweislich eine aktive Rolle für den Schutz und Erhalt der Darmflora spielen. Die Forscher fanden zudem biochemische Indikatoren, die auf ein besser reguliertes Immunsystem hinwiesen. So wurde Vitamin-D-Mangel schon häufig als eine der Ursachen für Typ-1-Diabetes angeführt, doch die Forscher stellten fest, dass der Vitamin-D-Spiegel bei den russischen und estnischen Kindern im Allgemeinen niedriger war als auf finnischer Seite, wo die Erkrankung wesentlich häufiger ist. Bringen wir es also auf den Punkt: Die russischen Karelier sind ärmer und schmutziger als die Bevölkerung auf der finnischen Seite, aber wesentlich gesünder, was immunbedingte Erkrankungen betrifft.

Es stellt sich die Frage, ob sich der Körper mit den verschiedenen Bakterien, Pilzen und Helminthen genauso auseinandersetzen könnte, wenn wir Kinder entsprechend impfen würden, um ihr Immunsystem zu stimulieren? Die Hygienetheorie in ihrer einstigen Form neigte dazu, diese Frage zu bejahen. Die Theorie tauchte erstmals im 19. Jahrhundert im Zusammenhang mit Allergien auf. Im Jahr 1873 fiel Charles Harrison Blackley auf, dass Heuschnupfen zwar durch Pollen ausgelöst wurde, aber Bauern nur selten daran litten. Später, 1980, stellte David Strachan vom Londoner St. George's Hospital dann fest, dass eine größere Zahl älterer Geschwister mit einem geringeren Heuschnupfenrisiko einherging. Er nahm daher an, dass das in großen Familien verbreitete »Dreckspatz-Syndrom«, also postnatale Infektionen, vor Allergien schützen. Strachan ging bei seiner Theorie davon aus, dass das Immunsystem durch eine frühe Beanspruchung so geprägt wird, dass es künftig gegen Heuschnupfen immun ist, und dass der beinah pathologische Hygieneanspruch der westlichen Gesellschaften die wichtigen Stimuli ausgerottet habe. Doch in den vergangenen zehn Jahren haben sich die Hinweise darauf gemehrt, dass die Zusammenhänge komplexer sein dürften.

Der erste Hinweis ist die Tatsache, dass der Mensch sich mit bestimmten Bakterien, Pilzen und Helminthen – anders als mit modernen Krankheitserregern wie Cholera oder Masern – über den langen Zeitraum der Evolution auseinandersetzen musste. Von der Altsteinzeit bis vor ungefähr 10 000 Jahren kamen unsere Vorfahren, wie George Armelagos von der Emory University berichtet, häufig mit saprophytären Mykobakterien in Kontakt, von denen es im Boden und in verrottender Vegetation nur so wimmelt. Da unsere Vorfahren Nahrungsmittel unverarbeitet aßen und ihre Vorräte im Boden lagerten, enthielt die menschliche Nahrung der Altsteinzeit vermutlich milliardenmal so viele der nicht pathogenen Bakterien, etwa Milchsäurebakterien, wie unsere Nahrung heute. Zudem waren unsere Vorfahren, wie Armelagos sagt, chronisch mit verschiedenen Helminthenwürmern infiziert. So zeigen Molekularanalysen, dass Bandwürmer im menschlichen Darm bis vor 160 000 Jahren, als der Mensch Afrika verließ, allgegenwärtig waren. Eine starke Hakenwurminfektion beeinträchtigt einen Menschen gesundheitlich, tötet ihn aber nicht, wie Armelagos erläutert. Doch vor Einzug der modernen Medizin war es beinah unmöglich, eine Helmintheninfektion wieder loszuwerden, und eine hyperaggressive Immunreaktion gegen die Würmer hätte dem Menschen, so Armelagos, mehr geschadet als dem Wurm. Der Mensch musste die Würmer also tolerieren.

Erst seit Gründung der ersten Städte vor über 6000 Jahren lebt der Mensch auch in beengten Siedlungen und löste damit eine neue Flut ernster epidemischer Erkrankungen aus: Cholera, Typhus, Masern, Mumps, Pocken und viele andere. Die modernen Krankheiten gibt es noch nicht so lange, und sie konnten uns daher evolutionär nicht so stark beeinflussen wie die älteren Infektionen. Helminthen, Pilze, Mykobakterien und symbiotische Bakterienarten sind seit ewigen Zeiten Teil unserer »Krankheitslandschaft«, wie Armelagos es nennt. Wir und sie hatten genügend Zeit, uns gemeinsam zu entwickeln: Wir haben uns »co-entwickelt«. Graham Rook vom University College in London, eine Koryphäe auf seinem Gebiet, hat solche Organismen darum, wenig überraschend, »alte Freunde« getauft. Er hat die Hygienetheorie in »Alte-Freunde-Theorie« umbenannt und ihr damit eine zeitlich weitreichende koevolutionäre Dimension gegeben.

Einen zweiten Hinweis auf die außergewöhnliche Koevolution liefert die Tatsache, dass wir uns mit den »alten Freunden« nicht nur auseinandersetzen müssen, um unser Immunsystem zu aktivieren, sondern vor allem auch, um unser Immunsystem aufzubauen, weiterzuentwickeln und zur Reife zu bringen. Das beste Beispiel dafür, dass wir Menschen uns gemeinsam mit den Keimen in uns entwickelten, ist unsere Interaktion mit den Bakterien bei der Geburt und in den ersten wichtigen Lebensmonaten.

Während der Schwangerschaft verändert sich das Spektrum der Bakterienarten in der Vagina grundlegend. So nimmt die Menge an Bakterienarten sowie die Bakterienmenge insgesamt zwar ab, aber es kommen gleichzeitig neue Arten hinzu, vor allem Milchsäurebakterien – die Bakterien, die sich gewöhnlich in unserem probiotischen Joghurt finden, wie Lactobacillus (L.) crispatus, L. jensenii, L. iners oder L. johnsonii. Sie sorgen für eine leicht saure Scheidenflora, die Krankheitserreger abwehrt. Aber sie sind ebenso wichtige Mitglieder einer stabilen Darmflora, und wenn die Bakterien in den Mund des Säuglings geraten, der sich nach draußen kämpft, und so ungewollt verdaut werden, besiedeln sie umgehend den Darm des Säuglings und schützen ihn so vor pathogenen Bakterien wie Enterococcus. Wenn der Säugling die Vagina verlässt, wird er zudem mit Bakterien »infiziert«, die sich in Stuhlspuren aus dem Anus der Mutter befinden. Besonders häufig sind das verschiedene fakultative Anaerobier – Bakterien, die mit Sauerstoff leben können, aber unter anaerobischen Bedingungen auch zur Gärung wechseln können. Sie können sich sehr früh im Säuglingsdarm, der Sauerstoff enthält, einnisten. Und sie können den Darm schnell so verändern, dass dort auch obligate Anaerobier, darunter eines der wichtigsten »freundlichen« Bakterien, Bifidobacterium, gedeihen und schließlich die Vorherrschaft übernehmen können.

Bei der Geburt ist der Darm eines Säuglings beinah vollkommen steril. Er muss daher umgehend mit Bakterien besiedelt werden. Wenn ein Baby gestillt wird, bekommt es eins der außergewöhnlichsten Naturprodukte. Die menschliche Muttermilch enthält eine komplexe Fett-Zucker-Mischung – Fast Food –, aber auch Immunoglobulin A, einen Antikörper, der die menschliche Darmschleimhaut schützt und verhindert, dass der Darm von Krankheitserregern angegriffen und durchlöchert wird. Man schätzt, dass ein Stillkind über die Muttermilch täglich mehr als 100 Millionen Immunzellen erhält: Makrophagen, Neutrophile und Lymphozyten sowie jede Menge Zytokine, Chemokine und kolonienstimulierende Faktoren – Botenstoffe, die Informationen zwischen Zellen des Immunsystems hin und her schicken und ihr Wachstum fördern. Man hat in der Muttermilch über 700 Bakterienarten gefunden, von denen viele, wie Lactococcus, Leuconostoc oder Milchsäurebakterien, Milchzucker verdauen können. Sehr häufig fand man zudem Bifidobakterien, eine besonders wirksame probiotische Bakterienart.

Zu den festen Hauptbestandteilen der Muttermilch gehören hochkomplexe, langkettige Zucker, die Oligosaccharide oder Mehrfachzucker. In jedem Liter menschlicher Muttermilch sind ungefähr 10 Gramm Mehrfachzucker enthalten, das ist zehn- bis hundertmal mehr als in der Milch anderer Säugetiere. Trotzdem kann der Säugling die Zuckermoleküle überhaupt nicht verdauen, dazu fehlen ihm ganz einfach die Enzyme. Jahrelang hat die Forschung gerätselt, warum Muttermilch solche Mengen unverdaulicher Stoffe enthält, doch heute weiß man: Sie sind gar nicht für den Säugling bestimmt. Die Mehrfachzucker sollen die Bifidobakterien ernähren, die ebenfalls in der Muttermilch enthalten sind. B. longum besitzt beispielsweise 700 einzelne Gene zur Kodierung von Enzymen, die am Abbau von Mehrfachzucker beteiligt sind. Die nützlichen Bifidobakterien werden mit dem exklusiven Baby-Lunch-Paket in den Darm des Säuglings befördert – und befinden sich somit im wilden Bakterien-Kampfgetümmel um den Säuglingsdarm in der Pole Position. Weil der Säuglingsdarm schon sehr bald alle Einfachzucker verdauen und absorbieren kann, sind die Mehrfachzucker die einzigen unverdauten Zuckermoleküle, die den Dickdarm erreichen, und alle Bakterien müssen um diese eine Kohlenstoffquelle konkurrieren. Die Bifidobakterien besitzen allerdings durch ihren exklusiven Enzym-Werkzeugkasten einen klaren Wettbewerbsvorteil. Mit Darwin gesprochen, sind Stillkinder also eine ökologische Nische für Bifidobakterien. Und die Säuglinge haben es im Lauf der Evolution verstanden, die freundlichen Keime für sich zu nutzen. Wie eine finnische Studie zeigt, machen die Bifidobakterien bei drei bis fünf Tage alten Säuglingen 90 Prozent der Darmflora aus.

Solche probiotischen Bakterien nehmen eine sehr wichtige Funktion wahr. Der unreife, sterile Darm der Neugeborenen ist aggressiven Krankheitserregern wehrlos ausgeliefert, und auch das Immunsystem ist noch nicht entwickelt und darauf geeicht, Eindringlinge abzuwehren. Doch die probiotischen Bakterien können als Lockrezeptoren fungieren, die die Erreger täuschen und so verhindern, dass sich mikrobische Erreger in der Darmwand einnisten. Beispielsweise können sie vor nekrotisierender Enterokolitis schützen. Sie tragen zum Aufbau eines vielfältigen Biofilms aus probiotikahaltigem Schleim bei, der den Darm schützt, und steuern zudem die Entwicklung eines gut regulierten Immunsystems. Der Darm besitzt sein eigenes Immunsystem, das die gesamte Darmwand schützt. Es wird »darmassoziiertes Lymphgewebe« genannt, und die probiotischen Arten sind für seine ordnungsgemäße

Entwicklung nachweislich von wesentlicher Bedeutung. Mehrere Versuche haben gezeigt, wie stark ihre Wirkung ist. Wenn man der Säuglingsnahrung in kontrollierten Versuchen Mehrfachzucker hinzugefügt hatte, sank der Immunoglobulin-E-Spiegel im Blut, ein wichtiger Allergiemarker. Durch den Mehrfachzucker besserten sich außerdem Erkrankungen wie atopische Dermatitis, Durchfall oder Infektionen der oberen Atemwege. Die Wissenschaft hat bisher noch kein eleganteres Beispiel der Koevolution entdeckt als das System aus Säugling, mehrfachzuckerreicher Muttermilch und probiotischen Mikroben. Und es war für Säuglinge sicherlich zu allen evolutionären Zeiten überlebenswichtig.

Auch auf die Gefahr hin, damit einen weiteren Stock zu schnitzen, mit der die moderne Mutter eins auf den Kopf bekommt: Mehrere Studien weisen darauf hin, dass Kaiserschnitt und Flaschenmilch auch eine Kehrseite besitzen. Säuglinge, die auf Wunsch per Kaiserschnitt zur Welt kommen, sind anfänglich häufig mit Bakterien besiedelt, die wir gemeinhin mit der Haut assoziieren, und weniger mit den wichtigen, anaerobischen »freundlichen« wie Bifidobakterien. Erst nach fünf Monaten bauen die Säuglinge eine stabile, gesunde Darmflora auf. Flaschenkinder wiederum weisen mehr Clostridia, Enterobacteria, Enterococcus und Bacteroides auf, die sich zu opportunistischen Erregern entwickeln können. Christine Cole Johnson vom Henry Ford Hospital in Detroit hat über tausend Säuglinge bis zum zweiten Lebensjahr forschend begleitet. Kaiserschnittbabys entwickelten fünfmal häufiger Allergien als Säuglinge, die auf natürliche Weise zur Welt kamen. Und andere Forschungen ergänzten die Risikoliste noch um Zöliakie, Fettleibigkeit, Typ-1-Diabetes und sogar Autismus. Um den Geburtsnachteil der Kaiserschnittkinder wieder wettzumachen, wäre es nun eine naheliegende Lösung, die Säuglinge bei der Geburt bewusst mit probiotischen Bakterien zu »infizieren«. Und genau das haben Maria Dominguez-Bello und ihr Team aus den USA und Puerto Rico getan. Sie inkubierten in der Vagina von Frauen, die sich für einen Kaiserschnitt entschieden hatten, eine Stunde lang Gazetupfer und bestrichen die

Neugeborenen damit, sobald sie auf der Welt waren – erst im Mund, dann das Gesicht und schließlich den gesamten Körper. Die Forscher konnten nachweisen, dass die Neugeborenen die Bakterienpopulationen der Mutter aufnehmen und ihr Darm nach der Geburt eine große Bakterienvielfalt aufweist. Diese schwächt sich lediglich etwas ab, wenn die Mütter mit dem Stillen beginnen – und die Mikrobenzusammensetzung dann der der Muttermilch entspricht.

Und über die Muttermilch können offenbar auch gute und schlechte Eigenschaften direkt von der Mutter auf das Kind übertragen werden. So besteht beispielsweise ein Zusammenhang zwischen Fettleibigkeit der Mutter und der Mikrobenvielfalt der Muttermilch. Fettleibige Mütter produzieren im Vergleich zu schlankeren Müttern eine weniger bakterienreiche Milch: Sie enthält weniger nützliche probiotische Arten, aber mehr potenziell pathogene Bakterien wie Staphylococcus und Streptococcus. Und Kinder, die eine Darmflora erhalten, die mit Fettleibigkeit assoziiert wird, besitzen nachweislich ein höheres Risiko, selbst fettleibig zu werden oder eine Insulinresistenz zu entwickeln. Auch Mütter mit Allergien können ihre falsche Immunreaktion an ihre Kinder weitergeben. So enthält die Muttermilch von Allergikerinnen weniger probiotische Bifidobakterien. Die Darmflora von Still- und Flaschenkindern pendelt sich nach einigen Monaten zwar bei einer ähnlichen Mikrobenzusammensetzung ein, doch offenbar ist die Art der Bakterienbesiedelung in den ersten Lebenstagen für die richtige Entwicklung des Immunsystems von größter Bedeutung.

Aber wie kommen die »freundlichen« Bakterien überhaupt in die Muttermilch? Dr. Christophe Chassard von der ETH Zürich zufolge gibt es eine Reihe von Bakterien, die im mütterlichen Darm, in der Muttermilch und im Darm des Säuglings vorkommen. Die Bakterien werden offensichtlich aktiv vom Darm zur Brust befördert. Sie passieren die Darmwand, treten in die mesenterialen Lymphknoten ein und werden dann über das Lymphsystem zu den Brustdrüsen transportiert. Hiermit schließt sich der Kreis der vertikalen Übertragung von der Mutter aufs Kind. Doch das bedeutet auch, dass der Säugling wesentlich auf die Darmgesundheit seiner Mutter angewiesen ist. Wenn die Mutter eine gesunde Darmflora hat, kann das Kind schnell davon profitieren, und bei einer artenarmen Darmflora der Mutter ist der Säugling entsprechend gefährdet.

Da fehlte nur noch der Restaurantbesitzer aus Covent Garden in London, der begriff, dass Muttermilch ein echter Verkaufsschlager sein könnte. Er machte Werbung für eine Eiscreme mit dem Namen »Baby Gaga«: Darein mischte er, neben Vanilleschoten aus Madagaskar und Zitronenschale, die großzügigen Gaben einer wunderbar stillenden Mutter, Victoria Hiley! Und als optionale Beigabe gab es, wie die BBC berichtete, noch Zwieback, einen Schuss Baby-Hustensaft oder Zahnberuhigungscreme. »Manche Leute denken: ›Igittigitt‹, wenn sie das hören, dabei ist das rein bio, artgerecht und vollkommen natürlich«, sagte Hiley, und der Restaurantbesitzer Matt O'Connor ergänzte: »Hundert Jahre lang hat sich bei Eiscreme doch nichts getan!« Aber das ging natürlich nicht. Die Lebensmittelprüfer aus Westminster kamen herbeigeeilt und verlangten, den Kühlschrank leerzuräumen. Man wüsste schließlich nicht, ob Muttermilch-Zugaben »für den menschlichen Verzehr« geeignet seien.

Ungefähr eine Woche nach der Geburt ist der ursprünglich sterile Darm des Neugeborenen von bis zu neunzig Billionen Mikroben besiedelt. Und irgendwann leben in unserem Darm zehnmal mehr Mikroben, als unser Körper Zellen besitzt. Unsere Darmflora wiegt erheblich mehr als unser Gehirn oder unsere Leber, und die Gesamtzahl der Mikrobengene ist hundertmal höher als die der Gene des menschlichen Genoms. Die Darmmikroben sind auch keine Durchreisenden oder Tagestouristen, sondern hier ansässige Bürger. Obwohl man schon lange weiß, dass viele Darmmikroben sehr nützlich sind, hat man stets angenommen, dass wir und unsere Bakterien vom selben Teller essen. Nach dieser Vorstellung dürfen sich die Bakterien bei den Nährstoffen bedienen, die durch unseren Darm fließen, und auch in unserer warmen, sauerstofffreien Darmumgebung wohnen, und wir profitieren dafür von ihren Verdauungsabfällen wie Vitamin B, H oder K, die wir nicht selbst produzieren können, oder von ihrem abgebauten Zucker, der unsere Verdauung fördert.

Doch mittlerweile ist offensichtlich, dass unsere Beziehung zu den »alten Freunden« wesentlich mehr ist als eine solche Symbiose. Zwischen ihnen und uns hat sich ein so enges Abhängigkeitsverhältnis entwickelt, dass es eigentlich keinen Sinn mehr macht, zwischen beiden Genomen zu unterscheiden. Die Wissenschaft spricht deshalb heute von einem Metagenom, wenn sie das eng verbundene Genom von Mensch und Darmkeimen, der Mikrobiota, verdeutlichen will, von einem Super-Organismus, mit dem Menschen als Juniorpartner, ohne den wir nicht existieren könnten.

Heute stellt sich die Forschung zwei grundsätzliche, eng zusammenhängende Fragen. Erstens: Wie erkennt unser Körper, wer ein »alter Freund« – Symbiosebakterium, -pilz oder -darmwurm – ist und wer ein gefährlicher Erreger? Woher weiß er also, wen er tolerieren kann und wen er bekämpfen muss? Und zweitens: Was bedeutet es für unsere Gesundheit, wenn die »alten Freunde« abwesend sind oder sich rarmachen? Um eine Antwort auf diese Fragen zu finden, beschäftigt sich die Wissenschaft heute intensiv mit der Evolutionsgeschichte unserer gegenseitigen Koabhängigkeit, mit der Entwicklung unseres Immunsystems und mit einer Pharmakologie, die schon in naher Zukunft in der Lage sein könnte, die epidemische Ausbreitung der Allergien und Autoimmunerkrankungen aufzuhalten, die die westlichen Gesellschaften derzeit heimsuchen.

Wenn wir verstehen wollen, wie die »alten Freunde« unser Immunsystem so täuschen können, dass es sie als »körpereigen« anerkennt, müssen wir zunächst genauer betrachten, was das Immunsystem ist und wie es funktioniert. Wir Menschen besitzen zwei Immunsysteme: ein angeborenes, das wir mit dem gesamten Tierreich – Wirbellosen und Wirbeltieren – gemeinsam haben, und ein erworbenes, das nur die Wirbeltiere besitzen. Das angeborene Immunsystem reagiert vollkommen unspezifisch auf Erreger und kann keinen langfristigen Immunschutz bieten, weil es sich an vergangene pathogene Angriffe nicht erinnert.

Wenn es einen Erreger bemerkt, springt es an und löst an der verletzten oder infizierten Stelle eine entzündliche Reaktion aus. Sie dient dazu, infizierte Bereiche auszugrenzen, umgebende Blutgefäße zu weiten und Immunzellen anzufordern, die die Infektion bekämpfen. Die Entzündung wird durch Zytokine ausgelöst – Botenstoffe, die Signale zwischen Immunzellen weitergeben –, aber auch durch Histamine und Prostaglandine. Die wichtigsten entzündungsfördernden Zytokine sind Tumornekrosefaktor-α (TNF-α), Interferon-γ und die Interleukine 1, 6, 7 und 17. Das angeborene Immunsystem besitzt zudem ein komplettes System aus Blutplasmaproteinen, die die anderen Immunfaktoren unterstützen oder ergänzen: Sie greifen die Erreger an und stören sie, sie markieren sie, sodass sie zum Ziel anderer Zellen werden, und beordern weitere Entzündungsfaktoren zum Schlachtfeld.

Die wichtigsten Zellen des angeborenen Immunsystems sind als Leukozyten, weiße Blutkörperchen, allgemein bekannt, doch es gibt viele unterschiedliche Typen: Die Mastzellen kommen auf allen schleimigen Oberflächen vor, etwa in der Darmschleimhaut oder der Lunge, und schütten Histamine, Zytokine und Chemokine aus – Chemokine sind Zytokine, die anderen Immunzellen als Wegweiser zum Ort des Geschehens dienen. Die wichtigsten Zellen des Immunsystems sind die Fresszellen, die Phagozyten, zu denen verschiedene aktive Erreger-Fresser gehören: die Makrophagen, wörtlich »große Fresser«, die Neutrophilen, in denen jede Menge Killerchemie steckt – etwa Wasserstoffperoxid, freie Radikale oder Hypochlorit, eine natürliche Bleiche –, und die dendritischen Zellen. Letztere sind in der Darmwand besonders häufig und hauptsächlich dafür zuständig, die fremde Proteinschicht der pathogenen Bakterien und Viren zu umfließen und auf ihrer Zelloberfläche so zu »präsentieren«, dass die Zellen des erworbenen Immunsystems sie erkennen. Sie stellen somit eine der Brücken zwischen angeborenem und erworbenem Immunsystem dar.

Die beiden Schlüsselmitglieder des erworbenen Immunsystems sind zwei weiße Blutkörperchen, Lymphozyten genannt: Die B-Zelle, die im Knochenmark entsteht, wandert noch im unreifen Zustand zu verschiedenen lymphatischen Geweben wie der Milz, den Lymphknoten oder dem immunologischen Gewebe der Darmwand. Wenn die B-Zelle herangereift ist, kann sie auf ihrer Oberfläche Rezeptormoleküle bilden, die die Antigene eindringender Mikroorganismen erkennen. Die Rezeptoren sind Immunoglobulinmoleküle, die an einem Ende hypervariabel sind. Die Gene, die für die hypervariable Region verantwortlich sind, können sehr schnell mutieren und eine fast endlose Anzahl an Kombinationen hervorbringen. Dadurch passen die Rezeptoren stets haargenau und können sich an beliebige Antigenproteine der Erreger binden. Die naiven B-Zellen können also sehr schnell das passende Schloss für jeden Antigenschlüssel produzieren, sich daran binden und ihn neutralisieren. Anschließend verwandelt sich die B-Zelle dann entweder in eine Plasmazelle, die in ihrer Werkstatt den einen speziellen Antikörper herstellt und Millionen Kopien raushaut, die frei im Blut schwimmen und nur darauf warten, sich an weitere Antigene zu binden. Oder aber die B-Zelle wird zur Gedächtnis-B-Zelle. Dann überlebt sie lange im Körper, erinnert sich an das Antigen, das sie einst aktiviert hat, und tritt umgehend in Aktion, wenn sie das Antigen noch einmal bemerken sollte.

Das andere Schlüsselmitglied des erworbenen Immunsystems ist die T-Zelle oder T-Lymphozyte. Ihre Vorstufe wandert vom Knochenmark zur Thymusdrüse, daher das T, und reift dort schrittweise heran. Bestimmte T-Zellen, die sogenannten Effektor-T-Zellen, besitzen an ihrer Zellmembran Rezeptoren, die ebenfalls hypervariabel sind und so beliebige Antigenkomplexe auf eindringenden Viren oder Bakterien erkennen können. Effektor-T-Zellen produzieren keine Antikörper, sondern greifen Eindringlinge direkt an und zerstören sie. Sie können sich rapide vermehren, um die Eindringlinge mit entsprechender Antigenkennzeichnung restlos auszurotten, und eine gewisse Anzahl von ihnen bleibt bis zu zwanzig Jahre im Blut: Das ist ein recht langes Gedächtnis. Das Gedächtnis des erworbenen Immunsystems sorgt für unseren natürlichen Schutz. Spätere Infektionen mit demselben Erreger verlaufen leichter, weil die Gedächtnis-B-Zellen und T-Zellen das Gewehr bereits im Anschlag haben. Das Immungedächtnis ist zudem die Grundlage unserer Impfungen. Dabei werden tote, inaktivierte oder abgeschwächte Erreger oder Antigene geimpft, die der Außenhülle eines bestimmten pathogenen Organismus entnommen wurden. Durch die Impfung werden so dauerhafte Klone der Gedächtnislymphozyten erzeugt, die in Aktion treten, sollte ein wirklicher Erreger den Schauplatz betreten. Das erworbene Immunsystem erkennt also spezifische Antigene, produziert spezifische Rezeptoren und Antikörper, um diese zu bekämpfen, erinnert sich an spezifische Erreger und tritt blitzschnell in Aktion, sollte er noch einmal auftauchen. B-Zellen und T-Zellen durchlaufen im Knochenmark beziehungsweise im Thymus einen Lernprozess, bei dem all jene Zellen aussortiert werden, die auf »eigene« Antigene, also Proteinmarker körpereigener Zellen, zu stark reagieren. Hauptsächlich lernen sie jedoch, zwischen »eigenen« und »fremden« Zellen zu unterscheiden und entsprechend zu handeln.

Zum besseren Verständnis von Allergien und Autoimmunerkrankungen müssen wir noch zwei weitere Typen von T-Lymphozyten betrachten. Da wären einmal die T-Helferzellen, kurz »Th-Zellen« genannt. Sie heißen so, weil sie den anderen weißen Blutkörperchen helfen, sich Erregern in den Weg zu stellen. Wenn die Th-Zellen durch Antigene fremder Zellen aktiviert werden, produzieren sie Zytokinbotenstoffe, die die Immunantwort entweder dämpfen oder hochkochen lassen. Uns interessieren hier insbesondere drei Th-Zellen-Typen: Th1-Zellen, weil sie bei Autoimmunerkrankungen eine Rolle spielen, Th2-Zellen, weil sie für die Reaktion auf Darmwürmer und verbreitete Allergene – somit für Allergien und alle atopischen Erkrankungen – eine Rolle spielen, und die Th17-Zellen: Sie wehren zahlreiche mikrobische Eindringlinge sehr erfolgreich ab, und da ihre Zytokinprodukte hochentzündlich sind, spielen sie bei einer Reihe von Autoimmunerkrankungen ebenfalls eine Rolle. Und dann wären da noch die regulatorischen T-Zellen, »T_{reg}« genannt. Ihre Aufgabe ist es zu verhindern, dass Th1- und Th2-Zellen sowie andere Killer-T-Zellen außer Kontrolle geraten. Sie unterdrücken oder regulieren diese und sorgen so dafür, dass die entzündliche, zytotoxische Immunantwort gezügelt wird, wenn der Körper mit dem Erreger aufgeräumt hat.

In den Anfangstagen der Hygienetheorie ging man davon aus, dass Th1- und Th2-Zellen Antagonisten seien und sich ähnlich wie eine Wippe verhielten. Man dachte, eine hohe Th1-Zellen-Population führe dazu, die Produktion von Th2-Zellen zu hemmen und so Allergien zu verhindert. Umgekehrt, so dachte man, könne die Wippe auch zur anderen Seite ausschlagen, dann würde eine große Th2-Population die Th1-Populationen unterdrücken und so Autoimmunität verhindern. Doch schon bald wurde klar, dass Autoimmunpatienten auch an atopischen Krankheiten leiden konnten – wie bei der Familie Johnson – und Allergien und Autoimmunerkrankungen zudem in den westlichen Ländern gleichzeitig zunahmen. Die Abläufe des Immunsystems wurden daher neu interpretiert. Heute hält man die regulatorischen T-Zellen für den Hauptschalter, der alle Effektor-T-Zellen – Th1- und Th2-Zellen – im Immunsystem herunterdimmt. Und die »alten Freunde« bleiben vom Immunsystem demnach unbehelligt, weil sie die Produktion von T_{reg}-Zellen stimulieren, die die Angriffsgeschwader der Effektor-T-Zellen ausdünnen und so für einen Zustand der Immuntoleranz sorgen. June Round und Sarkis Mazmanian haben etwa das probiotische Bakterium Bacteroides fragilis erforscht, das im Darm der meisten Säugetiere eine wichtige Rolle spielt. Sie konnten zeigen, dass B. fragilis ein spezifisches Symbiosemolekül namens Polysaccharid A (PSA) produziert, das direkte Signale an einen Hauptrezeptor der regulatorischen T-Zellen aussendet. Wenn man das PSA von B. fragilis entfernt, verliert das Bakterium sofort seine Tarnung, Th17-Zellen dringen in es ein und verhindern, dass es den Darm besiedelt.

Hier ist ein allgemeines Prinzip am Werk. Das menschliche Immunsystem war gezwungen, zahllose Mikroben und Pilze zu tolerieren, weil diese Jahrmillionen überall waren, in der Nahrung und im Wasser, und uns folglich infizierten. Genauso musste das Immunsystem die Helminthen tolerieren, weil sie, einmal im Darm, wenn auch nicht harmlos, so doch kaum mehr zu beseitigen waren und ein immunologischer Angriff unverhältnismäßig große Schäden angerichtet hätte. So führt der anhaltende Versuch des Immunsystems, die Larven des parasitären Fadenwurms Brugia malayi zu zerstören, beispielsweise zur Verstopfung der Lymphgefäße und zu Elephantiasis. Im Lauf der Jahrtausende hat sich, so scheint es, ein gegenseitiges Abhängigkeitsverhältnis entwickelt. Die symbiotischen Organismen, die am gedeckten Tisch unseres Darms sitzen, mussten unser Immunsystem regulieren, damit sie in uns leben konnten, ohne angegriffen zu werden, und wir brauchten eine Regulierung unseres Immunsystems, damit das Immunsystem angesichts der ausdauernden Mitbewohner nicht überreagierte und unseren Körper schädigte. Das bedeutete allerdings auch, dass wir die Herrschaft über unser Immunsystem gewissermaßen an die Darmflora abgetreten haben. Was im Umkehrschluss heißt, dass die Immunregulation zwar perfekt funktioniert, wenn unser Darm von vielfältigen »freundlichen« Bakterien, Pilzen und Würmern besiedelt wird, die Dinge aber schnell aus dem Ruder laufen, wenn die »Freunde« fehlen. Weil sich unser wirkungsvolles Immunsystem daran gewöhnt hat, in Anwesenheit relativ harmloser Endoparasiten zu arbeiten, verliert es ohne »die Freunde« jede Kontrolle und schaltet sich nicht mehr ab. Und so entstehen chronische Entzündungen, die zu den modernen Plagen Allergie und Autoimmunerkrankung führen.

Matteo Fumagalli, heute an der University of California in Berkeley, hat die These aufgestellt, dass parasitäre Würmer im Lauf der Geschichte einen starken Selektionsdruck auf uns ausübten. Noch heute sind, wie er sagt, über zwei Milliarden Menschen mit Wurmparasiten infiziert, die unter anderem bei Kindern zahlreiche Erkrankungen verursachen. Sie hemmen das Wachstum, setzen Betroffene weiteren Infektionsgefahren aus, sind Ursache von Frühgeburten, geringem Geburtsgewicht und Müttersterblichkeit. Und laut Fumagalli sei das immer so gewesen. Der Selektionsdruck durch parasitäre Würmer sei wesentlich höher gewesen als der durch Bakterien, Viren oder das Klima, was sich auch in unserem Genom widerspiegele und besonders in den Genen, die für die Immunreaktion eine Rolle spielen. Für seine Forschungsarbeit verwendete Fumagalli die Daten des Humanen Genomprojekts, nahm eine internationale Stichprobe mit 950 Individuen und korrelierte das Auftreten von Genmutationen mit der Artenvielfalt von Helminthen in der Region, aus der die Individuen stammten. Beinah ein Drittel der Stichprobe wies mindestens eine Genmutation auf, die signifikant mit der Helminthenvielfalt im Zusammenhang stand, und insgesamt zählte man über 800 Genmutationen. Viele der betroffenen Gene spielten für die regulatorischen T-Zellen und die Aktivierung der Makrophagen im angeborenen Immunsystem eine Rolle, andere wiederum für die von den Th2-Zellen produzierten Zytokine, die gegen Helmintheninfektionen mobilisiert werden.

Die Genvarianten, die Fumagalli fand, können uns vor allem einen wichtigen Hinweis darauf geben, wie das Hass-Liebe-Verhältnis zwischen Menschen und Helminthen beschaffen ist. Während viele der Gene, die sich unter dem Druck von Helminthen entwickelt haben, mit aggressiven, entzündlichen Immunreaktionen zur Bekämpfung der Helmintheninfektion im Zusammenhang standen, wirkten andere Gene genau umgekehrt und erhöhten durch regulatorische T-Zellen, entzündungshemmende Zytokine und andere Moleküle, die die Immunabwehr hemmen, die Immuntoleranz. Helminthen sind Meister der Immunregulation. Darum können sie im Wirt so lange überleben und sich seit Jahrmillionen als eine der verbreitetsten menschlichen Infektionen behaupten. Graham Rook betrachtet die Beziehung zwischen ihnen und uns als ein Schachspiel oder ein dynamisches Spannungsverhältnis zwischen Parasit und Wirtsimmunität. Vermutlich habe sich die Selektion dort, wo Helminthen besonders häufig auftraten, für die entzündungsfördernden Genvarianten entschieden, um die starke immunregulierende Wirkung der Helminthen zu behindern oder das Immunsystem angesichts der regulierenden Wirkung der Helminthen beim Kampf gegen andere virale oder bakterielle Angriffe zu stärken. Das dynamische Gleichgewicht werde daher sofort gestört, wenn die Helminthen ausgerottet werden, und das, so Rook, führe zu der entzündlichen Überreaktion, der wir heute in Form von Allergien und Autoimmunerkrankungen begegnen.

Jim Turk ist biologischer Sicherheitsbeauftragter am Campus der University of Wisconsin. Seine Aufgabe ist es sicherzustellen, dass die Labore, in denen mit pathogenen oder rekombinanten Organismen gearbeitet wird, sicher und zuverlässig abgeschirmt sind. Gut in Form zu sein war ihm schon immer wichtig – darum lief er Marathon. Doch im Frühling 2005 konnte er auf einmal nur noch undeutlich sprechen. Seine Frau befürchtete, er habe einen Schlaganfall erlitten, und drängte ihn, zum Arzt zu gehen; aber der Arzt konnte auch nach mehreren Tests nichts feststellen.

»Sie überfordern sich ständig«, sagte der Arzt. »Sie arbeiten Vollzeit, sind an der Uni ständig präsent und wollen für Ihre Familie da sein. Sie sind einfach müde und überlastet.«

Jim Turk erwähnte gegenüber dem Arzt gelegentliche Gleichgewichtsprobleme und eine gewisse Taubheit in den Waden, aber weil der Arzt ihn beruhigte, wischte er seine Sorgen beiseite.

Im Februar 2008 begann er dann mit einem intensiven Hallentraining für den nächsten Marathon. Doch schon nach drei oder vier Minuten schnellem Laufen in der warmen Halle »verlor ich die Kontrolle. Ich musste mich am Geländer festhalten. Ich stolperte herum. Und weil ich dumm war oder es nicht wahrhaben wollte, beschloss ich, trotzdem weiter zu trainieren. ›Ich bin wohl schlechter in Form, als ich dachte‹, sagte ich mir und versuchte es am nächsten Tag noch einmal und dann noch einmal, aber es war immer dasselbe – bis ich dann eines Tages mit dem Gesicht auf den Boden knallte.«

Doch er wollte es immer noch nicht wahrhaben. Hektisch trainierte er das Baseballteam seines Sohns, konnte aber irgendwann nicht mehr übersehen, dass er immer breitbeiniger stand, um sich an der Seitenlinie noch aufrecht zu halten. Wenn er sich bückte, wurde ihm schwindelig. Also suchte er wieder den Arzt auf. Hoher Blutdruck konnte als Ursache schnell ausgeschlossen werden, Turk hatte das Herz eines Teenagers, aber eine Überweisung zum Neurologen und eine MRT-Aufnahme brachten die furchtbare Wahrheit schließlich an den Tag: »Mein Gehirn war mit diesen Plaques übersät. Ich hatte jede Menge davon, ungefähr zwanzig.« Eine MRT-Aufnahme zeigte außerdem, dass sich die Plaques bis in die Wirbelsäule fortsetzten. Im August 2008 wurde bei Turk eine schubförmig remittierende multiple Sklerose im Anfangsstadium diagnostiziert.

Jim Turk gehörte nun zu den weltweit mehr als zwei Millionen Patienten, die an MS erkrankt sind. Menschen, die an MS leiden, leben überwiegend in westlich geprägten Ländern und sind meistens jung. Typischerweise beginnt die Erkrankung im Alter von 25 Jahren. Auch wenn schon mehr als fünfzig Gene, Sonnenlichtmangel, Vitamin D, Viren, Rauchen oder Wohlstand als Faktoren in Betracht gezogen wurden, so bleibt das deutlich umgekehrt proportionale Verhältnis von Helmintheninfektionen und MS doch auffällig, ebenso wie die Tatsache, dass die T-Zellen bei MS-Patienten häufig dysreguliert sind. MS-Plaques sind kleine entzündliche Krankheitsherde, in deren Gewebe die Myelinhülle, die die Nerven umgibt und schützt, zerstört ist. Bei schubförmig remittierender MS bilden sich typischerweise fünf bis zehn neue Herde im Jahr, allerdings betrifft durchschnittlich nur jeder zehnte einen kritischen Bereich des zentralen Nervensystems wie Sehnerv, Kleinhirn oder sensorische Nerven.

Einige Tage nach der Diagnose schauten sich Jim Turk und seine Frau im Lokalfernsehen eine wöchentliche MS-Sendung an: »Dr. Fleming von der University of Wisconsin berichtete dort über seine neue Patientenstudie mit helmintheninduzierter Immunmodulation, bei der er mit Peitschenwurmeiern arbeitete. Da ich schon von der Hygienetheorie gehört hatte, war ich sofort interessiert. Und da ich einen wissenschaftlichen Hintergrund habe, wusste ich auch, dass es bestimmt nicht leicht ist, die Leute dazu zu bringen, Peitschenwurmeier zu schlucken, einfach, weil es sich eklig anhört. Man sieht zwar nichts, die Würmer sind mikroskopisch klein. Aber wenn man den Leuten sagt, sie sollen Wurmeier schlucken …«

Turk meldete sich am nächsten Tag bei Flemings Gruppe und war der erste Proband, der in die Studie aufgenommen wurde. Er nahm drei Monate lang Wurmeier zu sich, dann folgten sechzig Tage Spülung.

John Flemings Interesse an Behandlungsmöglichkeiten mit Trichuris suis wurde auch durch die Erfolge angestachelt, die Joel Weinstock und sein Team bei Patienten mit chronisch entzündlicher Darmerkrankung erzielt hatten. Wie wir gesehen haben, ging es 79 Prozent seiner Probanden in der Phase-I-Studie nach der Einnahme von Peitschenwurmeiern besser. Obwohl Schweinepeitschenwurmeier im Menschen nicht den gesamten Lebenszyklus durchlaufen – manchmal schlüpft die Larve nicht einmal – und schon nach wenigen Wochen mit dem Stuhl nach draußen befördert werden, reicht die vorübergehende Anwesenheit des Wurms durch wiederholte Behandlungen offenbar aus, um das Immunsystem zu modulieren. Laut Weinstock könnte die Modulation entweder direkt erfolgen, wobei die Wurmeier immunregulierende Moleküle absondern würden, oder indirekt, dann würden die Wurmeier die Zusammensetzung der Darmflora beeinflussen, die die Arbeit dann für sie erledigt. Vieles deute, so Fleming, darauf hin, dass die Hauptursache für MS ein Versagen der Immunregulation ist. Regulatorische T-Zellen, dendritische Zellen, regulatorische B-Zellen, Zytokine und andere Effektorzellen arbeiten bei der Immunregulation zusammen, und alle diese Zellen können bei MS-Patienten gestört sein. Bisher habe man, sagt Fleming, schon über zwanzig Mechanismen entdeckt, durch die Helminthen die Immunregulation beeinflussen.

Fleming kannte auch die Veröffentlichung von Jorge Correale aus Argentinien, wonach MS-Patienten mit Darmwurminfektionen weniger schwere Krankheitssymptome zeigen. Correale hatte unter anderem nachgewiesen, dass der Wurm speziell bei MS wirkte, weil die regulatorischen T-Zellen, die die wurminfizierten Patienten erzeugten, auf Myelinpeptid spezialisiert waren, also die Myelinhülle der Nerven schützten. Fleming erhielt die Erlaubnis, eine kleine Phase-1-Studie mit fünf MS-Patienten durchzuführen, deren Erkrankung gerade erst diagnostiziert und noch unbehandelt war. Obwohl die Studie bewusst nur kurz lief und die Sicherheit der Behandlung mehr im Vordergrund stand als die Wirkung, konnte Fleming beobachten, dass bei allen fünf Probanden die Zahl neuer Herde im Gehirn sank, solange sie die Wurmeier einnahmen, aber wieder anstieg, sobald die Behandlung eingestellt wurde.

Jim Turk wird inzwischen mit herkömmlichen MS-Medikamenten behandelt und versucht, seine Krankheit außerdem durch eine Kombination aus bewusster Ernährung und Bewegung in Schach zu halten. »Wenn ich nicht MS hätte, wäre ich heute wahrscheinlich so gut in Form wie noch nie«, sagt er. Er hat gelernt, seine Symptome, besonders die Sprachprobleme, so weit in den Griff zu bekommen, dass seine meisten Kollegen die Erkrankung gar nicht bemerken. Aber Sport mit den Kindern, das geht nicht mehr. »Meine beiden Jungs sind jetzt dreizehn und neun, und ich würde mit ihnen wahnsinnig gern im Hof Fußball spielen – oder Basketball – oder lange Fahrradtouren mit ihnen unternehmen. Ich kann noch mal einen Ball werfen, aber keinem Ball mehr hinterherrennen. Ich würde so gern wieder meine Runden drehen. Seit sechs Jahren ist es damit schon vorbei. Das wünsche ich mir am meisten zurück.«

Unsere Darmflora – die gigantische Menge von über 2000 Bakterienarten, die unseren Darm häufig und langfristig besiedeln – ist extrem komplex. Die Beziehung zwischen den Keimen und uns ist so eng und verwickelt, dass zahlreiche Stoffwechselindikatoren im Blut, Schweiß und Urin des Menschen im Grunde nicht von uns, sondern von unseren Bakterienbewohnern kommen. Wenn wir wissen wollen, wie jemand auf eine Medikamentenbehandlung anspricht, beobachten wir unter Umständen gar nicht die Reaktion seines Körpers, sondern die der Bakterienkolonien in seinem Darm. Nur die Wirbeltiere werden von so vielfältigen, dauerhaften Mikrobenkolonien bewohnt. Im Darm von Wirbellosen siedeln dagegen winzige Kolonien, manchmal nur wenige Arten, die den Darm oft auch nur vorübergehend bewohnen. Und es gibt noch einen anderen interessanten Unterschied zwischen Wirbeltieren und Wirbellosen. Wirbellose besitzen wie gesagt kein erworbenes Immunsystem, sondern nur das einfachere angeborene Immunsystem.

Es waren solche Beobachtungen, die dazu führten, dass Margaret McFall-Ngai, medizinische Mikrobiologin an der University of Wisconsin, die moderne Immunologie auf den Kopf stellte. Ihrer Meinung nach hat sich das erworbene Immunsystem nicht nur entwickelt, um uns vor Erregern in unserer Umwelt zu schützen, sondern ebenso, um unsere Mikrobenbewohner polizeilich zu überwachen. Die Pioniere der Mikrobiologie, Robert Koch und Louis Pasteur, forschten im 19. Jahrhundert vor dem Hintergrund menschlicher Erkrankungen. Sie betrachteten Mikroben ausschließlich als Eindringlinge, die den menschlichen Körper angreifen und infizieren. Pathogene Bakterien und Viren sind wandlungsfähiger als wir und können die Antigenmarker auf ihrer Außenhülle, dank derer unser Immunsystem sie als Feind erkennt, blitzschnell verändern. Zu ihrer Bekämpfung, so die herkömmliche Immunologie, brauchten wir daher ein erworbenes Immunsystem mit Langzeitgedächtnis und der Fähigkeit, unermüdlich passende Antikörper zu produzieren.

Es stimmt, sagt McFall-Ngai, dass wir pathogene Infektionen ohne unser erworbenes Immunsystem nicht wirksam bekämpfen könnten, aber dennoch ist die Komplexität unserer pathogenen Umgebung im Vergleich zu der Komplexität der Mikrobengemeinschaften, die uns bewohnt, geradezu lächerlich. Das wird auch dadurch deutlich, dass für die weitaus meisten Todes- und schweren Krankheitsfälle beim Menschen schätzungsweise nur 25 Infektionskrankheiten verantwortlich sind, von denen noch dazu zehn erstmals vor ungefähr 6000 Jahren, mit der Sesshaftwerdung des Menschen, aufgetaucht sind. Sie sind auf eine Mensch-zu-Mensch-Übertragung angewiesen, und konnten nicht bestehen, solange der Mensch keine Landwirtschaft und Viehzucht betrieb und in kleinen, weit verstreuten, herumziehenden Gruppen lebte. Unsere Darmflora dagegen kann aus Tausenden von Arten bestehen, und obwohl die Bakterien meistens »freundlich« sind, sind sie doch ein hinterhältiger Haufen: Sie sind opportunistisch, und wenn es ihnen passt, kann aus Gutartigkeit schnell Bösartigkeit werden, beispielsweise, wenn eine beschädigte und löchrige Darmwand die Bakterien nicht mehr sicher im Darm einpfercht.

Unsere Darmflora existiert also schon wesentlich länger als die meisten Krankheitserreger und ist zudem wesentlich umfangreicher und vielfältiger als unsere pathogene Umgebung. Ohne sie könnte sich die »Darmpolizei« unseres erworbenen Immunsystems nicht zu so einem flexiblen System entwickeln, das zwischen freundlichen Mikroben und feindlichen Erregern im Darm unterscheiden oder freundliche, aber wild gewordene Bakterien ausmachen kann. Laut Professor Sarkis Mazmanian vom California Institute of Technology stellt unsere Darmflora für unser erworbenes Immunsystem eine erhebliche Herausforderung dar, denn sie enthält massenweise fremde Antigene, die das Immunsystem entweder ignorieren oder tolerieren muss, wenn es für unsere Gesundheit sorgen soll. Umgekehrt liegt es aber auch im Interesse der Darmflora, so Mazmanian, dass der Wirt bei guter Gesundheit ist. So desillusionierend es sein mag, aber für die Mikroben in uns sind wir nichts als eine attraktive Nische oder Heimat, die sie noch dazu ganz in ihrem Sinne gestaltet haben. Wir und unsere Mikrobiota haben uns zur besseren Bekämpfung von Erregern »co-entwickelt«, weil das in unser beider Interesse lag. So konnte man beispielsweise kürzlich nachweisen, dass Mäuse im Kampf gegen eine systemische bakterielle Infektion einen bestimmten Zucker produzieren und damit das Wachstum freundlicher Bakterien in ihrem Darm fördern, die sich zusammenrotten und so eine weitere Infektion abwenden.

In dem Superorganismus aus Mensch und Mikroben kommt das Immunsystem, so Gérard Eberl vom Institut Pasteur, niemals zur Ruhe, und es verhält sich dabei wie eine Feder. Je stärker die Mikroben unsere Nischen besiedeln oder sich wie Krankheitserreger aufführen, desto stärker spannen sie die Feder der Immunität, und desto stärker drängt die Immunität die Mikroben zurück. Das Immunsystem ist daher, wie Eberl sagt, immer unter Spannung: unter der Spannung, die für die Homöostase, den Status quo, erforderlich ist. Wenn wir unsere Darmflora beispielsweise durch die Einnahme von Antibiotika zerstören, werden wir darum etwa anfälliger für eine Enterococcus-Infektion. Und zwar, weil die freundlichen Bakterien in unserer Darmwand sonst toxische antibakterielle Peptide produzieren, die den Erreger bekämpfen. Wenn wir unser Immunsystem schwächen, so Eberl, ist der Superorganismus besonders anfällig für »alte Freunde«, die plötzlich böse und zu opportunistischen Erregern werden. Und ist unser Immunsystem zu stark, kann es unsere Darmflora so destabilisieren, dass wir eine Autoimmunerkrankung entwickeln.

Es ist höchste Zeit, sagt McFall-Ngai, dass wir die Mikroben, die uns bewohnen, als ein Organ wie Herz, Leber oder Nieren betrachten, das eben nur viel komplexer ist. Unsere Darmflora ähnelt in ihrer Komplexität vor allem dem Gehirn. Während unser Gehirn aus über achtzig Milliarden Neuronen besteht, die eng miteinander vernetzt sind, besteht die Darmflora aus über achtzig Billionen Organismen, die über Botenstoffe intensiv miteinander kommunizieren. Beide besitzen ein Gedächtnis, beide können durch Erfahrung lernen, und beide können künftige Unwägbarkeiten berücksichtigen. Man hat daher schon von einem Darmhirn gesprochen, mit einem eigenen, in die Darmwand eingebetteten spezifischen Nervensystem. Inzwischen wird zunehmend deutlich, dass unsere Darmkeime direkt mit unserem Gehirn kommunizieren können und an Gehirnentwicklung, Gehirnchemie, an unserem Verhalten und psychischen Erkrankungen beteiligt sind. Sie produzieren Hunderte von neurochemischen Stoffen, darunter den Großteil des körpereigenen Serotonins. Die Kommunikation verläuft dabei in beide Richtungen. Die Zusammensetzung der Bakterienarten im Darm nimmt Einfluss auf das Gehirn und umgekehrt.

Die meisten Forscher in diesem Bereich arbeiten mit Mäusen. So hat der kanadische Gastroenterologe Premysl Bercik zwei Mäuserassen verglichen, eine scheue und eine mutige, abenteuerlustige. Von jeder Rasse wurden einige Tiere keimfrei aufgezogen. Dann wurde der Darm der keimfreien scheuen Mäuse mit dem Darminhalt mutiger Mäuse geimpft, die normal aufgewachsen waren, und umgekehrt wurde der Darm der mutigen keimfreien Mäuse mit dem Darminhalt der normal gezüchteten scheuen Mäuse geimpft. Die Mäuse veränderten sofort ihr Verhalten. Die scheuen Mäuse wurden mutig und die mutigen scheu. Der Immunologe John Bienenstock wiederum verabreichte einer scheuen Mäuserasse eine Brühe mit reichlich probiotischen Bakterien, dem verbreiteten

Bakterium Lactobacillus rhamnosus. Nach 28 Tagen begaben sich die Mäuse bereitwilliger in ein Labyrinth als eine Kontrollgruppe und hielten länger durch, bevor sie beim Wettschwimmen aufgaben und sich treiben ließen. Die Aktivität von Stresshormonen in ihrem Gehirn hatte sich verringert. Andersherum sind keimfrei aufgezogene Mäuse gestresster, wenn sie beengt aufwachsen. Die Aktivität in der Hypothalamus-Hypophysen-Nebennieren-Achse steigt, und dadurch werden vermehrt Corticosteron und Adrenocorticotrophin, zwei Stresshormone, ausgeschüttet. Die Aktivität geht aber sofort zurück, wenn den Mäusen ein anderes verbreitetes probiotisches Bakterium geimpft wird, Bifidobacterium infantis. Und das gilt auch umgekehrt. So fand der Forscher Michael Bailey heraus, dass Makakenneugeborene von Müttern, die während der Schwangerschaft durch Lärm gestresst waren, weniger freundliche Bakterien wie Lactobacilli und Bifidobacterium im Darm besaßen, und andere Forscher konnten nachweisen, dass sich im Stuhl von Studenten während der Examenswoche weniger Lactobacilli befanden.

Doch wie »sprechen« die Keime in unserem Darm mit dem Gehirn und umgekehrt, wo ist die Verbindung? In einer aktuellen Veröffentlichung erläutern Professor Emeran Mayer und Dr. Kirsten Tillisch (UCLA) ihre fMRT-Gehirnstudie mit gesunden, durchschnittlichen weiblichen Probanden, bei denen sie die Wirkung von probiotischen Bakterien auf Stimmung und Gehirnaktivität untersuchten. Während eine Gruppe unbehandelt blieb, nahm die andere Gruppe vier Wochen lang zweimal am Tag einen fermentierten probiotischen Trinkjoghurt zu sich. Die Gehirnaufnahmen wurden vor und während des Behandlungszeitraums gemacht, und zwar einmal, während die Probandinnen eine Aufgabe lösten, bei der sie verschiedene Gesichtsausdrücke betrachten mussten, und einmal, während sie sich einfach ausruhten. Die Forscher entdeckten so eine Leitungsbahn ins Gehirn, an der unter anderem Nervenstränge im Stammhirn beteiligt waren, der Nucleus tractus solitarii. Der Nucleus, so stellten sie fest, empfängt Signale vom Vagusnerv, der wiederum vom Darm innerviert wird. Der Nucleus aktiviert dabei Schaltungen, die sich bis in höhere Gehirnregionen verästeln – bis zum Mandelkern, dem Angst- oder Gefühlszentrum des Gehirns, und bis zum Inselkortex und vorderen zingulären Kortex: Alle diese Hirnregionen spielen bei der Verarbeitung emotionaler Informationen eine Rolle. Bei den Probandinnen, die den Joghurt tranken, war die Aktivität in diesen Hirnregionen geringer, was darauf schließen lässt, dass ihre Erregung oder Angst im Zusammenhang mit den Aufgaben geringer war. Die Frauen zeigten gelassenere emotionale Reaktionen. Die Ergebnisse sollten mit größter Vorsicht interpretiert werden, aber sie erlauben die Arbeitshypothese, dass die probiotischen Bakterien im Darm mithilfe des Vagusnervs Signale an das Gehirn schicken können – also buchstäblich Bauchgefühle übermitteln.

Joe Alcock, Carlo Maley und Athena Aktipis führen in einer aktuellen Veröffentlichung verschiedene Belege zusammen, die darauf hindeuten, dass die Keime in unserem Darm auch beeinflussen, was wir essen. Sie wecken Gelüste auf Nahrung, die ihnen einen Wettbewerbsvorteil im Dickdarm verschafft, und rufen in uns so lange tiefe Unlust oder Unzufriedenheit hervor, bis wir uns mit bestimmten Nahrungsmitteln wie Schokolade belohnen, die ihrerseits die Bakterien mit dem belohnen, nach dem es sie gelüstet. Die Darmbakterien nutzen den Vagusnerv, um unser Verhalten zu beeinflussen. Das lässt es verführerisch plausibel erscheinen, dass wir durch eine Veränderung der Artenzusammensetzung in unserer Darmflora auch unser Essverhalten verändern und vielleicht sogar Fettleibigkeit vermeiden können.

Was passiert, wenn unser Gehirn schlecht arbeitet? Es gibt beispielsweise einen Zusammenhang zwischen Entzündungen, Darmerkrankungen und Autismus. Kinder, die an Autismus leiden, weisen häufig Entzündungsherde im Gehirn auf, und es häufen sich die Belege dafür, dass der entzündliche Zustand in der Schwangerschaft von der Mutter auf das Kind übertragen wird. Allen Brown, Professor für klinische Psychiatrie an der Columbia University, hat anhand der Daten der finnischen Kohortenstudie geforscht, die 1,6 Millionen Blutproben von über 800 000 schwangeren Frauen gesammelt hat. Er verglich den C-reaktiven Proteinspiegel, einen Entzündungsindikator im Blut der Mutter, mit dem Autismusrisiko ihrer Kinder und kam zu dem Ergebnis, dass bei Müttern, deren CRP-Wert im oberen Fünftel lag, ein um 43 Prozent und bei Müttern mit einem CRP-Wert im oberen Zehntel sogar ein um 80 Prozent höheres Autismusrisiko bestand. Da der CRP-Wert sich auch als Immunreaktion auf Infektionen erhöht, liegt die Vermutung nahe, dass Infektionen in der Schwangerschaft oder durch Autoimmunität verursachte Entzündungen bei Schwangeren als entzündlicher Zustand über die Plazenta an den Fötus weitergegeben werden können. Bevölkerungsweite Studien in Dänemark belegen zudem, dass das Autismusrisiko von Säuglingen um 350 Prozent erhöht ist, wenn die Mutter an Zöliakie leidet, und um 80 Prozent erhöht, wenn die Mutter an rheumatischer Arthritis leidet. Eric Hollander, der Autismusfachmann, der Lawrence Johnson behandelt, meint, dass schon eine einfache Grippe während der Schwangerschaft ausreiche, um mittels der entzündungsfördernden Zytokine einen entzündlichen Zustand von der Mutter auf den Fötus zu übertragen. Und die Folgen seien denen nicht unähnlich, die es für den Fötus haben kann, wenn die Mutter an Lupus leidet, einer entzündlichen Autoimmunerkrankung, die mit Fieber, geschwollenen Gelenken und Hautausschlag einhergeht.

Autistische Kinder erben mit ihren Genen möglicherweise auch ein hyperaktives Immunsystem, das sie anfällig für Autoimmunerkrankungen macht. 70 Prozent aller Kinder mit Autismus-Spektrum-Störung leiden an ernsten Darmreizungen, also etwa an Durchfall oder schmerzhaften Blähungen, die wiederum mit ihrem reizbaren, aggressiven und selbstverletzenden Verhalten in Zusammenhang gebracht werden. Bei endoskopischen Untersuchungen werden häufig entzündliche Erkrankungen festgestellt, die große Ähnlichkeiten mit Morbus Crohn oder Colitis ulcerosa aufweisen. Stephen Walker vom Wake Forest Institute in North Carolina verglich die Genexpressionsmuster in Biopsiematerial, das dem entzündeten Darm autistischer Kinder entnommen wurde, mit denen von Erwachsenen mit chronisch entzündlicher Darmerkrankung. Dabei fand er, neben signifikanten Unterschieden im Muster der betroffenen Gene, auch signifikante Überschneidungen bei mehreren

Genen: Sie waren in beiden Fällen ein- beziehungsweise ausgeschaltet. Das legt die Vermutung nahe, dass autistische Kinder mit Darmreizungen, aber auch nicht autistische Erwachsene mit chronisch entzündlicher Darmerkrankung an einer Autoimmunerkrankung leiden. So konnte man an Mäusen mit Autismus nachweisen, dass Infektionen der Mutter in der Schwangerschaft zu permanent hyperreaktiven T-Helferzellen und einer geringeren Zahl regulatorischer T-Zellen führen.

Und was ist mit Depressionen? Wobei man allerdings nicht deutlich genug darauf hinweisen kann, dass Depressionen keine entzündliche Erkrankung per se sind. Viele Patienten, die an Depressionen leiden, zeigen keine starken Entzündungsanzeichen, und viele Menschen mit starken Entzündungsanzeichen im Blut sind nicht depressiv. Dennoch gibt es eindeutig eine große Untergruppe, die bei einem im Hintergrund wirksamen entzündlichen Zustand zu Depressionen neigt. Ein beeindruckendes Beispiel für das Zusammenspiel zwischen Entzündung und Depression liefert die Wirkung von α-Interferon (IFN-α), einem starken entzündungsfördernden Zytokin, das bei der Behandlung von Hepatitis C oder Krebs eingesetzt wird. 50 Prozent aller Patienten entwickeln bei einer hohen Dosis innerhalb der ersten drei Behandlungsmonate eine starke Depression. Durch IFN-α werden wiederum zahlreiche andere entzündungsfördernde Zytokine ausgeschüttet, wie Interleukin-6 und Tumornekrosefaktor-α (TNF-α), die ebenfalls mit Depressionen korrelieren. Aber trifft das auch umgekehrt zu? Bessert sich eine Depression, wenn man die entzündungsfördernden Zytokine beseitigt? Eine Studie hat Patienten untersucht, die sich wegen Morbus Crohn einer Behandlung mit einem monoklonalen Antikörper namens Infliximab unterziehen mussten. Ein Teil der Patienten war zudem klinisch depressiv. Infliximab konnte die depressiven Symptome beseitigen, allerdings nur bei Patienten mit einem hohen C-reaktiven Proteinspiegel, der wiederum auf eine starke Entzündung hinweist. Infliximab ist ein wirksamer TNF-α-Blocker, und bei der Behandlung von Morbus Crohn wurde auch das entzündungsfördernde Zytokin daher vermutlich neutralisiert und die Depression so abgeschwächt.

Die Depression ist nur eine der Erkrankungen, die bei empfindlichen Personen durch leichte chronische Entzündungen hervorgerufen werden können. Andere mögliche Krankheiten sind Herz-Kreislauf-Leiden, Schlaganfall, Diabetes, Krebs oder Demenz. Schon leicht erhöhte chronische Entzündungswerte erlauben bei aktuell symptomfreien Personen Rückschlüsse auf die künftige Entwicklung all dieser modernen Krankheiten. In der Whitehall-Studie, die britische Beamte untersuchte, verhielten sich der C-reaktive Protein- und Interleukin-6-Spiegel und der Dienstgrad umgekehrt proportional; das heißt, je niedriger der Rang in der Hackordnung, desto stärker war die leichte Entzündlichkeit. Anhand dieser Werte konnte der Psychologe Andrew Steptoe das Auftreten von Depressionen in den folgenden zwölf Jahren erfolgreich vorhersagen. Andere Studien zeigen, dass depressive Personen, die in der Kindheit ein Trauma erlitten oder vernachlässigt wurden, bei Stresstests mehr Interleukin-6 ausschütten. Möglicherweise führt also nicht einfach das stressbehaftete moderne, westliche (Arbeits-)Leben zu Entzündungen und somit Depressionen, sondern aufgrund einer eher mangelhaften Immunregulation in den westlichen Gesellschaften laufen die entzündungsfördernden Zytokine als Reaktion darauf Amok. Aber wie und wo genau könnte hier nun die »Alte Freunde«-Theorie ins Spiel kommen?

Tom McDade von der Northwestern University in Illinois hat Bevölkerungsgruppen in Entwicklungsländern mit Bevölkerungsgruppen in den USA verglichen, um so besser zwischen Infektion, Entzündung, Stress, Depression und Krankheit unterscheiden zu können. Er beobachtete bei einem indigenen Stamm im Amazonasgebiet von Ecuador, dass der C-reaktive Proteinspiegel dort vorübergehend anstieg und mit häufigen Infektionsausbrüchen korrespondierte. Wenn die Infektion abklang, sank auch der CRP-Spiegel. Der CRP-Spiegel zeigte viele Höhen und Tiefen. Der CRP-Spiegel in den USA ist dagegen stabil und auch dann noch hoch, wenn keine häufigen Infektionen zu verzeichnen sind. Diese chronische, dauerhafte Entzündung, so McDade, deutet auf eine schlechte Immunregulation hin. McDade erforschte auch die ländliche Bevölkerung in Cebu auf den Philippinen. Er maß, durch die Untersuchung von Tierkot, die Mikrobenvielfalt in und um alle Häuser im Dorf, die Durchfallhäufigkeit der Kinder und die Zahl der Geburten in der Trockenzeit, wenn die Infektionsgefahr am größten ist. Alle gemessenen Faktoren waren ein Indikator für einen niedrigen CRP-Spiegel im Erwachsenenalter und reflektierten eine frühe starke Auseinandersetzung mit Mikroben.

McDade untersuchte außerdem, wie sich eine Trennung auf Kinder auswirkte. Alle Kinder waren, wie nicht anders zu erwarten, untröstlich, wenn sie ihre Mutter verloren, dennoch ließ die Belastung ihre CRP-Werte nicht ansteigen, wenn sie aus einem Haus stammten, das durch eine hohe Mikrobenvielfalt gekennzeichnet war. Und der CRP-Spiegel war selbst dann nicht erhöht, wenn sie sich durch den Trennungsschmerz subjektiv psychisch beeinträchtigt fühlten. Da auf den bäuerlichen Philippinen eine geeignete Auseinandersetzung mit den Mikroorganismen der »alten Freunde« stattfindet, führten vorübergehende Depressionen, sozialer Stress und Unglücklichsein also nicht zu einer gesundheitsschädlichen Entzündung. McDade stellte ferner fest, dass die Konzentration des entzündungsfördernden Zytokins Interleukin 6 in der philippinischen Bevölkerung generell niedrig ist, während die Konzentration der entzündungshemmenden Zytokine Interleukin-10 außergewöhnlich hoch ist. Wenn Frauen in den USA fettleibig sind, haben sie einen hohen IL-6-Spiegel, auf den Philippinen aber gilt das für Frauen mit demselben Taillenumfang nicht. Und auch Männer mit dicken Hautfalten weisen auf den Philippinen keinen hohen CRP-Spiegel auf, anders als in den USA. McDade kam daher zu dem Schluss, dass die Menschen auf den Philippinen einen Rundumschutz gegen Entzündungen besitzen, und den Schlüssel dazu sieht er in der Mikrobenumgebung der frühen Kindheit.

Möglicherweise stehen wir heute am Beginn eines Zeitalters, in dem sich die Forschungsergebnisse von Mikrobiologie und Immunologie und insbesondere die »Alte Freunde«-Theorie auf die Gesundheitspolitik auswirken werden. So ist beispielsweise der amerikanische Biologe

Martin Blaser angesichts des übermäßigen Einsatzes von Antibiotika tief beunruhigt. Wir alle wissen, dass die Gefahren durch multiple Antibiotikaresistenzen zunehmen, weil dadurch »Superkeime« entstehen können, gegen die kein Kraut gewachsen ist. Die regelmäßige Behandlung mit Breitbandantibiotika tötet aber auch unsere freundlichen, nützlichen Bakterienbewohner – mit furchtbaren Folgen für uns. Amerikanische Kinder, so Blaser, haben mit achtzehn Jahren durchschnittlich zehn bis zwanzig Antibiotikabehandlungen hinter sich, durch die Freund und Feind gleichermaßen getötet wurden. In manchen Fällen erholt sich die Darmflora nicht mehr, erläutert Blaser, und so fördern wir den dramatischen Anstieg von Krankheiten wie Typ-1-Diabetes, Fettleibigkeit, chronisch entzündlichen Darmerkrankungen, Allergien und Asthma. Die Wahrscheinlichkeit einer entzündlichen Darmerkrankung etwa steigt mit der Anzahl der Antibiotikabehandlungen. Noch bedenklicher ist laut Blaser der industrielle, großflächige Einsatz von wachstumsfördernden Antibiotika in der Nutztierhaltung. In den USA greift zudem fast die Hälfte aller Schwangeren routinemäßig zu Antibiotika, und da das Neugeborene die Darmmikroben der Mutter erhält, sind die Neugeborenen vermutlich in jeder Generation weniger gut mit freundlichen Mikroben ausgestattet – bis es irgendwann zur Katastrophe kommt.

Das beängstigende Szenario einer solchen Katastrophe beschreibt Sven Petterson vom Karolinska-Institut in Stockholm. Bekanntlich gibt es, so Petterson, eine Darmschranke, die die Billionen Keime in unserem Darm daran hindert, in unseren Körper zu gelangen. Die Schranke wird normalerweise von unseren freundlichen Bakterienbewohnern errichtet und aufrechterhalten. Wie Petterson nun in Versuchen mit Mäusen entdeckt hat, steuert die Darmflora auch die Blut-Hirn-Schranke, die unser Gehirn vor Angriffen zahlreicher Moleküle und Mikroorganismen schützt. So hatten die Nachkommen von keimfreien Mäusemüttern ihr Leben lang eine löchrigere Blut-Hirn-Schranke. Die Forschungsergebnisse sind zwar noch nicht ohne Weiteres auf den Menschen übertragbar, aber dennoch extrem beunruhigend. Wenn eine dezimierte Darmflora der Mutter zu einer defekten Blut-Hirn-Schranke beim Baby führen kann, könnten darunter auch die Entwicklung und der lebenslange Schutz des Gehirns leiden. Solche Forschungsergebnisse führen in Zukunft vielleicht zu einer größeren Skepsis gegenüber routinemäßigen Antibiotikagaben für Schwangere und nicht notwendigen Kaiserschnitten, weil wir inzwischen wissen, dass beides die Darmflora beeinträchtigt, die das Neugeborene von der Mutter erbt.

Mittlerweile belegen zahlreiche Forschungsarbeiten, dass eine gutartige Mikrobiota unserer Gesundheit förderlich ist. Ein Forscher ist sogar davon überzeugt, dass sich auch Mikroben in unserer städtischen oder ländlichen Umgebung positiv auf uns auswirken. Laut Ilkka Hanski von der Universität Helsinki sollten wir die Ergebnisse der Mikrobiologie und insbesondere die »Alte Freunde«-Theorie bei der Stadtplanung berücksichtigen, vor allem bei der Planung von Grünflächen. Wie Hanski dargelegt hat, konnte er bei einer heterogenen Gruppe aus 118 finnischen Jugendlichen, die in einem unterschiedlichen Wohnumfeld – Stadt, Dorf und Bauernhof – leben, einen signifikanten Zusammenhang zwischen Hautallergien, Vegetation und Flächennutzung nachweisen. Er untersuchte Hautabstriche der Jugendlichen auf Bakterien, machte einen Hautallergietest und bewertete die Flächennutzung und Vegetation in einem Drei-Kilometer-Umkreis vom Wohnort. Dabei konnte er einen eindeutigen Zusammenhang zwischen Atopie und einer Bakteriengruppe namens Gammaproteobakterien beobachten: Bei Personen mit atopischen Erkrankungen war die Vielfältigkeit der Bakteriengruppe signifikant geringer. Außerdem maß Hanski den Spiegel des entzündungshemmenden Zytokins Interleukin-10 im Blut der Probanden und stellte fest, dass ein Gammaproteobakterium, Acinetobacter, bei gesunden Personen deutlich mit einem hohen IL-10-Spiegel korrelierte, nicht aber bei Personen mit Allergien.

Die »schützenden« Gammaproteobakterien sind auf Pflanzen, Pollen und im Boden verbreitet, und darum entdeckte Hanski einen deutlichen Zusammenhang zwischen der Vielfalt der Hautbakterien, fehlender Atopie und einer Umgebung mit artenreicher Vegetation, besonders mit den selteneren Blütenpflanzen. Die Jugendlichen hätten die Bakterien demnach über den Kontakt mit Boden oder Vegetation oder mittels vom Wind übertragener Pollen aufgenommen. Heute wohnen weltweit immer mehr Menschen in Städten, wo große Grünflächen selten oder gar nicht vorhanden sind. Wenn wir aber auf bestimmte Bakterien angewiesen sind, weil sie die entzündungshemmenden Zytokine in unserem Blut fördern und so unsere Immuntoleranz erhöhen, und wenn diese Bakterien ihrerseits auf eine artenreiche Vegetation angewiesen sind, dann geht die Bedeutung von Grünflächen, so Hanski, weit über den Wohlfühlfaktor hinaus: Dann spielen sie eine wesentliche Rolle für alle allergischen Zustände und die Volksgesundheit im Allgemeinen, für die sie gegebenenfalls tiefgreifende Folgen haben können.

Auf ähnliche Weise konnte die Karelienstudie von Mikael Knip, wie wir gesehen haben, die Mikrobiota als wichtigen Faktor für Typ-1-Diabetes identifizieren. Die karelischen Kinder in Russland hatten nicht nur eine vielfältigere Darmflora, sondern auch mehr regulatorische T-Zellen im Blut. Knip hofft, durch weitere Forschungen die wichtigsten Mikrobenarten bestimmen zu können, die vor Autoimmunerkrankungen und Allergien schützen, und so eine medizinische Behandlung für gefährdete Kinder zu entwickeln. Und wie sich gezeigt hat, besteht auch bei anderen verwandten und sich zunehmend verbreitenden Stoffwechselerkrankungen wie Typ-2-Diabetes oder Fettleibigkeit ein Zusammenhang mit Immun-Dysregulation und einer mangelhaften Mikrobenvielfalt des Darms.

Die Literatur über die gesundheitliche Folgen von negativen Lebensereignissen, Einsamkeit und sozialer Isolation füllt ganze Regale. Doch obwohl viele der langfristig angelegten epidemiologischen Studien eine Korrelation zwischen Entzündung, Stress, sozialer Isolation und sozioökonomischem Status nachweisen, untersuchen nur ein oder zwei die Vielfalt der Darmmikroben. Graham Rook (University College London [UCL]) würde jedoch darauf wetten, dass die Studien sonst herausgefunden hätten, dass Probanden, die der Wechselhaftigkeit der westlichen Lebensverhältnisse schlechter gewachsen waren und chronisch starke Entzündungsanzeichen zeigten oder an geistigen oder körperlichen Krankheiten litten, eine weniger vielfältige Darmflora und folglich eine eingeschränkte Immunregulation hatten. Die »Alte Freunde«-Theorie, meint Rook, könne bei all diesen Studien zur Volksgesundheit die »fehlende Variable« sein.

Einige Beispiele mögen genügen, um zu zeigen, wie weitreichend die gesundheitlichen Implikationen sein können. Denn wir sprechen hier von einem Phänomen, das sich von der Wiege bis zur Bahre erstreckt. So hat Per Gustafsson beispielsweise untersucht, dass sich soziale Isolation und das subjektive Gefühl, in der Schule unbeliebt zu sein, noch nach Jahrzehnten negativ auf die Gesundheit auswirken und mit psychischen Problemen, Herz-Kreislauf-Leiden und Diabetes korrelieren. Gregory Miller und Steve Cole gingen noch einen Schritt weiter und untersuchten den spezifischen Zusammenhang zwischen Stress und Feindseligkeit in der Kindheit und chronischer leichter Entzündlichkeit. Anhand von Daten einer großen Erwachsenengruppe aus Vancouver konnten sie nachweisen, dass Depressionen und Entzündungen – die durch einen hohen C-reaktiven Protein- und Interleukin-6-Spiegel gemessen wurden – zusammen auftreten, sofern die Personen in der Kindheit Feindseligkeiten ausgesetzt waren. Weil der CRP-Spiegel auch nach Abklingen einer depressiven Episode hoch bleibt, sind solche Kinder, so sagen die Forscher, vermutlich langfristig anfällig für Gemütskrankheiten, Herz-Kreislauf-Erkrankungen, Diabetes und Autoimmunerkrankungen.

Bruce McEwen führte den Begriff der »allostatischen Belastung« ein, der den akkumulierten Verschleiß bezeichnet, den ein Organismus erleidet, wenn er versucht, die Anforderungen des Lebens zu meistern. Die Belastung, die mit dem sozioökonomischen Gefälle einhergeht, ruft eine chronische Entzündlichkeit hervor, die neuroendokrine Funktionsstörungen verursacht und zu Herzproblemen, Osteoporose, Stoffwechselstörungen wie Diabetes oder kognitivem Verfall führen kann. W. Thomas Boyce und Kathleen Ziol-Guesta werden noch deutlicher, wenn es um den Zusammenhang zwischen Kinderarmut und Krankheiten im Erwachsenenalter geht. Obwohl andere Faktoren wie Ernährung und Speiseplan eine Rolle spielen, so die Forscher, bilden chronisch entzündliche Prozesse, die durch negative Lebensereignisse in der Kindheit in Gang gesetzt werden, häufig ein zusätzliches Einfallstor für verschiedene chronische Krankheiten. Eine chronische Entzündung wird durch Ereignisse im Gehirn kontrolliert: durch ein Zusammenspiel zwischen Hypothalamus, Hypophyse und Nebennieren sowie dem zellulären Immunsystem, das T-Lymphozyten anregt, sich in Th1- und Th2-Zellen zu differenzieren. Und das, so die Forscher, kann zu großflächigen Gewebeschäden führen, wenn der entzündliche Zustand andauert. Ein niedriger sozialer Status in der Kindheit geht, wie die Forscher erklären, mit einem höheren Spiegel an C-reaktivem Protein, Zytokin IL-6 und dem zweiten entzündungsfördernden Zytokin, TNF-α, einher, und solche Kinder haben daher ein erhöhtes Risiko, entzündliche Erkrankungen wie Arteriosklerose, Autoimmunerkrankungen und Krebs zu entwickeln. Und genau hier kommt wiederum die Forschung von Tom McDade ins Spiel, der solche frühen Belastungen untersucht hat, insbesondere den Verlust der Mutter bei philippinischen Kindern. Die frühe Auseinandersetzung mit Mikroben ist, wie McDade gezeigt hat, der entscheidende Faktor, der bei Herabsetzungen in der Kindheit davor schützt, im späteren Leben an Stoffwechsel- und psychischen Erkrankungen zu leiden.

Wir brauchen nicht die »Alte Freunde«-Theorie, um zu wissen, dass wir unsere ältere Bevölkerung in den Seniorenheimen besser betreuen sollten. Doch eine neue Studie von Martin Claesson und seinem Team an der Universität Cork zeigt sehr plastisch, wie vergiftend die Umgebung eines Heims für alte Leute sein kann. Claesson nahm für seine Studie 178 ältere Menschen in Südirland mit einem Durchschnittsalter von 78 Jahren und teilte sie in drei Gruppen ein: Die erste Gruppe wohnte im heimischen Umfeld, die zweite erholte sich vorübergehend im Krankenhaus, und die dritte wohnte dauerhaft im Seniorenheim. Claesson nahm mikrobische Stuhlproben, erhob Ernährungsdaten und bewertete den Immunzustand. Wie er herausfand, war die Darmflora der Probanden im Seniorenheim sehr viel weniger vielfältig als die derer, die im heimischen Umfeld lebten. Und dies korrelierte wiederum mit einer hohen, andauernden Entzündlichkeit und stärkeren Gebrechlichkeit. Wenn wir älter werden, arbeiten unsere Zähne nicht mehr so gut, wir produzieren weniger Speichel, unsere Verdauung leidet, und wir neigen zur Verstopfung. All das schädigt unsere Darmflora. Die Kombination aus einseitiger und fader Ernährung – und vermutlich sozialer Isolation – in unseren Seniorenheimen verschlimmert die Situation noch, die Folgen sind fehlende Mikrobenvielfalt, chronische Entzündungen, rasches Altern und eine schlechtere Gesundheit. In Anbetracht einer zunehmend älteren Bevölkerung in den westlichen Ländern, sagt Claesson, wird es höchste Zeit, dass wir Ernährungspläne aufstellen, die dem erhöhten Erkrankungsrisiko und dem vorzeitigen Tod vorbeugen.

Forscher auf der ganzen Welt arbeiten heute daran, dass die Mikroben der »Alten Freunde«-Theorie Eingang in die Schulmedizin finden. Dass eine Wissenschaft noch in den Kinderschuhen steckt, merkt man daran, dass es viele Pioniere gibt, die allein herumexperimentieren, die ihre Methoden an sich selbst und nicht an Patienten ausprobieren, oder solche, die aus lauter Verzweiflung neue Behandlungsmethoden testen. Leute wie David Pritchard von der Universität Nottingham, dem bei seinen Feldforschungen in Indonesien auffiel, dass Menschen, die mit Hakenwürmern infiziert waren, offenbar keine Allergien bekamen. Er infizierte sich bewusst, mit einem Kratzer in der Haut, mit Hakenwurmlarven, um schließlich befriedigt festzustellen, dass die negativen Auswirkungen der Infektion, verglichen mit den erhofften Vorteilen für die Immunregulation, akzeptabel waren. Heute verbindet sich sein Name mit einer großen medizinischen Studie der Universität Nottingham, die der Frage nachgeht, ob Hakenwürmer den Krankheitsverlauf bei multipler Sklerose mildern können.

Und im Jahr 2004 reiste ein junger Mann, dessen Name unbekannt ist, nach Thailand, um sich absichtlich mit menschlichen Peitschenwurmeiern aus dem Kot eines infizierten Mädchens zu infizieren. Er wollte herausfinden, ob er so seine Colitis ulcerosa heilen konnte, die auf keine

Cyclosporin-Behandlung ansprach und ihn schon bald dazu verdammen würde, sich den gesamten Darm entfernen und durch einen Kolostomiebeutel ersetzen zu lassen. Er hatte zunächst Joel Weinstock gebeten, ihn mit Trichuris suis zu behandeln, aber Weinstock hatte eine Behandlung aus ethischen Gründen abgelehnt. Und nach drei Behandlungsmonaten arbeitete nun ein Darm, der zuvor täglich mehrmals blutigen Stuhl produziert hatte, vollkommen normal. Wie sich herausstellte, führten die Würmer zu großen Mengen Interleukin-22, das einen wichtigen Betrag zur Heilung der Darmschleimhaut leistet. Der junge Mann ist jetzt einer von mehreren Probanden, die P'ng Loke von der New York University dabei helfen, die Wirkung von Helminthen auf chronisch entzündliche Darmerkrankungen zu erforschen.

Der Weg von der genialen biologischen Erkenntnis zum entwickelten und klinisch getesteten Medikament kann mitunter steinig sein. Bevor ein neues Arzneimittel auf den Markt gebracht werden kann, muss es in großen randomisierten Doppelblindstudien getestet werden, die Placeboeffekte ausschließen und die Wirksamkeit des Mittels eindeutig belegen. Daran gemessen, haben die zahlreichen neueren medizinischen Studien zu Schweinepeitschenwürmern bislang enttäuscht. Eine große Studie zur Behandlung von Morbus-Crohn-Patienten mit Peitschenwürmern wurde kürzlich abgebrochen, weil sich keine Wirksamkeit nachwiesen ließ, und auch die Phase-II-Studie von John Fleming zur Behandlung von Multiple-Sklerose-Patienten mit Peitschenwurmeiern schlug fehl. Möglicherweise war die für die Studien ausgewählte Peitschenwurmart für Menschen nicht wirklich geeignet. Trichuris suis ist ein Schweine- und kein Menschenparasit. Er vermehrt sich im menschlichen Darm unter Umständen nicht einmal, sodass die »Infektion« nach wenigen Wochen mit dem Stuhl ausgespült wird. Darum muss der Sohn von Stewart Johnson die Eier laufend einnehmen, damit die Behandlung wirken kann. Und da der Mensch nicht der natürliche Wirt von Trichuris suis ist, reguliert der Wurm das menschliche Immunsystem möglicherweise nicht so wirksam wie eine spezifisch menschliche Helminthenart.

Vielleicht, sagt Graham Rook, der Pionier der »Alte Freunde«-Theorie, verwenden wir die falschen Würmer für die falschen Leute. Dass Jorge Correale bei seinen Multiple-Sklerose-Patienten eine Besserung feststellt, wenn er sie mit Bandwürmern behandelt, könnte daran liegen, dass der Bandwurm in manchen Teilen Südamerikas endemisch verbreitet ist und die Patienten in der Kindheit, als sich ihr Immunsystem entwickelte, eine symptomfreie Bandwurminfektion durchgemacht haben. Ihr Immunsystem wäre dann durch den frühen Angriff entsprechend justiert, da die Helminthen Schlüsselgene des Immunsystems durch Entwicklungs- und epigenetische Effekte regulieren. Die Morbus-Crohn- und Multiple-Sklerose-Patienten in Mittelamerika dagegen waren in der Kindheit vermutlich keiner Wurminfektion ausgesetzt.

Eric Hollander konnte im Rahmen einer kleinen Studie zur Behandlung von erwachsenen Autismuspatienten mit Trichuris suis mittlerweile gewisse Erfolge erzielen. Die Patienten zeigten bei verschiedenen psychologischen Tests, mit denen Autismussymptome gemessen werden, bessere Werte – die nahe am statistisch signifikanten Bereich lagen. Wie Hollander erläutert, sank die Wahrscheinlichkeit von Wutausbrüchen und »Ausrastern«, die Patienten waren weniger impulsiv und hielten Veränderungen besser aus. Zurzeit führt Hollander eine größere Trichuris-Studie mit Kindern und Jugendlichen durch, die an Autismus leiden.

Aber unabhängig davon, zu welchen Ergebnissen Hollanders Studie kommen wird, steht fest, dass es einen Zusammenhang zwischen Autismus, schlecht reguliertem Immunsystem und Magen-Darm-Beschwerden gibt. Und das hat Rosa Krajmlanik-Brown von der Arizona State University bewogen, die Darmflora autistischer Kinder näher zu untersuchen. Wie sie herausfand, ist die Darmflora autistischer Kinder im Allgemeinen weniger vielfältig als die normaler Kinder, und es mangelt ihr an wichtigen »freundlichen« Bakterienarten. Derzeit führt Krajmlanik-Brown eine Studie durch, bei der Fäkaltransplantate normaler Personen in den Darm eingesetzt werden, um diesen mit einer vielfältigen, schützenden Mikrobiota zu besiedeln. Fäkaltransplantate können den Darm möglicherweise schneller und effektiver besiedeln als probiotische Bakterien, die oral eingenommen werden und deren Wirkung daher begrenzt ist. Wenn man probiotische Pillen schluckt oder probiotischen Joghurt trinkt, erreichen lediglich einige Hundert Millionen Mikroorganismen die tiefer gelegene Darmpopulation aus Billionen von Keimen. Noch dazu enthalten probiotische Produkte zahlreiche Lakto- und Bifidobakterien, die für den Aufbau des kindlichen Immunsystems zwar unerlässlich sind, im Darm Erwachsener aber nur eine untergeordnete Rolle spielen. Wir brauchen also neue probiotische Produkte.

Alle »Alte Freunde«-Forscher hoffen, dass ihre Bemühungen in naher Zukunft zu einem »neuen Arzneimittel« führen werden. Die Helminthenforscher wissen nur zu gut, dass sie die Leute nicht ewig mit Peitschenwurmeiern füttern oder Hakenwurmlarven unter die Haut einführen können. Sarkis Mazmanian hat einen gangbaren Weg aufgezeigt. Wie er bei seiner Arbeit mit dem Bakterium Bacteroides fragilis feststellte, brauchte er gar nicht das vollständige Bakterium. Zur Regulierung des Immunsystems reichten schon die Polysaccharid-A-Moleküle. Und auch Joel Weinstock erforscht derzeit die Mechanismen, mit denen die Helminthen unser Immunsystem umgehen. Er hofft, dass er die entsprechenden Moleküle isolieren und damit die Grundlagen für eine neue evolutionsbasierte medikamentöse Therapie zur Behandlung dieser Krankheiten legen kann.

Stewart Johnson würde dieser Ansatz sehr gefallen. Seine heldenhaften und letztendlich erfolgreichen Recherchen bewahrten seinen Sohn Lawrence vor einem lebenslangen Aufenthalt im Dämmerlicht institutioneller Einrichtungen. Wie Stewart Johnson sagt: »Ich habe das keineswegs vorausgesehen. Ich habe gar nicht erwartet, dass es funktioniert. Es war der Wissenschaftler in mir, der das wollte. Ausprobieren, solange es geht. So lange ich lebe, werde ich Dinge ausprobieren. Auch wenn es nie funktionieren sollte: Ich probiere weiter.« Johnson hat vielleicht mehr als jeder andere dafür getan, dass die »Alte Freunde«-Theorie in der breiten Öffentlichkeit bekannt wurde. Er hofft, dass es eines

Tages gelingt, aus dem »Sekretom« der Helminthen ein einfaches Mittel zum Einnehmen zu entwickeln. Und er spinnt den Gedanken weiter: »Wenn wir die Immunreaktion mit einem völlig risikofreien Mittel herunterregulieren könnten, würden wir wahrscheinlich in einer Welt leben, in der es keinen Autismus mehr gibt – und auch keine anderen Autoimmunerkrankungen. Vielleicht bin ich zu nah dran, aber ich habe das Gefühl, welchen Stein ich auch umdrehe, das Modell passt immer, und wann immer etwas Neues entdeckt wird, das Modell passt.«

Es ist leicht, sich vom Überschwang der »Alte Freunde«-Forscher mitreißen zu lassen, sich für Stewart Johnson und seinen Optimismus zu begeistern und die »abwesenden Freunde« hochleben zu lassen, seien es nun Wurmparasiten, freundliche Bakterien oder jede Menge Mikroorganismen in unserer natürlichen Umgebung. Wir erheben unsere Gläser mit dem probiotischen Joghurt oder den Peitschenwurmeiern, ex und hopp, und schon füllen wir unsere »alten Freunde« wieder auf. Doch noch ist wohl Vorsicht angebracht, und wir sollten die Feierlichkeiten noch ein wenig auf Eis legen. Die Theorie ist vielversprechend, aber wir haben noch einen weiten Weg zu gehen, bis aus der »Alte Freunde«-Theorie ein wirklich zuverlässiges, wirksames und klinisch getestetes evolutionäres Arzneimittel der Zukunft werden kann.

Eine tolle Romanze

Wie die Evolutionstheorie Unfruchtbarkeit und Schwangerschaftserkrankungen erklärt

»Eine tolle Romanze, ohne jeden Kuss.
Eine tolle Romanze ist das, mein Freund.
Wir sollten wie zwei heiße Tomaten sein.
Doch du bist so kalt wie der Kartoffelbrei von gestern.
Eine tolle Romanze, wenn du dich nicht mal an mich kuschelst …«

Ginger Rogers

Machen wir uns nichts vor: Kaum etwas im menschlichen Leben betrachten wir wohl so durch die rosarote Brille wie ein glückliches Paar, das sich häuslich niederlässt und eine Familie gründet: der leise Freudenseufzer, wenn der Schwangerschaftstest ein »Ja« anzeigt, die gute Nachricht, die wir dem geliebten Partner ins Ohr flüstern und die sich wie ein Lauffeuer in der Familie verbreitet, der runde Bauch, die sichere Geburt, das Kinderzimmer in Rosa oder Hellblau und das Baby an der mütterlichen Brust. Die Romanze der menschlichen Fortpflanzung.

Doch erzählen Sie das mal den Tausenden von Frauen, deren Traumschwangerschaft sich jedes Jahr in einen Albtraum aus Bluthochdruck, chronischer Gastritis, geschädigten Nieren und gestresstem Baby verwandelt, da sie an der bisher wenig erforschten Schwangerschaftserkrankung namens Gestose leiden. Bei einer schweren Gestose kann die Mutter nur gerettet werden, wenn das Baby vorzeitig zur Welt kommt, und viele haben ihr Baby schon verloren, weil sie zu früh gebären mussten.

Unsere rosarote Reproduktionsromantik kümmert sich auch nicht um Priya Taylor, die eine Familie gründen wollte und durch acht aufeinanderfolgende Fehlgeburten traumatisiert wurde: sechs spontane Fehlgeburten nach einer künstlichen Befruchtung und ein früh verlorener Zwilling, bis dann der andere nach einer Schwangerschaft, die einer kaum vorstellbaren Achterbahnfahrt glich, gesund zur Welt kam: die kleine Maia. Priya Taylor bewies angesichts derart schrecklicher Erfahrungen unbeschreiblichen Mut und eine kaum vorstellbare Stärke.

Wenn man unseren dicht besiedelten Planeten mit seinen sieben Milliarden Menschen betrachtet, mag es verzeihlich sein, dass wir von der menschlichen Fortpflanzungsfähigkeit ein so blumiges Bild haben. In Wahrheit ist die Fruchtbarkeit des Menschen erstaunlich niedrig. Nick Macklon, Professor für Geburtshilfe und Gynäkologie an der Universität Southampton, drückt es so aus: »Wenn man die menschliche Fortpflanzung unter dem Gesichtspunkt der Leistungsfähigkeit betrachtet, wird deutlich, dass wir dieses Bevölkerungswachstum eher trotz als wegen unserer Reproduktionsfähigkeit erreicht haben.« Das trat sonnenklar zutage, wie er sagt, als man 1970 die Geburtenzahlen in England mit den Geburtenzahlen verglich, die angesichts der geschätzten Zahl der fruchtbaren Menstruationszyklen und der geschätzten Koituszahlen für das Jahr hätte erwartet werden können. Die Geburten lagen bei traurigen 22 Prozent – während es bei Kühen 70 Prozent, bei Kaninchen 60 Prozent und bei Hunden und vielen Affenarten über 50 Prozent sind. Man übertrug diese Zahlen anschließend auf die normale menschliche sexuelle Aktivität und folgerte daraus, dass ein durchschnittliches Paar, wobei es natürlich erhebliche individuelle Unterschiede gibt, hundertmal sexuell verkehren muss, damit die Frau erfolgreich schwanger wird, oder anders gesagt, dass dazu über sieben bis acht Monate eine regelmäßige sexuelle Aktivität ohne Verhütungsmittel erforderlich ist. Hierzu trägt auch bei, dass Fehlgeburten beim Menschen – die häufigste Schwangerschaftskomplikation – sehr häufig sind. Über 30 Prozent der Embryonen werden noch vor der Einnistung verloren und weitere 30 Prozent in den ersten sechs Schwangerschaftswochen, meistens noch vor der nächsten voraussichtlichen Menstruation. Die Schwangerschaften sind also oft so kurz, dass die Frau gar nicht bemerkt, dass sie eigentlich schwanger ist. Sie merkt höchstens, dass ihre Periode etwas heftiger ausfällt. Hinzu kommen noch über 10 Prozent aller Schwangerschaften, die, zumeist in den ersten drei Schwangerschaftsmonaten, zu einer klinischen Fehlgeburt führen, zudem erleiden 1 bis 2 Prozent aller Paare mehrfache Fehlgeburten, in den USA laut Definition eine Fehlgeburt bei zwei und mehr aufeinanderfolgenden Schwangerschaften.

Doch auch nach den ersten drei Monaten kann sich eine Schwangerschaft noch als gefährliche Angelegenheit herausstellen. Zwischen 4 und 20 Prozent aller Frauen weltweit sind von Schwangerschaftsdiabetes betroffen, und 10 Prozent leiden, besonders im letzten Schwangerschaftsdrittel, an Bluthochdruck. Dadurch kann die empfindliche glomeruläre Nierenstruktur beschädigt werden und Eiweiß ins Blut gelangen. In schweren Fällen entwickelt die werdende Mutter ein sogenanntes HELLP-Syndrom, das die Leber schädigt, und bei einer Gestose mit eklamptischen Anfällen kann auch das Gehirn betroffen sein. Ohne die moderne Medizin oder in Regionen unserer Welt, wo die ärztliche Versorgung bis heute mangelhaft ist, kann das den Tod von Mutter und Kind bedeuten. Der Notkaiserschnitt, heute ein Routineeingriff, um das Baby auf die Welt zu holen und die Gestose der Mutter zu beenden, entstand zur Zeit des Römischen Reichs als ein letzter verzweifelter Versuch, ein Baby zu retten, dessen Mutter an eklamptischen Krämpfen zu sterben drohte. Und bis heute ist eine schwere Gestose die Hauptursache der Müttersterblichkeit – mit bis zu 20 Prozent aller Todesfälle.

Bei ihrer ersten Schwangerschaft 1998 litt Athena Byford an schwerer Gestose. Sie war in der 26. Schwangerschaftswoche und wachte eines Nachts mit entsetzlichen Magenschmerzen auf. Am nächsten Tag war ihr übel, und der Kopf schmerzte fürchterlich. Alles Symptome einer Gestose. Aber es war Weihnachten, und ihr Frauenarzt hatte geschlossen. Sie musste so lange durchhalten, bis sie im Januar einen Termin bekam. Die Arzthelferin nahm ihr Blut ab, maß den Blutdruck, überprüfte den Wert und entschwand dann, um kurz darauf mit dem Arzt zurückzukommen, der noch einmal den Blutdruck nahm. Er ließ sich nichts anmerken, um Athena Byford nicht zu ängstigen, und sagte: »Ich schreibe einen kurzen Bericht, und Sie gehen jetzt nach Hause, packen Ihre Tasche und begeben sich ins nächste Krankenhaus. Aber seien Sie unbesorgt.« Im Krankenhaus las man den Bericht, schaute die Patientin an und sagte: »Das kann nicht sein.« Man bat sie, Platz zu nehmen, maß den Blutdruck noch einmal – und dann, so Athena Byford, »brach die Hölle los. Schwestern, Hebammen und Ärzte drängelten sich um mich, man schob mich durch die Gänge in die Intensivstation und gab strikte Anweisung, mich unter keinen Umständen auch nur einen Moment allein zu lassen. Da machte ich mir dann doch Sorgen.« Innerhalb weniger Minuten war sie an jede Menge Apparate angeschlossen und bekam einen Katheter gelegt. Ein Patientenbeauftragter kam und sagte: »Ihr Blutdruck geht durch die Decke. Es besteht die Gefahr, dass Sie anfangen zu krampfen. Wir möchten nicht, dass Sie einen eklamptischen Anfall erleiden, darum geben wir Ihnen ein entkrampfendes Mittel – Magnesiumsulfat – und Morphium.«

Athena war mal bei Bewusstsein und mal nicht, mitten in der Nacht wachte sie dann auf und sah, wie sich die Ärzte besorgt um die Monitore scharten. Dann teilten sie ihr mit, dass das Leben ihres Babys bedroht sei und man sie sofort in den Kreißsaal bringen müsse. Ihr kleines Mädchen kam in der 28. Schwangerschaftswoche zur Welt und wog gerade mal 1000 Gramm.

»Sie war schrecklich klein. Ich sah sie kurz nach der Geburt, weil ich beim Kaiserschnitt bei Bewusstsein war. Dann haben sie sie sofort auf die Frühgeborenenstation gebracht.«

Athenas Blutdruck war immer noch gefährlich hoch, und sie durfte ihr Baby nicht besuchen. Die Krankenschwestern und ihre Familie machten Fotos und drehten Videos, denn trotz des ganzen Trubels war es immerhin ein Geburtstag. Am nächsten Tag kamen dann schlechte Nachrichten. Das Baby hatte sich eine Infektion eingefangen, es ging ihm schlecht. Es wurde mit so viel Sauerstoff beatmet, wie die kleine Lunge vertrug, aber irgendwann rieten die Ärzte dazu, die Geräte abzuschalten.

»Das haben sie dann gemacht. An diesem Abend brachten sie mir mein Baby in einem Körbchen und ließen mich mit ihm allein, bis es seinen letzten Atemzug tat. Ich durfte mein totes Baby baden und seine Windeln wechseln. Außerdem machten sie jede Menge Fotos, weil die mir später helfen würden, wie sie meinten. Aber sie halfen mir überhaupt nicht. Ich habe sie Verwandten gegeben, weil ich es nicht ertrug, sie anzuschauen.«

Den Evolutionsbiologen sagt der romantische Blick auf Schwangerschaft und Geburt genauso wenig wie den Frauen, die an Schwangerschaftskomplikationen leiden. Evolutionsbiologen schieben alles emotionale Gepäck beiseite – die Liebesbeziehung zwischen der Frau und ihrem Partner oder die Schwangere, die ein Kind in ihrem Inneren nährt – und betrachten mit strengem, rationalem Blick die genetischen Interessen, die bei der Fortpflanzung wirksam werden. So können sie erklären, warum die menschliche Fruchtbarkeit so gering ist oder warum so viele befruchtete Eier und Embryonen verschwendet werden oder warum die Schwangerschaft bei vielen Frauen mit einer lebensbedrohlichen Erkrankung und vielleicht sogar tödlichem Stress für das Kind einhergeht. Zu den führenden Forschern auf diesem Gebiet gehört David Haig von der Harvard University. Er hat die Schwangerschaftskomplikationen unter einem theoretischen Modell zusammengefasst: dem Eltern-Kind-Konflikt.

Von außen betrachtet, scheint die Zeugung von Nachkommen eine partnerschaftliche Angelegenheit, doch in Wahrheit sind die genetischen Interessen von Mutter, Vater und Fötus nicht dieselben. Der Fötus will natürlich zur Hälfte die mütterlichen und zur Hälfte die väterlichen Gene erben. Die Mutter ist, im Tierreich und besonders beim Menschen, mit erheblich höheren »Kosten« an der Entwicklung und

Geburt des Babys, an seiner Ernährung und Pflege nach der Geburt beteiligt als der Vater. Der Beitrag des Vaters ist – in Form von Spermien – buchstäblich mikroskopisch klein. Es liegt daher im genetischen Interesse der Mutter, ihre Investitionen in ein Kind derart zu begrenzen, dass sie weitere Investitionen in eine beliebige Anzahl hypothetischer Kinder tätigen kann, die sie in ihrem reproduktiven Leben noch bekommen wird. Setze nie alle Eier auf eine Karte. Und im Interesse der väterlichen Gene, in Form des Fötus, ist es daher, mehr von der Mutter zu verlangen, als sie zu geben bereit ist. So hart der Verlust eines Kindes für eine Mutter auch sein mag, sie kann ihn durch nachfolgende Schwangerschaften ausgleichen, für den Fötus dagegen geht es um die Existenz, um Weiterwachsen oder Sterben. Das ist das Szenario, das den Konflikt bestimmt.

Die Evolutionstheoretiker gehen davon aus, dass die väterlichen Gene in Form von Spermienzellen und deren genetischem Beitrag zum Embryo Mechanismen fördern, die die Aufnahmebereitschaft der Gebärmutter erhöhen und die Einnistung aller Embryonen zulassen, ob lebensfähig oder nicht. Sie nehmen ferner an, dass die mütterlichen Gene Mechanismen begünstigen, die zwischen »guten« und »schlechten« Embryonen unterscheiden und somit das Risiko senken, mütterliche Investitionen an Nachkommen zu verschwenden, die genetische Fehler aufweisen oder sonst wie nicht kompatibel sind. Ist die Schwangerschaft dann zustande gekommen, so die Evolutionstheoretiker, versuchen die väterlichen Gene in Fötus und Plazenta, so auf die Mutter einzuwirken, dass sie mehr Nährstoffreserven erhalten, als es dem langfristigen Interesse der Mutter entspricht, während die mütterlichen Gene versuchen, sich dem zu widersetzen. David Haig vergleicht den Konflikt mit einem Tauziehen: An beiden Enden des Taus zieht ein muskelbepackter, schwitzender Mensch. Wenn beide Seiten in etwa gleich stark sind, bewegt sich das Fähnchen in der Taumitte kaum, unabhängig davon, wie sehr sich beide anstrengen. Das passiert bei einer normalen Schwangerschaft: Unter der Oberfläche findet ein symmetrisches Tauziehen entgegengesetzter Interessen statt, ohne das keine

Schwangerschaft erfolgreich wäre. Wenn eine Seite aufhörte zu ziehen, bräche das ganze System zusammen.

Der große englische Pionier und Immunologe Peter Medawar, der in den Nachkriegsjahren und bis in die sechziger Jahre hinein tätig war, konnte durch seine Grundlagenforschung wesentlich zur Erklärung beitragen, warum das Immunsystem Hauttransplantate und verpflanzte Organe annimmt oder abstößt. Er beschäftigte sich auch mit der Schwangerschaft und fragte sich, wieso das Immunsystem Antigene, also fremden Proteine, in transplantiertem Gewebe regelmäßig erkennt und angreift, das mütterliche Immunsystem aber Embryonen und Föten akzeptiert, toleriert und aufnimmt, obwohl sie fremde väterliche Antigene enthalten. Warum stößt die Mutter den »halb allogenen« Fötus nicht automatisch ab? Medawar nahm schließlich an, dass das mütterliche Immunsystem die väterlichen Antigene aus bestimmten Gründen nicht bemerkt. Er hielt dabei verschiedene Ursachen für denkbar: Möglicherweise war der Fötus physisch vom Immunsystem der Mutter getrennt, oder er war immunologisch unreif, oder die Mutter konnte auf die Antigene des Fötus nicht reagieren.

Die Beobachtungen von Medawar haben in den vergangenen fünfzig Jahren zu zahlreichen Forschungsarbeiten über fetale Toleranz geführt, und heute nähert sich die Reproduktionsmedizin einer umfassenden Erklärung des Phänomens. Die Annahmen Medawars hat sie dabei alle über Bord geworfen. Es ist inzwischen klar, dass es keine unüberwindliche Barriere zwischen Mutter und Fötus gibt. Die Grenze ist durchlässig. Während der Schwangerschaft – und darüber hinaus – finden sich im mütterlichen Blutkreislauf väterliche Antigene aus Zellabfällen von Fötus und Plazenta. Und das mütterliche Immunsystem kennt die väterlichen Antigene sogar schon, bevor ein Embryo überhaupt versucht, sich in der Gebärmutter einzunisten.

Wie man bereits seit Längerem weiß, neigen Frauen, die mit ihrem Sexualpartner zum Zeitpunkt der Schwangerschaft erst kurze Zeit verkehrten, eher zur Gestose als Frauen, die nach einer mehr als sechs Monate dauernden Beziehung schwanger werden. Das Gestoserisiko ist zudem bei weiteren Schwangerschaften von demselben Vater geringer, steigt jedoch, wenn die Frau zwischen zwei Schwangerschaften den Partner wechselt oder der Zeitraum zwischen zwei Schwangerschaften sehr lang ist. Bei der ersten Schwangerschaft besteht außerdem ein höheres Gestoserisiko, wenn das Paar zuvor Kondome benutzt hat oder relativ selten sexuell verkehrt. Bei Schwangerschaften nach einer künstlichen Befruchtung ist das Gestoserisiko wiederum höher, wenn Samen eines Spenders verwendet werden, und niedriger, wenn das Paar um den Zeitpunkt der künstlichen Befruchtung häufig ungeschützten Sex hat. Auch Frauen, die beim Oralsex den Samen des Partners schlucken, haben ein geringeres Gestoserisiko. All das deutet darauf hin, dass Bestandteile des Samens und/oder Spermas mit dem Immunsystem der Frau kommunizieren und das Immunsystem durch wiederholte Auseinandersetzung mit dem Ejakulat des Partners lernt, männliche Antigene zu erkennen und zu tolerieren. Ob die Einführung des Samens in den Fortpflanzungstrakt der Frau, die Befruchtung des Eis, die Einnistung des entstehenden Embryos oder die Entwicklung des Fötus: Die väterlichen Gene wollen sich durch ihre Strategie möglichst fortpflanzen, die mütterlichen Gene wollen durch ihre Strategie aber zwischen Partnern und Embryonen wählen und »entscheiden«, welchen Embryo sie akzeptieren und wie viel sie in seine Entwicklung investieren.

Der männliche Samen ist komplex und mehr als eine bloße Mixtur aus Spermien und nährstoffreicher Samenflüssigkeit: Er ist ein einzigartiger Cocktail aus aktiven biochemischen Stoffen. Der Psychologe Gordon Gallup von der State University of New York in Albany hat gemeinsam mit Rebecca Burch und Lori Petricone auf dem neuen wissenschaftlichen Gebiet der Samenchemie geforscht, um herauszufinden, welche aktiven Samenbestandteile die weibliche Reproduktionsbiologie beeinflussen und wie der weibliche Körper darauf reagiert.

Die Vagina ist, so Gallup, ideal, um chemische Stoffe in den weiblichen Blutkreislauf einzubringen. Sie ist nicht nur gut durchblutet, das Blut fließt auch von der Vagina über die Beckenvene direkt zum Herzen und umgeht die Leber, die die eingeführten Produkte normalerweise abbauen würde. Ein oder zwei Stunden nach der Insemination sind daher im Blutkreislauf der Frau erhöhte Werte der chemischen Samenstoffe nachweisbar. Viele der Stoffe fördern die Befruchtung und Einnistung des Embryos. Bei künstlichen Inseminationsverfahren, die mit »gewaschenem« Samen arbeiten, ist die Wahrscheinlichkeit einer Befruchtung und embryonalen Wachstums daher geringer. Gallup berichtet auch von einer Studie: Die Forscher empfahlen einer Gruppe von Patientinnen, die sich einem intratubaren Gametentransfer unterzogen, vor und nach dem Eingriff sexuell abstinent zu bleiben, und einer anderen, um diesen Zeitpunkt herum sexuell aktiv zu sein. Von den achtzehn sexuell aktiven Frauen wurden fünfzehn schwanger, von den achtzehn abstinenten Frauen hingegen nur fünf.

Der männliche Samen enthält zudem überraschend viele Hormone, die wir normalerweise mit Frauen in Verbindung bringen: Östrogene, follikelstimulierende Hormone (FSH), die die Rekrutierung, Entwicklung und Reifung der Follikel im Eierstock anregen, oder luteinesierende Hormone (LH), die durch ihren Anstieg den Eisprung auslösen. Der Samen enthält außerdem Botenstoffe, Zytokine wie Interleukin 1, 2, 4, 6 und 8, Tumornekrosefaktor-α, Interferon-γ oder den granulozytenkoloniestimulierenden Faktor (GM-CSF). Sie alle besitzen immununterdrückende Eigenschaften und werden mit einer aufnahmebereiten Gebärmutter in Zusammenhang gebracht. Wie Gallup berichtet, sind die Hormonmengen im Samen häufig höher als bei nicht schwangeren Frauen und manchmal sogar höher als in der Schwangerschaft. Die wichtigste Rolle unter diesen Hormonen spielt jedoch das humane Choriongonadotropin – das bei medizinischen Tests als Schwangerschaftsindikator gilt. Es hält nach dem Eisprung den Gelbkörper im Eierstock aufrecht und sorgt so für den hohen Gestagenspiegel, der für eine Aufrechterhaltung der Schwangerschaft unabdingbar ist.

Der männliche Samen enthält zudem dreizehn Prostaglandintypen sowie Lipidbotenstoffe, die die Aktivität der natürlichen Killerlymphozyten, wichtige Mitglieder in der Angriffsschwadron des Immunsystems, eindämmen. Die Zytokine und Prostaglandine im männlichen Samen, so Gallup, docken an die Rezeptoren der Zielzellen in Gebärmutter und Gebärmutterhals an, wo sie die Genexpression beeinflussen und so das weibliche Reproduktionsgewebe verändern. Ziel dabei ist es Gallup zufolge, die Überlebenschance der Spermien und damit die Befruchtungschancen zu verbessern, die weibliche Immunreaktion zu verändern, damit sie Samen und befruchtetes Ei toleriert, und die Gebärmutterschleimhaut zu beeinflussen, damit sie die embryonale Entwicklung und Einnistung unterstützt.

Sarah Robertson und ihr Team von der Universität Adelaide haben genauer erforscht, wie die Samenbestandteile mit dem mütterlichen Immunsystem interagieren. Da die Reproduktionsbiologie ihre Ergebnisse größtenteils an Mäusen erprobt, wollten die Forscher wissen, inwiefern die Tatsache, dass die Samenflüssigkeit bei Mäusen eine leicht entzündliche Reaktion im Genitaltrakt und dadurch eine Empfängnis und Schwangerschaft begünstigende Immunreaktion hervorruft, auf den Menschen übertragbar ist. Da es sich durch die ärztliche Ethik selbstverständlich verbietet, intensive Studien an der Gebärmutter durchzuführen, forschte Robertson am Gebärmutterhals, wobei sie davon ausging, dass sich die Immunreaktionen im Gebärmutterhals in der Gebärmutter spiegeln.

Robertson wählte für ihre Studie Teilnehmerinnen aus, die nachweislich fruchtbar waren, und unterteilte sie in drei Gruppen. Sie bat alle Probandinnen, zwei Tage vor der Biopsie sexuell enthaltsam zu sein und die fünf vorhergehenden Tage ein Kondom zu verwenden. Sie wollte sichergehen, dass sich keine Spermien im Fortpflanzungstrakt befanden. Zum Zeitpunkt des Eisprungs führte sie dann eine kleine Feinnadelbiopsie am Gebärmutterhals durch und wiederholte dasselbe zwei Tage darauf. In der Zwischenzeit durfte die eine Gruppe ungeschützten Sex haben, während die zweite ein Kondom benutzen und die dritte sexuell vollkommen enthaltsam bleiben musste. Robertson konnte im Gebärmutterhalsgewebe der Gruppe, die ungeschützten Sex hatte und in der der Gebärmutterhals also mit Samen in Kontakt gekommen war, Immunreaktionen feststellen. In der Gruppe, die mit Samen in Kontakt gekommen war, beobachtete sie klassische Entzündungsreaktionen unter Beteiligung verschiedener Immunzellen, veränderte Genaktivitäten im Zusammenhang mit Entzündungsbahnen sowie Veränderungen bei der aktiven Zahl verschiedener entzündungsfördernder Zytokine. In der sexuell abstinenten Gruppe und in der Gruppe, die ein Kondom benutzte, konnte sie all das dagegen nicht beobachten. In das Gebärmutterepithel strömten daraufhin weiße Blutkörperchen wie Makrophagen, dendritische Zellen, Neutrophile oder T-Lymphozyten – die Gedächtniszellen des Immunsystems, die auf das Erkennen fremder Antigene spezialisiert sind.

Die dendritischen Zellen haben bekanntlich die Aufgabe, Antigene, also fremde Proteine, auf der Oberfläche von Bakterien, virusinfizierten Zellen oder in diesem Fall von Spermien und Samen zu verarbeiten und so darzustellen, dass sie von den Effektor-T-Zellen des erworbenen Immunsystems im Wirt erkannt werden. Je nach Antigensignal, das sie empfangen, verhalten sich die T-Zellen unterschiedlich – entweder zytotoxisch, dann greifen sie eindringende Zellen an und vernichten sie, oder entzündungsfördernd, dann unterstützen sie eine für künftige Einnistungsversuche feindliche Umgebung, oder aber regulatorisch, dann stellen sie eine nützliche Umgebung bereit. In der Gebärmutter findet zunächst eine leicht entzündliche Reaktion statt, die durch chemische Botenstoffe der Chemokine und Zytokine in der Samenflüssigkeit hervorgerufen wird. Dadurch werden Immunzellen für Gebärmutterhals oder Gebärmutter angefordert, wo die Reaktion stattfindet. Anschließend sorgt das Immungedächtnis dafür, dass das weibliche Immunsystem identische väterliche Antigene in befruchteten Eiern und Embryonen toleriert und die Einnistung zulässt. Die umfangreiche Auseinandersetzung mit den Spermien des Partners stellt daher einen wichtigen Schutz vor späteren Schwangerschaftskomplikationen dar. Ohne den »Toleranz-Lernprozess« kann es keine Schwangerschaft geben.

Im männlichen Samen kommt zudem das Wachstumshormon TGF-β vor, ein Zytokin, dessen Menge erheblich variieren kann.

TGF-β ist »immunablenkend«, das heißt, es kann eine mütterliche Immunreaktion von einer feindlichen entzündlichen Reaktion abbringen und so für eine gutartige, tolerante Umgebung sorgen, die von regulatorischen T-Zellen beherrscht wird. Doch das Immunbewusstsein der väterlichen Antigene funktioniert in beide Richtungen, denn es ermöglicht dem weiblichen Körper seinerseits, Embryonen nach Qualität oder Kompatibilität auszuwählen. Beispielsweise unterscheiden Immunzellen zwischen »selbst« und »fremd« häufig mittels des sogenannten Hauptgewebeverträglichkeitskomplexes oder MHC. Dieser besteht aus verschiedenen Proteinen – auch humane Leukozyten-Antigene (HLA) genannt –, die von 160 hochvariablen MHC-Genen produziert werden. Ihre MHC-Signatur wird sich also von meiner unterscheiden. In der Welt der Organtransplantation spielt eine passende oder stark ähnliche MHC-Signatur eine wichtige Rolle, um Abstoßungsreaktionen zu vermeiden – darum kommen Nierenspender häufig aus der Familie –, doch bei der Gebärmutter ist Unähnlichkeit das Einzige, was zählt. Wenn mütterliche Immunzellen im Samen eine MHC-Signatur erkennen, die der eigenen stark ähnelt, lehnen sie den Samen nachweislich ab. Der Grund dafür ist, dass die MHC-Moleküle fremde Antigene aktiv auf ihrer Zelloberfläche darstellen. Größere Überschneidungen zwischen mütterlichem und väterlichem MHC verringern daher die Zahl der Antigene, mit denen der künftige Embryo zurechtkommen würde – was wiederum deutliche Folgen für seine Widerstandsfähigkeit hätte. Eine ähnliche MHC-Signatur könnte zudem das Vorhandensein gemeinsamer potenzieller rezessiver Gene verdecken, die bei künftigen Kindern dann reinerbig und daher aktiv wären und alle Nachkommen für Erbkrankheiten anfällig machten. Es überrascht daher nicht, dass eine ähnliche MHC-Signatur beider Partner nachweislich zu einer höheren Fehlgeburtsrate führt.

Stellen wir uns vor, ein Ei wird befruchtet, fängt an, sich zu teilen, und will sich nun in der Gebärmutterwand einnisten. An diesem Punkt nimmt der Konflikt zwischen weiblichen und männlichen Interessen ein Ausmaß an, das Machiavelli alle Ehre macht. Man weiß schon lange, dass die ersten Zellteilungen des entstehenden Embryos oder der Blastozyste bei einer künstlichen Befruchtung zur vielgefürchteten Chromosomeninstabilität neigen. Man hielt das lange für einen der Hauptfaktoren, der dem Erfolg der künstlichen Befruchtung entgegenstand, und sah die Ursache dafür in der chemischen Überstimulation, der der Eierstock ausgesetzt wird, um Follikel- und Eiproduktion zu erhöhen. Der Heilige Gral der Kinderwunschmedizin hieß daher, eine Methode zu finden, die zum perfekten Embryo führt.

Doch im Jahr 2009 konnte Joris Vermeesch von der Katholischen Universität Leuven (Belgien) ein hochempfindliches Screening entwickeln, um Chromosomenabnormalitäten im frühen Embryo aufzuspüren. Er führte das Screening an normalen, natürlich gezeugten Embryonen von Frauen unter 35 Jahren durch, bei denen bisher keine Unfruchtbarkeit aufgefallen war, und bemerkte zu seiner Überraschung, dass die Embryonen ebenfalls ein »genetisches Chaos« aufwiesen. Er untersuchte die Zellen oder Blastomere der drei bis vier Tage alten Embryonen und stellte fest, dass über 90 Prozent der Embryonen genetisch abnormal waren. Mehr als 50 Prozent besaßen überhaupt keine normalen diploiden Zellen. Die Instabilität reichte von Aneuploidie, wobei Zellen mehr oder weniger als den vollständigen Chromosomensatz aufweisen, über uniparentale Disomie, wobei Zellen zwei Chromosomenkopien des einen Elternteils und keine Kopie des anderen enthalten, bis zu einem völligen Wirrwarr aus fehlenden, doppelten, fragmentierten und erweiterten Chromosomen. Man sollte nun annehmen, dass ein derart geschädigter Embryo nicht lebensfähig sei. Doch auch wenn die menschliche Rate fehlgeschlagener Schwangerschaften – durch misslungene Einnistungen, frühe spontane Fehlgeburten und klinische Fehlgeburten – mit 70 Prozent extrem hoch ist: Sie liegt unter den 90 Prozent der genetisch chaotischen Embryonen. Die Zahl der perfekt gesund geborenen Kinder übersteigt also die der normalen Embryonen bei Weitem.

Verschiedene Erklärungen sind denkbar. Einige chaotische Embryonen könnten sich selber korrigieren, indem abnormale Blastomere absterben und nur die normalen Blastomere Fötus und Plazenta bilden. Es wurde etwa von einem eingefrorenen und aufgetauten menschlichen Embryo berichtet, der nur eine normale Zelle enthielt und sich dennoch zu einem perfekt gesunden Baby entwickelte. Oder aber ein Embryo könnte die Fähigkeit besitzen, seine genetischen Fehler »zu korrigieren«. Wenn chaotische Embryonen allerdings überleben können, stellt sich die Frage, warum sie dann überhaupt eine Phase der genetischen Instabilität durchlaufen. Jan Brosens, Professor für Reproduktionsmedizin an der Universität Warwick, und sein Kollege Nick Macklon in Southampton nehmen an, dass der Embryo durch diese Strategie invasiver werden soll. Das einzige andere Beispiel einer dermaßen hohen genetischen Instabilität findet sich bisher bei Krebstumoren. Dort ist die Instabilität der Vorbote eines aggressiven Verhaltens von Krebszellen: durch den Wandel zu beweglicheren Zellen, Invasivität und Metastasenbildung, mit der sie sich in weiteren Organen verbreiten. Man nimmt daher an, dass sich sehr frühe Embryonen vorübergehend in das reproduktive Äquivalent bösartiger Krebszellen verwandeln können. Die Erkenntnis, dass Embryonen genetisch derart »chaotisch« sind, ist bislang ein biologisches Rätsel, das dringend weiter erforscht werden muss.

Einige Zellen des frühen Embryos bilden sodann den Fötus, andere die Plazenta. Die menschliche Plazenta gehört zu den invasivsten im gesamten Tierreich. Die sogenannte hämochoriale Plazenta dringt, wenn sie erfolgreich ist, tief in die Gebärmutterwand ein und verändert den mütterlichen Blutkreislauf so weit, dass die Mutter dem Embryo keine Nährstoffe vorenthalten kann, ohne selbst zu verhungern. Die menschliche Plazenta ist der ultimative Parasit. Zudem sind Embryonen, wie Nick Macklon betont, dermaßen aggressive Eindringlinge, dass sie die Gebärmutter gar nicht brauchen. Ektopische Schwangerschaften sind Schwangerschaften, bei denen sich der Embryo außerhalb der Gebärmutterwand einnistet – meistens in den Eileitern, manchmal aber auch im Gebärmutterhals, den Eierstöcken oder sogar in der Bauchhöhle. Die meisten Embryonen sind dann nicht lebensfähig, können jedoch das Leben der Mutter gefährden, weil sie aggressiv in ihre Blutgefäße eindringen und unter Umständen starke Blutungen verursachen. Es gibt sogar einige Fälle, reinste Wunder, bei denen nach einer ektopischen Schwangerschaft ein gesundes Baby geboren wurde. Berühmt ist Sage Dalton, die 1999 zur Welt kam. Sie konnte sich außerhalb der Gebärmutter entwickeln, weil sich die Plazenta in gutartiges, stark durchblutetes Tumorgewebe der mütterlichen Bauchhöhle eingegraben hatte. Ein weiteres Beispiel einer aggressiven Invasion ist die seltene Blasenmole. Dabei befruchtet der Samen ein Ei, das seine mütterliche DNA verloren hat. Der Samen verdoppelt sich und bildet so einen doppelten Chromosomensatz aus 46 Chromosomen, die aber alle väterlichen Ursprungs sind. Auf diese Weise entsteht in der Gebärmutter eine große, unorganisierte Zellmasse, im Grunde eine Plazenta ohne Fötus.

Weil die metabolischen Kosten der Samenproduktion so gering sind, liegt es im männlichen genetischen Interesse, dass sich, unabhängig von Qualität oder Lebensfähigkeit, möglichst viele Embryonen einnisten – sozusagen ein Glücksspiel mit geringer Gewinnchance. Das trojanische Pferd der genetisch chaotischen Embryonen ist hierfür ein Beispiel. Die Theorie vom Eltern-Kind-Konflikt besagt ja, dass die Frauen wirksame Gegenmaßnahmen entwickelt haben, um zu verhindern, dass sich qualitativ schwache Embryonen einnisten und ihnen wertvolle Zeit und Energie rauben. Die Mutter will aus den genetisch abnormalen Embryonen diejenigen aussuchen, die das Potenzial zum gesunden Kind haben. Denn durch die evolutionäre Entwicklung der hämochorialen Plazenta wären die metabolischen Kosten der Mutter enorm, wenn sie unwillkommene Embryonen nicht herausfiltern könnte. Laut Jan Brosens und seinem Team ist die Embryoselektion die Folge der evolutionären Entwicklung des Menstruationszyklus und des engen Fensters, in dem sich der Embryo einnisten kann. Frühere Theorien sahen den Zusatznutzen der Menstruation darin, den weiblichen Reproduktionstrakt vor pathogenen Keimen im männlichen Samen zu schützen, oder nahmen an, die Menstruation würde weniger metabolische Kosten verursachen als die ständige Aufrechterhaltung einer dicken Gebärmutterwand. Jan Brosen vermutet nun, dass die evolutionäre Entwicklung der Menstruation mit einem Prozess einherging, der sich spontane Dezidualisierung nennt und der Mutter ermöglicht, eine Qualitätskontrolle des sich einnistenden Embryos durchzuführen.

Mehr als hundert Tierarten wie Nagetiere, Bären, Hirsche oder Kängurus kennen bei der Fortpflanzung eine embryonale Diapause, in der der an der Gebärmutterwand haftende Embryo in seiner Entwicklung innehält und darauf wartet, dass er von der Gebärmutter »grünes Licht« erhält und sich einnisten kann. Bei manchen Hirscharten gelangt der Embryo im Herbst in die Gebärmutter und nistet sich erst im Frühling ein. Mit der Einnistung löst der Embryo schließlich die mütterliche Schwangerschaftsreaktion aus, jenen Prozess namens Dezidualisierung. Die Dezidua oder Gebärmutterschleimhaut heißt so, weil sie bei der Geburt mit der Plazenta abgestoßen wird – und beim Menschen auch mit jeder Menstruation. Was den Menschen – allerdings auch Meerkatzenverwandte, Rüsselspringer oder Flughunde – von anderen Tieren unterscheidet, ist, dass eine Schwangerschaftsreaktion auch dann aufgebaut wird, wenn sich kein Embryo in der Gebärmutter befindet. Die sogenannte spontane Dezidualisierung tritt in jedem Menstruationszyklus fünf bis sieben Tage nach dem Eisprung ein. Brosens nennt dies das »Einnistungsfenster« oder »Fenster der Empfänglichkeit«.

Die Gebärmutter wird durch spezielle Blutgefäße, die Spiralarterien, mit Blut versorgt, und die diese Arterien umgebenden fibrösen Stromazellen differenzieren sich zu sekretbildenden Deziduazellen. Der Prozess kann jedoch nur aufrechterhalten werden, wenn laufend Gestagen zur Verfügung gestellt wird. Gestagen wird im Gelbkörper des Eierstocks produziert. Kommt es zu keiner Schwangerschaft, fällt der Gestagenspiegel ab, und es kommt zur Menstruation. Hat sich aber ein befruchtetes Ei eingenistet, bleibt der Gestagenspiegel hoch, und die Deziduazellen der Gebärmutterwand wandern, schließen den Embryo ein und fordern Immunzellen an, die den Embryo befragen. Die Befragung ist das biologische Äquivalent zum polizeilichen Verhör.

Verschiedenes weist darauf hin, dass die Menstruation eine Anpassungsleistung ist, um die Voraussetzung für die vorübergehenden dezidualen Veränderungen zu schaffen und die Gebärmutter darauf vorzubereiten, Embryonen aufzunehmen und zu befragen. Weibliche Neugeborene menstruieren häufig in den ersten Lebenstagen, ehe die Gebärmutter bis zur Menarche ruhig bleibt. Und junge Frauen menstruieren oft zwei Jahre, ehe der Eisprung einsetzt. Brosens und sein Team halten das nicht für Zufall, sondern nehmen an, dass Menstruationsblutung und entzündliche Reaktion die Gebärmutter entsprechend vorbereiten sollen. Die wiederholte, regelmäßige Menstruation sorgt ihrer Meinung nach dafür, dass die vorübergehende entzündliche Reaktion bei einer versuchten Einnistung abgemildert wird: Sie muss zwar stark genug sein, um die morphologischen und immunologischen Veränderungen in der Gebärmutter auszulösen, darf aber nicht so stark sein, dass sie den Embryo gefährdet. Dies ist die leichte Entzündung, die von Sarah Robertson dokumentiert wurde, und das könnte auch erklären, warum eine schwere Gestose vor allem bei der ersten Schwangerschaft und unverhältnismäßig häufig bei jungen Frauen auftritt. Eine Gestose kann man, so Brosens, auf eine ungenügende menstruelle Vorbereitung der Gebärmutter zurückführen.

Die medizinische Literatur, so Brosens, spricht bis heute von einem aktiven, eindringenden Embryo und einer passiven Gebärmutterwand. Die medizinische Metapher hat eine lange Geschichte. David Haig hat einmal die üblichen Wendungen dokumentiert, die bei Reproduktionsforschern in den beiden ersten Jahrzehnten des 20. Jahrhunderts gebräuchlich waren. Sie seien, so Haig, klar vom Zeitgeist des drohenden Krieges bestimmt. So nennt Ernst Gräfenberg das sich einnistende Ei 1910 einen »frechen Eindringling«, der sich tief in die Gebärmutterwand frisst, und Oskar Polano das Verhältnis von fetalem zu mütterlichem Gewebe einen »Außenposten, der auf feindlichem Gebiet errichtet wird«. »Und James Johnstone«, so Haig, »wählt am Vorabend des Flächenbrands, der Europa heimsuchen sollte, eine beängstigend hellseherische Sprache: ›Das Grenzgebiet zeigt keinen klaren Verlauf, weil es in

Wahrheit die Kampflinie ist, an der der Konflikt zwischen mütterlichen Zellen und eindringendem Embryo ausgetragen wird. Es ist mit den Toten beider Seiten übersät, die noch nicht vom Feld getragen wurden.‹«

In Wahrheit spielen die Zellen der Gebärmutterschleimhaut eine sehr aktive Rolle, bei der es allerdings um Auswahl und nicht um Grabenkampf geht. Der abnormale Embryo produziert chemische und immunologische Signale, die deutlich auf seine Unfähigkeit hinweisen. Doch die Mutter kann die Signale nur erkennen, wenn sie den Dezidualisierungsprozess durchläuft. Beim Menschen gibt es folglich nicht nur ein »Fenster der Empfänglichkeit« für die Einnistung des Embryos, sondern auch ein Fenster der Embryoerkennung und -auswahl. Und dieser Prozess bestimmt letztendlich auch, so Brosens, wie die Plazenta aufgebaut wird. Bei Patientinnen, bei denen der Dezidualisierungsprozess schwach ausgebildet ist, kommt es zu einer schwachen Embryoerkennung, einer beeinträchtigten Plazenta – selbst wenn der Embryo lebensfähig ist – und sogar zu frühen spontanen Fehlgeburten oder später in der Schwangerschaft zu Gestose.

Jan Brosens begegnet bei seiner täglichen Arbeit vielen Frauen mit Fruchtbarkeitsproblemen. Sie sind offensichtlich entweder unfruchtbar oder aber superfruchtbar, ohne das Baby dann austragen zu können. Er erinnert sich, dass er vor einigen Jahren eine schottische Patientin mit acht Fehlgeburten behandelte. Da man damals einen engen Zusammenhang zwischen Unfruchtbarkeit und Fehlgeburt annahm, fragte er sie, wie lange sie brauche, um schwanger zu werden. Er erwartete eine lange Geschichte voller Enttäuschungen und war fassungslos, als sie sagte: »Immer nur einen Monat!« Die Frau hatte kein Fruchtbarkeitsproblem. Sie wurde pünktlich nach der Uhr schwanger, wenn sie wollte, verlor aber den Fötus durch eine frühe Fehlgeburt.

Allen J. Wilcox war der Erste, der entdeckt hat, wie hoch der Prozentsatz normaler früher Fehlgeburten ist, nämlich 30 Prozent. Im Jahr 1999 veröffentlichte er einen Aufsatz im *New England Journal of Medicine* zu der Frage, ob das Schicksal eines eingenisteten Eis davon abhängt, wie viele Tage nach dem Eisprung die Einnistung erfolgt. Für seine Studie wählte er beträchtlich viele Frauen aus, die versuchten, schwanger zu werden. Wilcox konnte sie überzeugen, ihren Kühlschrank so lange mit einer täglichen Urinprobe zu befüllen, bis sie erfolgreich schwanger sein würden. Sein Team analysierte die Proben sodann daraufhin, wann das luteinisierende Hormon anstieg, und konnte so den mutmaßlichen Tag des Eisprungs bestimmen. Die Forscher maßen außerdem den humanen Choriongonadotropinspiegel (HCG), einen zuverlässigen Indikator für die Einnistung. Bei den meisten Frauen fand die Einnistung am sechsten oder siebten Tag nach dem Eisprung statt, bei einigen jedoch später – erst nach acht bis elf Tagen. Wie Wilcox nachweisen konnte, steigt die Fehlgeburtsrate mit einer späten Einnistung exponentiell an. Brosens vermutet als Grund dafür, dass die späte Einnistung nicht in den entscheidenden Zeitraum des »Fensters der Empfängnis« fällt, während dessen die Mutter sich durch die dezidualen Veränderungen der Gebärmutterwand darauf vorbereitet, den sich einnistenden Embryo zu umhüllen und wie eine strenge Lehrerin zu prüfen. Sich spät einnistende Embryonen erscheinen nicht pünktlich zum Prüfungstermin, gelten, unabhängig von ihren Fähigkeiten, als durchgefallen und werden von der Schule verwiesen. Bei Frauen mit derart später Einnistung weist der evolutionäre Mechanismus der Embryoqualitätskontrolle Mängel auf, die als Reproduktionsstörung zutage treten: Superfruchtbarkeit in Kombination mit wiederholten Fehlgeburten. Priya Taylor musste das am eigenen Leib erfahren.

Sie heiratete 2003 und wollte sofort eine Familie gründen. Noch in den Flitterwochen wurde sie schwanger. Doch zehn bis zwölf Wochen später bekam sie zunächst leichte Blutungen und dann, nach zwanzig Wochen: »Ich bin aufgewacht, und mein Bauch fühlte sich irgendwie kleiner an. Mein Mann sagte: ›Da stimmt irgendetwas nicht‹, und ich merkte, dass das Bett völlig nass war. Die Fruchtblase war geplatzt.« Ihr Baby kam in der 25. Woche, viel zu früh, zur Welt. »Es ist traurig. Alexander weinte, als er auf die Welt kam. Keiner hatte mir gesagt, dass man ihn mir sofort wegnehmen würden. Die Ärzte verbargen sich hinter einem Vorhang – ich wusste nicht einmal, dass sie dort standen. Er kam auf die Frühgeborenenstation. Er war winzig – 500 Gramm – und musste beatmet werden. Er hielt zwei Tage durch, dann starb er.«

Priya Taylor war unverdrossen und zwei Monate später wieder schwanger. Doch in der zehnten Woche konnte der Arzt beim Fötus keinen Herzschlag mehr feststellen. Sie musste sich einer Ausschabung unterziehen, bei der Fötus und Plazentagewebe entfernt wurden, und war im März erneut schwanger. Wieder eine Fehlgeburt, auf die noch sechs weitere folgen sollten, alle in der vierten bis zehnten Woche. »Für meinen Mann war es hart, dass ich immer wieder zur Ausschabung musste – und ich musste zuschauen, wie alle meine besten Freundinnen Kinder bekamen. Es war einfach schrecklich. Ich bin sehr emotional und schnell betrübt, aber ich ertrage es nicht, wenn andere Mitleid mit mir haben. Und ich ertrage es nicht, wenn ich über etwas nicht die Kontrolle habe – oder nichts tun kann.«

Priya Taylor versuchte weiter, auf natürliche Weise schwanger zu werden, aber es tat sich nichts mehr. Da begann sie zwei Monate später mit künstlicher Befruchtung – dem ersten Versuch von sechs –, wobei fünf zu kurzlebigen Schwangerschaften führten. Zwischendurch wurde sie sogar noch einmal auf natürliche Weise schwanger und hatte nach sieben Wochen eine Fehlgeburt. Die Laboranalyse des Gewebes von Fötus Nummer fünf zeigte, dass eine Chromosomenauffälligkeit bestand und der Fötus keine Überlebenschance hatte. Priya Taylor setzte große Hoffnungen auf Nummer sechs, aber die nächste Fehlgeburt war einfach furchtbar: ein in letzter Minute stornierter Karibikurlaub, eine schiefgelaufene Ausschabung und eine schwere Gebärmutterinfektion, mit der sie eine Woche blutend im Krankenhaus lag. Ihr Ehemann Matt, normalerweise der typisch stoische Mann, weinte in dieser schrecklichen Woche zum ersten Mal und sagte: »Das war's. Aus und Schluss. Egal, was du jetzt noch sagst, ich kann und will nicht mehr.« Priya Taylor war fix und fertig, eine gebrochene Frau. Doch an ihrem achten Hochzeitstag flehte sie ihren Mann an: »Bitte, lass es uns noch ein Mal probieren. Ich verspreche dir, das ist wirklich das letzte Mal.« Ihr Mann überlegte einen Monat lang und stimmte dann zu.

Priya Taylor befindet sich, so Jan Brosens, am extremen Ende des Superfruchtbarkeitsspektrums, einer Gebärmutterstörung, die durch verlängerte Empfänglichkeit, zeitlich ungeeignete Dezidualisierung und fehlende Embryoselektion gekennzeichnet ist. Der evolutionäre Mechanismus der embryonalen Qualitätskontrolle weist bei ihr einen Fehler auf. Für Priya Taylor hieß das schnell aufeinanderfolgende Befruchtungen, aber ebenso häufige Fehlgeburten.

Der nächste – und letzte – Versuch einer künstlichen Befruchtung führte zu erstaunlichen zwanzig Eiern, von denen vierzehn befruchtet waren. Zwei sechs Tage alte Embryonen wurden Taylor eingepflanzt. Schon bald kam der ersehnte Anruf, dass der Schwangerschaftstest positiv und alle Werte sehr hoch seien, die Einnistung scheine erfolgreich. Doch nach drei Tagen fielen die Werte. Priya Taylor lag in der sechsten Woche dort, sah den Herzschlag, aber glaubte nicht mehr an eine erfolgreiche Schwangerschaft. Jan Brosens, der sie Tag für Tag einbestellte, machte von der sechsten bis zur zwölften Woche einen wöchentlichen Ultraschall, um ihr zu zeigen, dass sich das Baby entwickelte. Eigentlich wuchsen zwei Föten heran, aber einen verlor Taylor nach ungefähr sieben Wochen. Doch die kleine Maia blieb. Nach sechzehn Wochen nähte man den Gebärmutterhals zu, damit das Baby nicht herauskam, aber nach achtzehn Wochen fing die Mutter an zu bluten. »Wieder mitten in der Nacht: Mein Bett war voller Blut. Wir stehen auf, und ich sage zu Matt: ›Pack meine Tasche. Ich werde eine Weile im Krankenhaus sein, und wir werden ohne Baby nach Hause kommen.‹« Doch als die Eltern im Krankenhaus ankamen, war der Herzschlag noch immer da. Am folgenden Tag machte Brosens eine Ultraschallaufnahme und entdeckte ein Blutgerinnsel in Plazentanähe. In der 22. Woche hörte das Baby auf zu wachsen, und die Plazenta zeigte starke Auffälligkeiten: Die Verbindung zum mütterlichen Blutkreislauf der Gebärmutter war ungenügend. Außerdem lag die Plazenta über dem gesamten Gebärmutterhals, eine natürliche Geburt kam nicht infrage. Die Schwangerschaft schleppte sich noch bis zur 35. Woche dahin, dann hatten die Ärzte genug von niedrigen Wachstumsraten und schlecht durchbluteter Plazenta. Die kleine Maia kam per Kaiserschnitt zur Welt und wog gesunde 2000 Gramm. Nach fünf Tagen konnte sie entlassen werden: »Sie fragten mich, ob zu Hause alles vorbereitet sei. Aber ich hatte nichts, gar nichts. Sie fragten: ›Wieso?‹ Und ich musste ihnen erklären, dass ich nicht damit gerechnet hatte, mit einem Baby nach Hause zu kommen.«

Die zellulären und immunologischen Veränderungen der Gebärmutterwand, die über Erfolg oder Misserfolg der Einnistung entscheiden, sind extrem komplex und Gegenstand umfangreicher Forschungsarbeiten, die nicht immer zu denselben Schlussfolgerungen kommen. Unsere Erkenntnisse beruhen zudem großenteils auf Versuchen mit Mäusen, und wir wissen nicht, inwiefern sie wirklich auf den Menschen übertragbar sind. Dennoch wird zunehmend deutlich, dass durch eine zeitlich fehlangepasste Dezidualisierung – mit Anomalien bei der Differenzierung von stromalen Fibroblasten in Deziduazellen – nicht nur die Fähigkeit der Frau beeinträchtigt wird, bei einem eindringenden Embryo eine ebenso aufnahmebereite wie selektive Reaktion aufzubauen, sondern dass dadurch auch das Fundament für Schwangerschaftsstörungen wie frühe Fehlgeburten oder Gestose gelegt wird.

Jan Brosens hat sich, gemeinsam mit Madhuri Salker, Siobhan Quenby, Gijs Tecklenburg und anderen, den Prozess der Dezidualisierung genauer angeschaut. Besondere Bedeutung scheint dabei einem Zytokin zuzukommen: Interleukin-33 (IL-33) aus der Familie der entzündungsfördernden Zytokine. Für die Differenzierung von Stromazellen zu Deziduazellen dagegen ist Progesteron, ein Gestagen, entscheidend. Wenn sich die Stromazellen differenzieren, schütten sie IL-33 aus, binden es an ein STL2-Rezeptor-Molekül und sorgen so dafür, dass ein Cocktail aus Chemokinen, Zytokinen, C-reaktivem Protein und anderen Entzündungsfaktoren die Gebärmutterwand überschwemmt. Das ist die vorübergehende Entzündung, die für die Einnistung eine entscheidende Rolle spielt, weil dadurch bestimmte Gene für die Empfänglichkeit der Gebärmutter eingeschaltet werden. Die Entzündung ist selbstbegrenzend, doch wenn die Zellen unter dem Einfluss von weiterem Progesteron die vollständige Dezidualisierung erreicht haben, aktivieren sie eine Rückkopplungsschleife und produzieren einen Köderrezeptor für IL-33: sST2. sST2 schaltet IL-33 wirksam aus, und die Entzündungsreaktion endet.

Als die Wissenschaftler in Stromazellkulturen von normalen Frauen die STL2-Genaktivität untersuchten und mit der von Frauen verglichen, die kürzlich eine Fehlgeburt erlitten hatten, stellten sie fest, dass der STL2-Spiegel zunächst bei beiden anstieg, bei normalen Frauen aber nach zwei Dezidualisierungstagen abflaute. Bei den Frauen, die kürzlich eine Fehlgeburt erlitten hatten, blieb der Spiegel dagegen acht Tage nach der Dezidualisierung hoch, und der Spiegel des Köderrezeptors sST2 war zudem signifikant niedriger. Obwohl diesen Frauen ein längeres Zeitfenster für die Einnistung offen stand, hielten die akkumulierten entzündlichen Wirkungen von STL2 und den entzündungsfördernden Zytokinen, die dadurch ausgeschüttet wurden, ungebührlich lange an und sorgten so für ein stark embryofeindliches Milieu, da das deziduale Gewebe nun beschädigt, blutig und mit Immunabwehrzellen besiedelt war.

Wenn sich die Stromazellen differenzieren, sorgen die veränderten chemischen Botenstoffe – die Zytokine, die von den Deziduazellen produziert werden – dafür, dass die Deziduazellen an der wichtigen Gebärmutterschnittstelle zwischen Mutter und Embryo als Torwächter fungieren. Durch die Ausschüttung von Interleukin 11 und 15 fördern sie die Rekrutierung und Differenzierung eines speziellen Typs weißer Blutkörperchen mit dem Namen natürliche Killerzelle oder NK-Zelle. Die Killerzellen sind, wie ihr Name schon sagt, im peripheren Blutkreislauf extrem giftig und zerstören normalerweise von Viren befallene Zellen oder Tumorzellen. Doch die NK-Zellen in der Gebärmutter (uNK-Zellen) produzieren statt Zellgiften verschiedene Zytokine, die für die Aufrechterhaltung der Schwangerschaft entscheidend sind. In der äußeren Schicht der Gebärmutterschleimhaut oder Dezidua machen die NK-Zellen schließlich 70 Prozent aller weißen Blutkörperchen aus und tragen so zum Aufbau der Plazenta bei, da sie das Wachstum neuer Blutgefäße und das Vordringen des Embryos in das mütterliche Gewebe fördern. Gleichzeitig schützen die Deziduazellen den – durch seine väterlichen Gene allogenen – Fötus davor, von zytotoxischen T-Zellen angegriffen zu werden. Sie schalten ihre Zytokin-Schlüsselgene aus, damit diese keine chemischen Botenstoffe produzieren, die die T-Zellen zu ihrem fetalen Ziel geleiten würden.

Wenn der Embryo das mütterliche Verhör überlebt hat, wandert er weiter und gräbt sich tiefer in die Gebärmutterwand ein, wo er auch die Plazenta bildet. Die Embryozellen teilen sich und werden entweder zur äußeren Zellschicht, Trophektoderm, aus der sich der invasive Trophoblast entwickelt, oder aber zur inneren Zellmasse, die den Fötus bildet. Wenn sich der Trophoblast tiefer in die Gebärmutterwand drückt, produziert er gut durchblutete Verästelungen, die Chorionzotten, die den Fötus in der Gebärmutter verankern. Der Trophoblast, nun extravillöser Trophoplast (außerhalb der Zotten) genannt, dringt noch weiter vor und öffnet die Enden der Spiralarterien in der Gebärmutterwand, sodass sich die Spiralarterien nun ungehindert in den großen intervillösen Raum (zwischen den Zotten) – an der Grenze zwischen mütterlichen und fetalem Gewebe – ergießen und die Chorionzotten mit mütterlichem Blut überschwemmen. Zudem legt sich eine Zellschicht namens Synzytiotrophoblast um die Zotten und kleidet den intervillösen Raum aus. Jetzt werden die Spiralarterien grundlegend umgebaut. Der glatte Muskel und die elastischen Fasern der Arterienwand werden abgebaut und durch Zellen des fetalen Trophoblasten ersetzt. Die Arterien, einst muskulöse Hochdruckgefäße, verwandeln sich in schlabbrige Adern, ins biologische Äquivalent einer ausgeleierten Leggings.

Wenn alles normal verläuft, hat sich in der zwanzigsten Woche ein außergewöhnliches Gebilde, die Plazenta, entwickelt. Ihre Oberfläche wird bei der Geburt 11 Quadratmeter groß sein. Sie ist damit in puncto Gasaustausch so effizient wie die Lunge. Durch den Umbau der mütterlichen Spiralarterien ist es der Mutter unmöglich gemacht, den Blutfluss zur Plazenta zu beschränken. Durch die tiefe Plazentation können zudem Stoffe aus der Plazenta direkt in den mütterlichen Blutkreislauf gelangen und den mütterlichen Stoffwechsel beeinflussen, während die mütterlichen Stoffe zunächst den Synzytiotrophoblasten und anschließend das fetale Epithel passieren müssen, bevor sie den Fötus erreichen.

Gebärmutterwand, Fötus und Plazenta bilden eine immunologisch privilegierte Zone, für die bestimmte Regeln gelten. Wenn eindringende Zellen signalisieren, dass sie keine körpereigenen Zellen sind, werden sie nicht einfach angegriffen, sondern die Gebärmutter prüft die Eindringlinge zunächst und entscheidet dann, ob sie eine feindliche oder freundliche Reaktion auslöst. Die Plazentation entwickelte sich erstmals vor 120 Millionen Jahren bei den Säugetieren, wobei es eine solch komplexe und tiefe hämochoriale Plazentation außer beim Menschen nur bei den Menschenaffen und wenigen anderen Arten gibt. Die hämochoriale Plazentation ermöglichte Säugetieren wie uns, ihre Jungen lange auszutragen und sie in dieser Zeit mit gewaltigen Nahrungs- und Sauerstoffmengen zu versorgen. Das tiefe und durchgreifende Eindringen des embryonalen Trophoblasten in die Gebärmutter erforderte aber auf der anderen Seite erhebliche mütterliche Investitionen und ein örtlich begrenzt unterdrücktes Immunsystem. Sowohl das angeborene als auch erworbene Immunsystem spielen bei der speziellen Besiedelung der Gebärmutter mit NK-Zellen beziehungsweise T-Zellen eine Rolle – beide Zellen verhalten sich dort vollkommen anders als ihre Verwandten im peripheren Blutkreislauf. Damit sich die Plazentation entwickeln konnte, mussten sich die Säugetiergenome evolutionär erheblich weiterentwickeln, und teilweise passierte das rein zufällig.

Den regulatorischen T-Zellen (T_{regs}) sind wir bereits im vorigen Kapitel begegnet. Wir haben dort gesehen, dass sie vor Allergien und Autoimmunerkrankungen schützen, da sie die Überproduktion von T-Effektor-Zellen verhindern. Auch für die Immuntoleranz gegenüber dem Fötus spielen sie eine entscheidende Rolle. Man nannte sie ursprünglich Unterdrückerzellen, da frühe Versuche mit Gewebetransplantationen vermuten ließen, dass sie Abstoßungsreaktionen verhindern. Später verloren sie allerdings an Gunst, weil man übertriebene Hoffnungen in sie gesetzt hatte und bei ihrer Bestimmung an technische Grenzen gestoßen war. Erst die Entdeckung eines wichtigen Markergens der T-Zellen, des Transkriptionsfaktors FOXP3, brachte sie erneut ins Spiel. Mäuse und Menschen, denen FOXP3 fehlt, besitzen keine T_{regs} und leiden an elenden Autoimmunerkrankungen.

Direkt vor dem Eisprung steigt die Zahl der regulatorischen T-Zellen im peripheren Blutkreislauf an. Dies könnte durch den Anstieg des Östrogen- und Gestagenspiegels bedingt sein und teilweise auch erklären, warum Frauen, die an rheumatoider Arthritis leiden – einer Autoimmunerkrankung –, während einer Schwangerschaft weniger Symptome zeigen. Wie das Team um Tamara Tilberg an der Harvard University eindeutig nachweisen konnte, erkennen T-Zellen spezifische Varianten einer bestimmten Gruppe humaner Leukozytenantigene (HLA): Moleküle der Gruppe HLA-C, der einzigen HLA-Gruppe, die polymorph ist und in 1600 Varianten vorkommt. Wir sehen hier wieder ein Beispiel für den zuvor beschriebenen Mechanismus der Gewebeverträglichkeit. Die HLA-C-Varianten treten in embryonalem und fetalem Gewebe auf, und weil die T-Zellen zwischen Varianten unterscheiden können, können sie sich feindselig oder freundschaftlich verhalten – je nachdem, was die Varianten ihnen über die Kompatibilität der väterlichen Gene sagen. Wenn bei einer Schwangerschaft die väterlichen HLA-C-Moleküle beträchtlich von den mütterlichen abweichen, steigt die Zahl der Zytokine absondernden T-Zellen und der regulatorischen T-Zellen. Die regulatorischen Zellen halten die potenziell feindlich gesinnten Effektor-T-Zellen in Schach, und wie zahlreiche Studien mittlerweile gezeigt haben, besteht ein Zusammenhang zwischen verminderter T-Zellen-Population und spontaner Fehlgeburt oder Gestose.

Robert Samstein vom Sloan-Kettering-Krebszentrum in New York hat den Beitrag, den die regulatorischen T-Zellen (T_{regs}) zur Immuntoleranz gegenüber dem Fötus leisten, noch um eine beeindruckende evolutionäre Dimension erweitert. Die meisten T_{regs} werden in der Thymusdrüse am Hals produziert, daher das »T«. Aber bestimmte T_{regs}-Zellen können sich, wie man entdeckt hat, auch aus naiven T-Zellen im peripheren Blutkreislauf entwickeln. Und für die fetale Toleranz spielen nur diese T_{regs}-Zellen eine Rolle. Samstein ist davon überzeugt, dass sie sich evolutionär entwickeln, um den Konflikt zwischen Mutter und Fötus zu mildern, der unweigerlich entstehen musste, als weibliche plazentabildende Säugetiere mit väterlichen Antigenen in Kontakt kamen. Die Differenzierung der peripheren regulatorischen T-Zellen ist nur möglich, so Samstein, wenn das Gen FOXP3 und, zu seiner Unterstützung, ein entscheidendes nicht kodierendes genetisches Element namens CNS1 vorhanden sind. Für die Reifung der T-Zellen in der Thymusdrüse ist CNS1 hingegen nicht erforderlich. Samstein suchte in zahlreichen Tierarten nach CNS1 und kam zu dem Schluss, dass es sich bei der Evolution der plazentaren Säugetiere sehr plötzlich entwickelte. Es entpuppte sich als »springendes Gen«, in der Forschung Transposon genannt, wie es zuerst von Barbara McClintock in den fünfziger Jahren entdeckt wurde. CNS1 machte sich »mit Sack und Pack« von anderer Stelle im Genom auf und sprang auf ein anderes Chromosom, wo es so auf dem FOXP3-Gen landete, dass es von der Evolution als Genverstärker genutzt werden konnte. Samstein berichtet zudem von Versuchen mit Mäusen: Weibliche Mäuse, denen es an CNS1 fehlte, konnten wesentlich weniger regulatorische T-Zellen für die Gebärmutterschleimhaut anfordern, und bei Muttertieren mit mangelndem CNS1 kam es, auch wenn sie sich mit männlichen Tieren mit unverträglichem MHC gepaart hatten, zu früh absterbenden Spiralarterien, Entzündungen und Schwellungen sowie zur Resorption des Fötus.

Das neue Modell der evolutionären Entwicklung spezieller regulatorischer T-Zellen zur Durchsetzung der fetalen Toleranz kann zudem die zuvor beschriebene Beobachtung erklären, warum Frauen anfälliger für Gestose sind, wenn sie von einem neuen Partner nach kurzer Zeit schwanger werden. Sie hatten nicht ausreichend Zeit, eine Toleranz gegenüber dem spezifischen Muster der HLA-C-Moleküle zu entwickeln, mit dem sie das Sperma des neuen Partners bekannt gemacht hat. Außerdem kann das Modell erklären, warum das Gestoserisiko steigt, wenn zwischen zwei Schwangerschaften viel Zeit vergeht. Mutmaßlich ist das Immungedächtnis schwächer geworden. Und das Modell trägt dazu bei, die extrem hohe Menge an Zytokin TGF-β im menschlichen Samen zu erklären, von der Sarah Robertson berichtet. TGF-β ist für die Differenzierung der regulatorischen T-Zellen lebenswichtig, die in der Gebärmutter gegebenenfalls zum Einsatz kommen. Wenn es beim Aufbau der Plazenta in der Gebärmutterwand keine regulatorischen T-Zellen gibt, ist niemand da, der die Immunabwehr zum Schutz des Fötus unterdrückt.

Wenn sich der Fötus dann entwickelt, so David Haig, wird es mit dem Tauziehen zwischen Mutter und Fötus ernst. Denn nun liegt es im Interesse der Mutter, ungezügeltes Wachstum und Gier des Fötus zu beschränken, während der Fötus möglichst viele Nährstoffe von der Mutter bekommen will. Und da der Fötus alle Gene doppelt besitzt, je ein Gen von der Mutter und vom Vater, sind in seiner DNA die Genome beider Elternteile vertreten. Doch die Evolution hat für den Mutter-Vater-Konflikt bei Säugetieren eine Lösung gefunden: die Genprägung. Dabei wird ein Gen durch chemische Methylmoleküle deaktiviert, die sich an die DNA binden. Ist ein Gen mütterlich geprägt, ist die Genkopie, die der Fötus von mütterlicher Seite erhalten hat, unterdrückt und die des Vaters aktiviert. Ist ein Gen väterlich geprägt, wurde das Gen von väterlicher Seite deaktiviert. Man kennt heute über hundert geprägte menschliche Gene – und es werden sicherlich noch mehr werden –, von denen viele für Plazenta und Fötus eine Rolle spielen. Wie Sie sich vielleicht schon denken werden, stehen sich die beiden Gene häufig feindlich gegenüber: Wir haben es hier also erneut mit dem Tauziehen von David Haig zu tun. Verschiedene Forscher haben in zahlreichen wissenschaftlichen Versuchen die mütterliche oder väterliche Kopie geprägter Genpaare ausgeschaltet, um zu sehen, was passiert, wenn bei der Symmetrie der Genprägung etwas schiefläuft. Wenn einer von beiden nicht mehr am Tau zieht, kann es zu Schwangerschaftserkrankungen kommen.

Eines der ersten geprägten Genpaare, die man entdeckte, war beispielsweise der insulinähnliche Wachstumsfaktor (IGF2). Er fördert das fetale Wachstum, weil normalerweise die väterliche Kopie aktiv und die der Mutter inaktiv ist. Wenn Forscher die väterliche IGF2-Genkopie bei Mäusen ausschalteten, kippte das Gleichgewicht zugunsten der Mutter, und die Föten wogen 40 Prozent weniger als normal. Normalerweise begegnet die Mutter IGF2 mit einem Gegenspieler, einem Gen namens IGF2R, das das fetale Wachstum reguliert, weil hier die väterliche Kopie unterdrückt wird. Wenn die mütterliche Kopie dieses Gens ausgeschaltet wurde, kippte das Gleichgewicht zugunsten des Vaters. Es wurden 35 Prozent mehr plazentare Hormone produziert, und die jungen Mäuse wogen 125 Prozent mehr als normal.

PHLDA2 ist ein mütterlich exprimiertes Gen, das das Plazentawachstum begrenzt, und seine Überaktivität wird daher mit IUGR-Babys (intrauteriner Kleinwuchs) in Zusammenhang gebracht. Eine Studie weist zudem einen Zusammenhang zwischen der Genüberaktivität und einer höheren Fehl- und Todgeburtsrate nach. Ursache könnte sein, dass die Fähigkeit der Plazenta, die Spiralarterien der Mutter umzubauen, dadurch beeinträchtigt wird. Die Wirkung von PHLDA2 wird ihrerseits durch ein Gen namens PEG 10 beeinflusst, das väterlich exprimiert und in der Plazenta hochaktiv ist. Während es zu Beginn der Schwangerschaft noch wenig aktiv ist, nimmt seine Expression ab der zehnten bis zwölften Schwangerschaftswoche zu und bleibt bis zur Geburt hoch.

CDKN1C ist mütterlich exprimiert, und wenn die mütterliche Kopie deaktiviert ist, wächst die Plazenta übermäßig. Valaria Romanelli hat mehrere Fälle untersucht, bei denen das CDKN1C-Gen von Frauen durch Mutation beschädigt war. Die Frauen machten schwere HELLP-Syndrom-Phasen durch, und wenn ihre Kinder überlebten, waren diese übergewichtig und litten am Beckwith-Wiedemann-Syndrom – neben anderen Defekten waren Gliedmaßen und Körper übergroß. Vermutlich ist das Gleichgewicht in diesen Fällen zugunsten der väterlichen genetischen Interessen gekippt, was zu einem abnormalen fetalen Wachstum und Nährstoffbedarf führte.

Zwei weitere Störungen, die mit geprägten Genen in Zusammenhang gebracht werden, zeigen, wie wichtig das Gleichgewicht für die gesunde fetale Entwicklung ist. Das Angelman-Syndrom entsteht durch eine Mutation, die die mütterlichen Gene auf Chromosom 15 deaktiviert. Normalerweise ist hier die mütterliche Kopie aktiv, während die väterliche Kopie unterdrückt wird. Kinder mit Angelman-Syndrom leiden an schweren Schlafstörungen und einer überlangen oralen Phase mit unkoordiniertem Lutschen und Saugen. Ihr engelgleiches Aussehen und fröhliches Gebaren scheinen beinah dazu gemacht, die Mutter abzulenken und über die väterlichen Gene hinwegzutäuschen. Dagegen entsteht das Prader-Willi-Syndrom durch die Deaktivierung von Genen auf Chromosom 15, die normalerweise aktiv sind, wenn sie vom Vater, aber unterdrückt sind, wenn sie von der Mutter kommen. Die betroffenen Kinder sind schwer aufzuwecken, physisch inaktiv und besitzen einen schwach ausgeprägten Saugreflex, doch im zweiten Lebensjahr, wenn Babys normalerweise entwöhnt sind, entwickeln sie einen riesigen Appetit und werden häufig fettleibig. In diesem Fall hat sich das mütterliche Interesse durchgesetzt: Das Syndrom führt zu einem Zeitpunkt zu geringem Saugen, zu dem die Nahrungsreserven der Mutter normalerweise begeistert in Anspruch genommen werden, aber der Appetit des Babys wird unersättlich, wenn es nicht mehr gestillt und von mütterlichen Nahrungsreserven unabhängig wird.

Die obigen Überlegungen hat David Haig kürzlich auch auf ein Phänomen angewendet, das jede erschöpfte Mutter nur zu gut kennt: Das Baby wacht wiederholt nachts auf und möchte gestillt werden. Da das Angelman-Syndrom – häufig aufwachende Babys mit langer oraler Phase – durch väterliche Gene gestützt wird, die wegen der Deaktivierung der mütterlichen Gegenspieler nicht länger geprägt sind, könnten die väterlichen Gene bei Babys mit normalem Saugreflex, so Haig, eine Anpassung des Kindes sein, um die mütterliche Stillphase zu verlängern. Denn auf diese Weise würde die Rückkehr der Mutter zum normalen Menstruationszyklus und die Geburt eines Geschwisters hinausgezögert: die Wahrscheinlichkeit einer Geschwisterrivalität um Nahrung, Pflege und Aufmerksamkeit der Mutter also gesenkt. Das ist Darwin im Gewand von Macchiavelli!

Ungefähr in der zwanzigsten Schwangerschaftswoche ist der Umbau der mütterlichen Spiralarterien dann abgeschlossen. Wenn die Schwangerschaft normal verläuft, werden sich die Herzfrequenz der Mutter und die Anzahl ihrer roten Blutkörperchen nun bis zur Geburt erhöhen, weil sich der mütterliche Stoffwechsel daran anpasst, das Baby und sich selbst zu versorgen. Und voraussichtlich wird sich ein gewisser Bluthochdruck einstellen, da selbst eine normale Plazenta Zellabfälle an den mütterlichen Blutkreislauf abgibt und in den Blutgefäßen so eine leichte Entzündung hervorruft. Eine Gestose, die normalerweise zu diesem Zeitpunkt beginnt und durch eine inadäquate Plazentation gekennzeichnet ist, ist laut Ian Sargent und Christ Redman von der Nuffield-Abteilung für Geburtshilfe und Gynäkologie in Oxford nichts weiter als die Ausweitung dieses entzündlichen Prozesses. Während manche Forscher annehmen, dass ein inadäquater Umbau der Spiralarterien den Blutfluss zur Plazenta verringern und so zu Sauerstoffmangel führen würde, glauben Sargent und Redman, dass nicht die Blutmenge per se herabgesetzt ist, sondern dass durch die engen Arterien, die sich dem Umbau widersetzt haben, nur zeitweilig Blut fließt. Der unterbrochene Blutfluss führt, so meinen sie, zu einer vorübergehend mangelhaften Durchblutung der Plazenta. Wenn der Blutfluss wieder einsetzt, erleidet die Plazenta Reperfusionsverletzungen – so wie das Herz nach einem Herzinfarkt weiter geschädigt wird, wenn durch Öffnung einer blockierten Kranzarterie der Blutfluss erneut einsetzt. Blut, Sauerstoff und Nährstoffe, die plötzlich einströmen, tun dem Körper nicht gut, sondern verursachen Entzündungen und durch Freisetzung freier Radikale oxidativen Stress. Die geschädigte Plazenta sondert Entzündungsfaktoren und Abfälle von geschädigten und abgestorbenen Zellen ab, die in den mütterlichen Arterien dann schnell eine systemische entzündliche Reaktion hervorrufen, durch die die Endothelschicht beschädigt wird und der Blutdruck steigt.

In seiner Theorie geht David Haig davon aus, dass Fötus und Plazenta, die auf diese Weise geschädigt werden, den Kampf mit der Mutter aufnehmen und versuchen, den Blutfluss durch hochspezifische biochemische Waffen wiederherzustellen. Die Plazenta mache dabei, so Haig, den Anfang und steigere die Herzleistung der Mutter. Wenn das nicht reiche, leiste sie stärkeren Widerstand und erhöhe den Blutdruck im mütterlichen peripheren Blutkreislauf. Denn auf diese Weise würden alle wichtigen mütterlichen Organe besser durchblutet, auch Gebärmutter und Plazenta. Haigs Theorie wurde von Ananth Karumanchi bestätigt, einem Nierenspezialisten an der medizinischen Fakultät in Harvard.

Karumanchi waren um das Jahr 2000 mehrere Frauen begegnet, die in der Schwangerschaft an Bluthochdruck und Nierenversagen litten. Weil zuverlässige Forschungsarbeiten und eine allgemein anerkannte Lehrmeinung zu den Gestoseursachen offensichtlich fehlten, rief Karumanchi ein Forschungsprogramm ins Leben. Forscher untersuchten Nachgeburten daraufhin, welche Gene bei einer gestörten Plazentation eine erhöhte Aktivität aufwiesen – denn wie man wusste, kann das Protein, das von einem Gen kodiert wird, in den mütterlichen Blutkreislauf gelangen. Vor allem ein Protein erwies sich als auffällig: sFlt1 (lösliche fms-ähnliche Tyrosinkinase). Und als Karumanchi das Blut von Frauen untersuchte, die an einer schweren Gestose litten, fand er dort fünfmal mehr sFlt1 als im Blut gesunder Schwangerer. Er verabreichte zudem Ratten sFlt1, die daraufhin Gestosesymptome zeigten. Karumanchi veröffentlichte seine Ergebnisse 2003, und es dauerte nicht lange, da meldete sich David Haig bei ihm. Haig war hocherfreut, dass Belege aus dem realen Leben seine Theorie bestätigten, und Karumanchi war seit eh und je ein großer Haig-Fan: Denn dank Haigs Theorie konnte er – außer durch reine Pathologie – erklären, wo das Interesse der Plazenta lag, im Blutkreislauf ihres Wirts verheerende Schäden anzurichten.

Für das Wachstum neuer Blutgefäße und die tagtägliche Instandhaltung der Endothelschicht bestehender Blutgefäße ist ein Protein namens VEGF zuständig. Und eine gesunde Arterienwand heißt auch ein normaler Blutdruck. Doch sFlt1 ist ein VEGF-Agonist, der VEGF bindet und deaktiviert. Dadurch wird der Blutdruck im peripheren Blutkreislauf der Mutter nach oben getrieben, um mehr Blut in die Plazenta zu lenken, so wie Haig vermutet hatte. VEGF ist außerdem für die Instandhaltung des Endothels der kleinen Gefäße oder Glomeruli in den Nieren, die Abfallprodukte aus unserem Blut filtern, verantwortlich und ebenso in Leber und Hirn aktiv, was erklärt, warum eine schwere Gestose die Nieren schädigt und eine Proteinurie verursacht. Und sFlt1 arbeitet nicht allein. Die gestresste Plazenta gibt auch lösliches Endoglin ab, einen Faktor, der ebenfalls Bluthochdruck verursacht. Endoglin kann mit sFlt1 zusammenwirken und wird mit einer extrem schweren Form der Gestose in Zusammenhang gebracht, dem HELLP-Syndrom, bei dem Schwangere an Kopfschmerzen, schwerem Sodbrennen und erhöhten Leberenzymen leiden.

Als David Haig seine Theorie vom Eltern-Kind-Konflikt in den neunziger Jahren erstmals formulierte, beschrieb er sie als den Glukosekampf zwischen Mutter und Fötus. Mindestens 10 Prozent aller Frauen leiden, besonders im letzten Schwangerschaftsdrittel, an Schwangerschaftsdiabetes. Der Diabetes verschwindet, sobald das Kind auf die Welt kommt. Der Blutzuckerspiegel steigt an, weil die Körperzellen gegen Insulin resistent werden: Die Insulinrezeptoren verlieren an Leistungsfähigkeit. Als Reaktion darauf produziert die Mutter mehr und mehr Insulin, um den Blutzucker zu stabilisieren. Und das fiel Haig auf. Denn da Insulinresistenz und Insulinproduktion sich tendenziell gegenseitig aufheben, so dachte Haig, wäre es zur Selbstregulierung des Blutzuckers eigentlich ökonomischer, Insulinresistenz und Insulinproduktion zu senken. Aber dabei bleibt die Plazenta außer Acht. Denn wenn ihr nichts entgegengesetzt wird, kann sie jederzeit mehr Zucker aus dem mütterlichen Blut entnehmen, als die Mutter zu geben bereit ist. Die Mutter versucht durch die Insulinproduktion also, den Blutzucker zu begrenzen.

Nach jeder Mahlzeit, so Haig, »kabbeln« sich Mutter und Fötus darum, wer welchen Zuckeranteil erhält. Je länger die Mutter brauche, um ihren Blutzucker zu senken, desto größer sei der Anteil, den sich der Fötus nimmt. Man sollte nun annehmen, dass der Fötus ein Mittel besitzt, um die Wirkung des mütterlichen Insulins zu bekämpfen, das seine Blutzuckerversorgung behindert. Und genau das gibt es anscheinend auch. Die Plazenta schüttet humanes Plazenta-Laktogen aus: Dieses stört die Insulinrezeptoren der mütterlichen Körperzellen, blockiert so die Wirkung des Insulins und führt zum Anstieg des Blutzuckerspiegels. Es stimuliert zudem die Produktion mehrerer entzündungsfördernder Zytokine, die die Insulinwirkung ebenso blockieren und Insulinresistenz und Überzuckerung fördern. Als Gegenmaßnahme produziert die Mutter noch mehr Insulin. Und wenn sie im Kampf nicht mehr mithalten kann, entwickelt sie einen Schwangerschaftsdiabetes.

Wie lange sollte eine normale Schwangerschaft dauern, und warum endet sie irgendwann? Was löst die Geburt aus? Die Schwangerschaft beim Menschen dauert durchschnittlich vierzig Wochen, wobei es erhebliche Abweichungen durch vorzeitige Geburten gibt. Und vor den Zeiten der modernen Geburtshilfe brauchten Babys manchmal auch 42 oder 43 Wochen, obwohl der erhebliche Nährstoffbedarf der Nachzügler unweigerlich zu einer schweren Gestose der Mutter führte. Roger Smith und sein Team am australischen John Hunter Hospital schlugen 1995 den Begriff der »Plazenta-Uhr« vor, die ab Beginn der Schwangerschaft läuft und Schwangerschaftsdauer und Geburtszeitpunkt bestimmt. Die Uhr wird demnach von einem Hormon namens CRH (corticotropin-releasing hormone) angetrieben, das die Plazenta produziert und das ungefähr ab der zwanzigsten Woche in den mütterlichen Blutkreislauf gelangt und im letzten Schwangerschaftsdrittel exponentiell ansteigt.

Wenn CRH bei der Schwangerschaft in den mütterlichen Blutkreislauf gelangt, wird es umgehend von einem Protein gebunden und deaktiviert, das von der mütterlichen Leber produziert wird. Obwohl die CRH-Konzentration im Blut steigt, ist das Hormon also inaktiv. Aber ungefähr drei Wochen vor der Geburt wird das bindende Protein von der CRH-Flut aus der Plazenta überschwemmt und so ein exponentieller Anstieg von aktivem CRH ausgelöst. Als die australischen Forscher den CRH-Spiegel im Blut von Schwangeren maßen, stellten sie bei

Frauen, die wiederholt zu früh, durchschnittlich in der 34. Woche, entbunden hatten, wesentlich mehr CRH im Blut fest als bei Frauen, die normal um die vierzigste Woche entbunden hatten. Bei Frauen, die den normalen Geburtstermin überschritten und durchschnittlich in der 42. Woche entbunden hatten, beobachteten sie dagegen einen wesentlich geringeren CRH-Spiegel. Die »Plazenta-Uhr« funktioniert, so erläuterten sie, über die Demaskierung von CRH: Mütter, bei denen CRH durch das bindende Protein früher demaskiert wird, gebären früher und umgekehrt. Ein früher CRH-Spiegel in der Schwangerschaft ist daher, so folgerten sie, ein zuverlässiger Indikator für die Schwangerschaftsdauer und ein frühes Warnsignal für eine Frühgeburt.

Smith und sein Team nahmen an, dass der hohe aktive CRH-Spiegel in der späten Schwangerschaft die Geburt auslöst, weil sich in den fetalen Membranen CRH-Rezeptoren befinden und CRH die Prostaglandin- und Oxytozinproduktion stimuliert, wodurch dann die Muskelkontraktionen der Gebärmutter, die Geburtswehen, ausgelöst werden. Der Vorgang könnte zudem, so argumentierten sie, mit der Entwicklung des Babys synchronisiert sein, da CRH auch die fetalen Nebennierenhormone stimuliert, die für die Organreife eine Rolle spielen. Ihr Modell geht im Wesentlichen davon aus, dass Mutter und Kind bei der Festlegung des geeigneten Geburtstermins zusammenwirken.

Und um der Geschichte eine weitere Wendung zu geben: Man weiß, dass CRH von jedem Menschen – einschließlich Schwangeren – produziert wird und ein wichtiges Element der Stressreaktion ist. Es wird im Hypothalamus des Gehirns produziert und regt die Hirnanhangsdrüse oder Hypophyse dazu an, adrenokortikotrope Hormone (ACTH) zu produzieren. Diese wandern dann zu den Nebennieren, die daraufhin Corticosteroide und besonders Cortisol, manchmal auch Hydrokortison genannt, ausschütten. Es handelt sich dabei um die sogenannte HHNA, die Hypothalamus-Hypophysen-Nebennierenrinden-Achse. Wenn die Schwangerschaft weiter fortschreitet, wird die HHNA-gesteuerte Produktion von CRH, ACTH und Cortisol der Mutter gedämpft. Herkömmlicherweise nimmt man an, dass die Mutter den Fötus auf diese Weise schützt, der, wie man außerdem annimmt, sehr empfindlich auf Cortisol reagiert.

Doch Steve Gangestad, Leiter des Programms für Evolution und Entwicklung an der Universität New Mexico, erschienen verschiedene Merkmale der »Plazenta-Uhr« von Smith rätselhaft. Er durchdachte die Situation im Sinne von Haig und fragte sich: Wenn die Mutter die CRH-Produktion im Hypothalamus wirklich zurückfährt, um die Cortisolproduktion zum Schutz des Fötus zu senken, warum schießt der Fötus dann ein Eigentor und schickt CRH aus der Plazenta in den Blutkreislauf der Mutter? Und wenn das Ziel von CRH letztendlich die Rezeptoren in der Plazenta und ihre Membranen sind, um so die Geburt auszulösen, warum geht die Plazenta dann nicht einfach lokal vor, anstatt die Schwangere mit CRH zu überschwemmen? Es musste, so dachte Gangestad, eine andere, logische Erklärung dafür geben.

Cortisol regt die Leber dazu an, den Blutzuckerspiegel zu erhöhen und damit schnelle Energie für die Stressreaktionen »Angriff oder Flucht« zur Verfügung zu stellen. Möglicherweise schüttet die Plazenta CRH aus, so Gangestad, weil der Fötus auch hiermit versucht, mehr Zucker von seiner Mutter zu erhalten, denn mehr CRH bedeutet einen höheren Cortisolspiegel. Doch die Mutter schlägt zurück und versucht, möglichst viel CRH zu beschlagnahmen, indem sie es in einen Proteinkomplex einbindet und die eigene CRH- und Cortisolproduktion senkt. Gangestads Neuinterpretation der »Plazenta-Uhr« wird durch die Tatsache gestützt, dass sowohl intrauteriner Kleinwuchs als auch Gestose mit einem erhöhten CRH-Spiegel in Zusammenhang gebracht werden. Die Ursache dafür ist, dass Fötus und Plazenta bei einer Gefährdung mit CRH zurückschlagen. Auch ein erhöhter Gefäßwiderstand beim Blutfluss in Richtung Plazenta – etwa durch einen mangelhaften Umbau der Spiralarterien – wird mit einem hohen CRH-Spiegel in Zusammenhang gebracht. Mehr Cortisol führt zur Verengung der mütterlichen Blutgefäße, weil es deren Empfindlichkeit für Adrenalin und Noradrenalin erhöht, sodass der Gefäßwiderstand im peripheren mütterlichen Blutkreislauf steigt und tendenziell mehr Blut in Richtung gefährdeter Plazenta geschickt wird.

Dass ein Zusammenhang zwischen hohem CRH-Spiegel im zweiten Schwangerschaftsdrittel und Frühgeburt besteht, wird von niemandem bestritten. Aber laut Gangestad könnte der Zusammenhang bis zu einem gewissen Grad darin begründet sein, dass der steigende Nährstoffbedarf des Fötus von der Plazenta nicht mehr bewältigt werden kann. In diesem kritischen Augenblick, so Gangestad, greift der Fötus auf eigene Fettreserven zurück – und hungert. Er hat nun eine Stoffwechselschwelle erreicht, an der es besser ist, geboren zu werden und Nährstoffe von der mütterlichen Brust zu bekommen, als in der Gebärmutter zu bleiben und zu versuchen, aus dem Blutkreislauf der Mutter noch mehr Nährstoffe zu entnehmen. Nach dieser Interpretation produziert der Fötus große Mengen CRH, um der Mutter mehr Zucker abzupressen, doch wenn das nicht reicht, wird durch den ständig erhöhten CRH-Spiegel irgendwann genügend Cortisol produziert, um die Geburt auszulösen.

Diese Darstellung passt gut zu der »Energetik und Wachstums«-Theorie, die Peter Ellison und Holly Dunsworth hinsichtlich Schwangerschaftsdauer und Geburtszeitpunkt aufgestellt haben. Der Zeitpunkt der Niederkunft, sagen sie, hat sich evolutionär weniger an die begrenzte Größe des weiblichen menschlichen Beckens angepasst und an das, was dort hindurchpasst, sondern sich an dem Gleichgewicht aus mütterlichem und fetalem Stoffwechsel orientiert. Laut ihrem Modell setzt die Geburt ein, weil der Stoffwechsel unter Stress gerät, wenn die Mutter dem fetalen Bedarf nicht mehr gerecht werden kann. Viele geprägte Gene sind nachweislich in der Plazenta aktiv, aber es gibt auch Belege für eine Beteiligung an Gehirnaktivitäten. Nach der Geburt ist die Genprägung möglicherweise das nächste Schlachtfeld im Kampf zwischen Mutter und Kind, doch diesmal geht es um mütterliche Fürsorge und die Nährstoffversorgung über die Brust. Hier würden dann Faktoren wie die mütterliche Bindung an das Kind, die Attraktivität des Kinds für die Mutter und die Anregung der Milchbildung eine Rolle spielen.

Blickt man durch die evolutionäre Brille auf Schwangerschaft und Geburt, erscheinen beide als hartes Geschäft mit starkem Konkurrenzdruck. Es gibt Interessenkonflikte und in der Gebärmutter laut David Haig eine Mutter-Fötus-Schnittstelle, die zum fruchtbaren Boden oder ödem Niemandsland werden kann. Häufig werden solche evolutionsbiologischen Vorgänge allerdings mit bewussten menschlichen Entscheidungen verwechselt, die zynisch und unmoralisch wären, würden sie ein Baby gefährden. Die Vorstellungen der Evolutionsbiologie kollidieren mit dem rosaroten Blick auf die menschliche Fortpflanzung, die hier vor allem liebevolle, partnerschaftliche Motive am Werke sieht. Man kann darum nicht oft genug betonen: Wenn Evolutionswissenschaftler von Strategien und Interessenkonflikten sprechen, dann meinen sie rätselhafte Mechanismen, die Mann und Frau nicht bewusst sind und die sie nicht kontrollieren können. Eine Frau weigert sich nicht willentlich, Fett- und Kohlenstoffreserven für das wachsende Baby in ihrem Bauch zu opfern, sondern die Evolution hat auf diese Weise versucht, die entgegengesetzten Interessen von väterlichen und mütterlichen Genen und dann diese beiden Gene im Fötus zu versöhnen. Der Prozess beginnt für Sarah Robertson schon mit der Immunregulierung bei Befruchtung und Embryo-Einnistung. Hier geht es vor allem um Qualitätskontrolle: Dem Mann fällt dabei die Rolle des skrupellosen Verkäufers zu, der seinem Kunden honigsüß den letzten Schrott andrehen will, in diesem Falle schlecht ausgestattete oder inkompatible Embryonen, während die Frau die Rolle des kritischen Ladenbesitzers innehat, der keinen Müll in den Verkaufsregalen haben will.

Der männliche Samen, so Robertson, variiert hinsichtlich der aktiven Bestandteile, die die empfängliche Immunreaktion in der Gebärmutterwand auslösen und somit die individuelle Zeugungschance eines Mannes erhöhen. Doch die hohe Empfänglichkeit gibt ihrerseits der Frau die Chance, die männliche Reproduktionsqualität zu bewerten und unzulängliche Embryonen zu verbannen. Und warum sollte die weibliche Wahlmöglichkeit nicht auch in der Schwangerschaft fortbestehen? Nicht nur ein schlecht ausgestatteter Embryo, der sich erfolgreich einnistet, kann wichtige weibliche Ressourcen verbrauchen, zumindest bis es vielleicht zur Fehlgeburt kommt. Auch ein sich entwickelnder und noch mehr Ressourcen verbrauchender Fötus kann zur Fehlanpassung und Energieverschwendung werden, wenn das unmittelbare Umfeld der Frau feindliche Züge annimmt: etwa durch Infektionen, Mangelernährung aufgrund von Nahrungsmittelknappheit oder auch durch Stress nach Naturkatastrophen oder Kriegen oder wenn der Partner, häufig der Hauptversorger, die Frau verlässt. Der Embryo oder Fötus befindet sich bis zur Geburt (und sogar noch darüber hinaus) sozusagen, obwohl Robertson den Begriff selbst nicht benutzt, in der Probezeit.

Die weibliche Wahlmöglichkeit, so Robertson, gilt für den Embryo, den Fötus und die Plazenta. Das mütterliche Immunsystem kann als Reaktion auf ein verändertes Umfeld hervorragend von freundlich auf feindlich umschalten. »Man sieht«, sagt Robertson, »dass Schwangerschaftsgewebe, wenn notwendig, durch einen wirksamen Mechanismus abgestoßen wird.« Bei Beginn der Schwangerschaft, so Robertson, ist die Samenchemie dafür zuständig, eine gutartige Menge an regulatorischen T-Zellen aufzubauen, doch später übernehmen Embryo und Umgebung die Aufgabe, entsprechende Signale auszusenden. Dazu kommunizieren sie mit den dendritischen und T-Zellen, die hochempfindlich auf Umweltstressoren reagieren – auf Signale, die das Immunsystem über die Hypothalamus-Hypophysen-Nebennierenrinden-Achse von der Außenwelt erhält. Diese Verbindung zwischen Umwelt und mütterlichem Immunsystem erklärt, so Robertson, warum das Immunsystem auf akuten Stress reagieren und eine Fehlgeburt auslösen kann. Gestützt wird diese Annahme durch neuere Studien, die einen Zusammenhang zwischen Fehlgeburt und starkem wahrgenommenem psychosozialem Stress, verringertem Gestagenspiegel und dem Wechsel zur entzündungsfördernden Typ-1-Immunität bei Frauen nachweisen. Wenn man dem Immunsystem eine Qualitätskontrollfunktion zuerkennt, so Robertson, könnte das unsere Wahrnehmung verändern: Wir müssten nicht mehr jede Fehlgeburt grundsätzlich als pathologisch betrachten. »Eine immunbedingte Fehlgeburt würde unter bestimmten Umständen dann als vollkommen normaler und wichtiger Bestandteil zu einer optimalen Reproduktionsfunktion gehören.« David Haig würde an dieser Stelle sicherlich zustimmend nicken.

Bislang gibt es allerdings nur sehr wenig Belege für diese provokante und weitreichende Theorie, auch wenn der Embryo nachweislich in bestimmten Schwangerschaftsmomenten wie Einnistung und Plazentaentwicklung besonders verwundbar ist. Man *weiß* allerdings, dass der mütterliche Seelenzustand sich dem Fötus über die HHN-Achse mitteilen kann. Daniel Kruger von der Fakultät für Volksgesundheit an der Universität Michigan durchforstete die Geburtsprotokolle des Jahres 2000 aus über 450 US-Countys und verglich Ereignisse wie niedriges Geburtsgewicht und Frühgeburt mit den Daten der US-Volkszählung, aus denen die Zahl der alleinerziehenden Mütter – wo der Vater folglich wenig anwesend ist – sowie der sozioökonomische Status hervorgeht. Wie er nachweislich feststellen konnte, bedeutet es für ein Baby nichts Gutes, wenn die männliche Unterstützung wegfällt. Der dadurch entstehende Stress führte zu einer kürzeren Schwangerschaft und einem niedrigeren Geburtsgewicht. Wenn der Vater sich rarmacht, so Kruger, löst das möglicherweise einen unterbewussten Mechanismus aus, um die mütterliche Investition zu begrenzen. Ob der Mechanismus so stark ist, dass er das Leben des Fötus wirklich beenden kann, bleibt noch zu klären.

Die brutale Logik der evolutionsinspirierten Reproduktionsmedizin, die unser rosarotes Bild der Schwangerschaft an vielen Stellen ankratzt, könnte derweil bahnbrechende Behandlungen für Schwangerschaftserkrankungen in greifbare Nähe rücken. So hat Ananth Karumanchi beispielsweise nachgewiesen, dass Gestosesymptomen der Mutter ein eindeutiger sFlt1-Anstieg im Blut vorausgeht, was nahelegt, den sFlt1-Spiegel in der Schwangerschaft zu überwachen und als Frühwarnsystem zu nutzen. Bei einigen an Gestose erkrankten Schwangeren gelang es seinem Team bereits, durch die Entfernung von sFlt1 mittels Dialyse Blutdruck und Proteinurie zu stabilisieren und die Schwangerschaftsdauer zu verlängern. Und dank der gemeinsamen Forschung von Sarah Robertson und Gus Dekker in Australien besteht heute die Hoffnung, TGF-β erfolgreich zur Behandlung von Unfruchtbarkeit einzusetzen. Sarah Robertson erforscht zudem gemeinsam mit einem Biotech-Unternehmen die Anwendung von Zytokin GM-CSF, um die Blastozystenqualität und somit die Chance auf eine erfolgreiche Einnistung zu verbessern. Jan Brosens hält bei wiederholten Fehlgeburten eine Behandlung mit IL-33 für sinnvoll.

Die Evolutionsmedizin mag der Fortpflanzung viel von ihrer Romantik genommen haben, dafür ermöglicht sie aber umfangreiche Erkenntnisse über bis vor Kurzem quälende und rätselhafte Schwangerschaftserkrankungen, die, wie allgemein zugegeben wird, von der wissenschaftlichen Forschung viel zu lange stiefmütterlich behandelt wurden. Die aktuellen Forschungsarbeiten von Jan Brosens, Sarah Robertson und vielen anderen gehen auf die Evolutionstheorie zurück, die Robert Trivers, der vielleicht größte lebende Evolutionstheoretiker, der Welt erstmals 1974 als Eltern-Kind-Konflikt vorstellte. David Haig hat Trivers' Theorie dann auf Schwangerschaftserkrankungen ausgeweitet. Und die Anwendung des Evolutionsgedankens auf die Medizin ist eindeutig eine Erfolgsgeschichte: Heute wählen Spitzenforscher der Reproduktionsbiologie weltweit die Evolution als theoretischen Ansatz für ihre Arbeit.

Die Kehrseite des aufrechten Gangs

Der Zusammenhang zwischen Zweifüßigkeit und orthopädischen Beschwerden

Seit Jahren schon kursiert eine Geschichte über Tip O'Neill, den legendären US-Abgeordneten und früheren Sprecher des Repräsentantenhauses von Massachusetts. Der joviale Politiker hatte keine Scheu davor, Wählerhände zu drücken. Doch er konnte sich bedauerlicherweise nicht an die Gesichter der vielen Wähler erinnern, deren Hände er im Vorbeigehen schüttelte. Darum hatte er einen Trick: Er legte den Arm um die Schulter des potenziellen Wählers, nahm seine Hand und fragte freundlich: »Wie geht es Ihrem Rücken?« Da vermutlich über 80 Prozent seiner Zuhörer an Rückenschmerzen litten, staunten die meisten nicht schlecht. Angesichts der »persönlichen Anteilnahme« verfielen sie in Ahs und Ohs. »Wie wunderbar: Er kann sich noch an mich erinnern.«

Kein Zweifel, der aufrechte Gang ist eines der wichtigsten Merkmale des modernen Menschen. Damit hatten wir plötzlich die Hände frei, konnten besser sammeln und jagen, und unser Gehirn wuchs. Und unsere Füße, Hände und Gehirne verbreiteten sich rasch auf der gesamten Erde und veränderten sie, wenn nicht immer zum Besseren, so doch fundamental. Obwohl sich etwa auch Primaten wie Gibbons am Boden auf zwei Beinen fortbewegen können, sind im Tierreich nur Vögel und

Menschen echte Zweifüßler. Die meisten Vögel bewegen sich hüpfend fort, doch einige wenige wie der Strauß und seine Verwandten sind auch geschickte Läufer. Dennoch ist der Mensch der Einzige, der mit vollkommen aufrechtem Rücken auf zwei Beinen geht, sodass das Gewicht senkrecht wie ein Lot nach unten übertragen wird: vom Kopf über das Becken bis zu den Füßen. Manche Vertreter der evolutionären Anthropologie sind der Ansicht, dass es gute Gründe gibt, warum unsere Zweifüßigkeit im Tierreich so einzigartig, ein einmaliger Versuch geblieben ist. Ihrer Meinung nach liegt dies an den buchstäblich erdrückenden Kosten des aufrechten Gangs: an den schrecklichen, zehrenden Erkrankungen von Muskeln, Sehnen und Skelett, die wir uns eingehandelt haben, als wir unsere Wirbelsäule um 90 Grad drehten.

Betrachten wir beispielsweise den Fall von Rosalind Michel. Im Jahr 1951, als sie zwölf wurde, bemerkte sie erstmals, dass mit ihrer Wirbelsäule etwas nicht stimmte. Sie spürte Schmerzen im unteren Rückenbereich und in den Beinen, und obwohl sie ein sportliches Kind war, wurde es immer beschwerlicher, nach der Schule von der Bushaltestelle bergan nach Hause zu gehen. Ihr Arzt sprach missbilligend von »Wachstumsschmerzen« und schob sie mit der Bemerkung aus dem Raum, sie solle sich weiter ums Größerwerden kümmern … Doch ihre Beschwerden nahmen zu. Rosalind hatte Schmerzen und musste sich hinlegen, wenn sie nach der Schule nach Hause kam – was die Schmerzen aber nicht linderte.

Irgendwann konnte ihre Mutter es nicht mehr mit anschauen und suchte mit ihr einen Facharzt auf. »Er warf einen Blick auf meinen Rücken und sagte: ›Bück dich mal, und berühr mit den Händen die Füße.‹ Meine Mutter erschrak, weil ich gerade mal bis zu den Knien kam.« Der Arzt erklärte, dass in Rosalinds Wirbelsäule etwas verrutscht und eine Operation unvermeidlich sei. Der unterste Lendenwirbel, L5, saß nicht auf dem Kreuzbein, sondern davor und hatte die übrige Wirbelsäule mitgezogen. Das nennt man Spondyloptose. Wie es zu der schrecklichen Erkrankung kommt, ist bislang nicht geklärt, vermutlich gibt es jedoch eine genetische Komponente. Rosalind gab den wilden Pausenspielen die Schuld: »Ich sprang als Kind gern von hohen Mauern herunter. In unserem Schulgarten gab es viele wunderbare Terrassen, und jeder wollte von der höchsten Mauer herunterspringen. Es war also womöglich meine eigene Schuld!«

Im Krankenhaus wurde sie zunächst neun Tage gestreckt. Man befestigte Stifte an ihren Beinen und zog daran: Ihr eigenes Körpergewicht sollte die Wirbelsäule wieder zurechtrücken. Doch der Versuch schlug fehl, und sie wurde operiert. Damals gab es noch keine Titanschrauben und -nägel. Man nahm Knochenspan vom Darmbein und verband mit dessen Hilfe Wirbel L5 direkt mit der Kreuzbeinvorderseite, in der Hoffnung, dass der Wirbel so nicht mehr weiter vorrutschen würde. Rosalind musste die nächsten zwölf Wochen im Krankenhaus verbringen, im Gipsbett, damit der Knochenspan anwachsen konnte. Dann stand sie auf, ging weiter zur Schule, studierte Medizin und wurde Anästhesistin – mit chirurgischer »Klemme«. Mit der Zeit krümmte sich ihre Wirbelsäule weiter nach hinten – zu einer Lendenkyphose –, und zwar genau dort, wo sich die Wirbelsäule normalerweise nach vorn krümmt – zu einer natürlichen Lordose.

Rosalind Michel gehörte nun zu den Millionen von Menschen, die von Rückenschmerzen, verrutschten Bandscheiben, einer starken Wirbelsäulenkrümmung oder allgemeinen Beschwerden und Verschleißerscheinungen geplagt werden, die vom Hals bis zu den Zehen reichen können. Die Liste der Schäden ist lang, die viele Vertreter aus physischer Anthropologie und evolutionärer Biologie der Tatsache zuschreiben, dass wir die einzigen Tiere mit aufrechtem Gang sind. Die Leidensgeschichten verkörpern für sie die gigantischen Kosten, die uns durch den Umbau von Wirbelsäule und Gliedmaßen aufgebürdet wurden – den Preis des aufrechten Gangs. Vorreiter dieser Idee war Wilton M. Krogman, der an der Fakultät für forensische Anthropologie an der University of Pennsylvania forschte und über ein derart enzyklopädisches Wissen des menschlichen Skeletts verfügte, dass die Polizei der Stadt ihm den Spitznamen »Knochenpolizist« gab. In dem Jahr, in dem Rosalind Michel im Gipsbett lag, schrieb Krogman eine Studienarbeit, die in Rosalinds Ohren schmerzlich klingen musste. Der Titel lautete »Die Narben der menschlichen Evolution«, und darin hieß es: »Der Menschen ist ein Sammelsurium und Provisorium, und das wahre Wunder besteht darin, dass wir damit so gut klarkommen.«

Die vierbeinigen Tiere sind für Krogman eine »wandernde Spannbrücke«, weil ihre Wirbelsäule wie ein Brückenbogen auf vier Pfeilern, den Beinen, ruht, und Brust und Bauch daruntergespannt sind. Als wir unsere Wirbelsäule um 90 Grad drehten, so Krogman, gaben wir alle Vorteile dieser Konstruktion auf, und die Wirbelsäule bildete drei Krümmungen aus, um sich an die senkrechte Belastung anzupassen. Wir kommen mit der Wirbelsäule unserer Vorfahren zur Welt, doch sobald wir das Köpfchen heben können, entwickelt sich am Nacken eine Krümmung nach vorn, die sogenannte Nackenlordose, und wenn wir dann laufen lernen, gesellt sich eine ebensolche Krümmung im unteren Rücken, die Lendenlordose, hinzu. Und zwischen beiden liegt eine Krümmung in entgegengesetzter Richtung, die Brustkyphose. Alle drei gemeinsam bilden die charakteristische S-Form der menschlichen Wirbelsäule. Damit sich der Zweifüßler, so Krogmann, drehen und bücken konnte, bildeten sich die einzelnen Wirbel keilförmig aus, wobei die schmalere Seite hinten liegt, wie bei einer Spielzeugschlange. Doch laut Krogman hat unsere Scharnierlösung einen Preis, insbesondere, wenn wir den unteren Rückenbereich belasten und ein Wirbel gegen den sich neigenden Nachbarn rutschen kann.

Dass wir auf den Hinterbeinen stehen, habe vor allem für den Bereich teuflische Folgen, wo Wirbelsäule, Becken und Kreuzbein aufeinandertreffen. Unser Becken liegt in einem gewissen Winkel zur Wirbelsäule und nicht in gerader Linie damit, und das Darmbein wurde kürzer und breiter, um unsere nach unten sinkenden Eingeweide besser zu stützen. Die Gewichtsbelastung konzentriert sich vor allem dort, wo das Darmbein mit dem keilähnlichen Kreuzbein das Iliosakralgelenk bildet. Das Gelenk hat sich beim Menschen verlängert, und das Kreuzbein ragt nun in den Geburtskanal hinein, wodurch es diesen verengt und die Geburt erschwert. Der gesamte Bereich, so Krogman, ist naturgemäß instabil und eine der Hauptursachen für Schmerzen im unteren Rückenbereich.

Das große Gewicht der Eingeweide, die der Schwerkraft gehorchen, mache uns zudem anfällig für einen Zwerchfellbruch, und die Lage unseres Herzens in großer Höhe führe dazu, dass das Venenblut auf dem Rückweg zum Herzen über einen Meter Schwerkraft überwinden muss, was uns nicht nur anfällig für Krampfadern mache, sondern auch für Hämorrhoiden, weil die Venen am Ende unseres langen Darms leicht verstopfen.

Dann schaute sich Krogman die Füße an. In einem evolutionären Wimpernschlag verwandelten sie sich vom Greif- und Kletterfuß zu einem Gebilde, das Gewicht und Belastung verteilen musste. »Der große Zeh rückte in eine gerade Linie mit dem übrigen Fuß, und die Fußwurzelknochen, die Ferse, Sprunggelenk und Spann bilden, nehmen nun ungefähr die halbe Fußlänge ein. Beim Schimpansen entsprechen sie nur einem Fünftel. Wir haben ein hartes Fußgewölbe mit zwei Querachsen ausgebildet; die eine verläuft durch die Fußwurzel, die andere durch die wichtigsten Zehenknochen.« Das sieht, so Krogman, schwer nach Flickschusterei aus. Und er schließt: »Unsere Senkfüße, Ballenzehen und Schwielen und ganz allgemein unsere Fußbeschwerden haben ihre Ursache letztendlich darin, dass der Prozess der Anpassung und natürlichen Selektion noch nicht vollständig abgeschlossen ist, unsere Füße also noch nicht wirklich leistungsfähig sind. Unsere Füße tragen die Narben der Evolution.«

Im Februar 2013 stimmte eine Reihe von Krogman-Anhängern dasselbe Lied an. Sie trafen sich dazu auf einer Fachtagung der Wissenschaftsgesellschaft AAAS (American Association for the Advancement of Science), der sie den ehrerbietigen Titel »Die Narben der menschlichen Evolution« gaben. Ann Gibbons, langjährige Journalistin für das AAAS-Wissenschaftsjournal *Science*, erinnert sich, dass Bruce Latimer – von der Case Western Reserve University und Überlebender einer Rückenoperation – zum Rednerpult humpelte und dabei theatralisch eine verdrehte menschliche Wirbelsäule hin- und herbaumeln ließ, um zu demonstrieren, dass unser aufrechter Gang zu Beschwerden und Erkrankungen führe, die einzig der Mensch kennt. Unter der dauerhaften Belastung verstärke sich, so Latimer, die natürliche Krümmung unserer doppelt S-förmigen Wirbelsäule, sodass wir an Hohlkreuz, Buckel oder Skoliose, einer seitlichen Verkrümmung, leiden. Die Krümmung unseres unteren Rückenbereichs nach vorn, die unerlässlich ist, damit der Geburtskanal nicht verlegt und unser Oberkörper sein Gleichgewicht über Beinen und Füßen hält, sei besonders problematisch. Hier sei der Rücken besonders verschleißanfällig: »Wenn Sie gut auf Ihre Wirbelsäule aufpassen, tut sie vielleicht vierzig oder fünfzig Jahre klaglos Dienst«, sagte Latimer. »Danach müssen Sie selbst sehen, wie Sie klarkommen!« Durch die Drehbewegung beim Gehen, bei dem wir einen Fuß vor den anderen setzen und die Arme gegenläufig mitschwingen lassen, nutzen sich die Bandscheiben zwischen den Wirbeln ab und bekommen Risse. Nur unsere Spezies, so Latimer, leide regelmäßig an gebrochener Hüfte, Ballenzeh, Wirbelbruch, Senkfuß, Meniskusschäden, Schienbeinkantensyndrom, Bandscheibenvorfall, Wirbelbruch, Spondylolyse – Schäden an empfindlichen Teilen der Wirbelrückseite, die durch übermäßiges Strecken oder Rückbeugen des Rückens entstehen –, Skoliose und Kyphose.

Beim Gehen und Laufen, so Latimer, entstehen Kräfte, die ein Vielfaches unseres Körpergewichts betragen können. Das sei nicht bedenklich, solange wir gehen, weil unser um bis zu 15 Grad gebeugtes Knie einen Großteil der Kräfte absorbiert. Wenn wir unsere Knie beim Gehen noch stärker beugen würden, könnten wir die Kräfte sogar noch besser verteilen, aber wer es einmal ausprobiere, werde schnell merken, wie ermüdend das ist! Wenn wir jedoch laufen, so Latimer, strecken wir unsere unteren Gliedmaßen ausgerechnet dann, wenn die meisten Kräfte wirksam werden. Beim Schimpansen hängt der Oberschenkelknochen gerade von der Hüfte herab, und die Unterbeinknochen schließen unterhalb des Knies in gerader Linie daran an, die Belastung des Kniegelenks ist also symmetrisch verteilt. Weil der Mensch seine Füße aber direkt unter den Körperschwerpunkt setzt, ist das Kniegelenk einwärtsgeneigt, und der Knorpel nutzt sich ungleichmäßig ab.

Wie Krogman ist auch Jeremy deSilva von der Boston University der Ansicht, der Evolution habe es an Zeit gefehlt, den menschlichen Fuß zu perfektionieren. Die Podiatrie könnte kein Milliardengeschäft sein, wenn unser Fuß wirklich gut gebaut wäre, so deSilva. Ein Straußenfuß eigne sich erheblich besser zum Laufen: So sind beim Vogel Strauß Knöchel- und Fußknochen zu einem starren Gebilde verschmolzen, und er ähnelt so ein wenig den »Blade Runnern« der Paralympics. Zudem besitzt er dicke Sehnen, die die elastische Energie absorbieren. Der Strauß und seine Vorfahren hatten, so deSilva, 250 Millionen Jahre Zeit, um ihre Lösung zu perfektionieren. Uns dagegen standen nur fünf Millionen Jahre zur Verfügung. Wir besitzen bis heute 26 Fußknochen, weil wir von Affen abstammen, die auf Bäume kletterten und mit ihrem hochbeweglichen, muskulären Fuß Zweige umklammerten. Natürlich, so deSilva, habe die Evolution unermüdlich daran gearbeitet, dass wir besser gehen und laufen können: »Der menschliche Fuß erledigt seinen Job recht gut. Die natürliche Selektion hat dafür gesorgt, dass der Fuß Bodenreaktionskräfte absorbiert, sich in der Schubphase des Schritts versteift und sogar elastische Strukturen wie das Fußgewölbe oder die Achillessehne besitzt, durch die wir beim Gehen treten können.«

Trotzdem könne man, so deSilva, den Bau unseres Fußes keineswegs als »intelligent« bezeichnen. Eigentlich sei er nämlich gar nicht gebaut, sondern das Ergebnis verschwindend geringer, blindlings ausgeführter und stümperhafter Modifikationen an vorhandenen Bauteilen. Die Modifikationen sind für deSilva das biologische Äquivalent von Büroklammern und Klebeband. Anders als die Ingenieure, die die Laufprothese des gestrauchelten Paralympioniken Oscar Pistorius entwickelten, konnte die Evolution, so deSilva, nicht ans Zeichenbrett zurückkehren und bei null anfangen, sondern musste mit dem klarkommen, was gerade da war. Im Falle des menschlichen Fußes war das ein hochflexibles, flaches Gebilde mit einem langen, opponierbaren großen Zeh, der runde Äste optimal umklammern konnte. »Die Flickschusterei«, sagt deSilva, »konnte natürlich nicht folgenlos bleiben: verstauchte Knöchel, plantare Fasziitis, versagende Fußgewölbe …«, die sich leicht um Weiteres ergänzen lassen: Fersensporn, Entzündungen der plantaren Sehnenplatte – der langen Sehne, die Fersen und Zehen verbindet – oder der heimtückische Ballenzeh, der sich durch eine Fehlstellung des große Zehs bildet.

Rückenschmerzen sind ein weltweit verbreitetes Phänomen. Allein in den USA suchen jedes Jahr zwanzig Millionen Menschen wegen Rückenschmerzen einen Arzt auf, und die jährlichen Behandlungskosten für Rückenprobleme belaufen sich auf über 85 Milliarden US-Dollar. In Großbritannien fallen den Rückenleiden jedes Jahr mehr als 81 Millionen Arbeitstage zum Opfer, und allein das öffentliche Gesundheitswesen bringt für die Behandlungskosten über 350 Millionen Pfund auf. Die weit verbreiteten Beschwerden haben eine gigantische Gesundheitsindustrie entstehen lassen, die sich damit beschäftigt, Symptome an Rücken, Beinen und Füßen zu diagnostizieren und zu lindern. Bei der Ausstellung »Rückenschmerz« in der Londoner »Olympia«-Halle vom Juli 2014 lief die Industrie zur Hochform auf. Gezeigt wurden begehbare MRT-Geräte für die Diagnose, Massagegeräte, Stühle, Betten und Kissen, Kinesiologie, Yoga, Musik mit α-Gehirnwellen, Mikrostromtherapie, orthopädisches Strecken, Magnettherapie, alternative Ernährung zur Rückenschmerzbehandlung und Bambusextraktkapseln für die Bandscheibenreparatur.

Pete May leidet an typischen Schmerzen im unteren Rückenbereich. Er ist Sportjournalist, doch er kann seinem Rat keine Taten folgen lassen, ohne sich anschließend zum Osteopathen schleppen zu müssen. Heute 35, kämpfte er schon als Zwanzigjähriger mit Rückenproblemen, die erstmals durch das Drehen und Wenden beim Fünfer-Fußball auftauchten. »Einmal wollte ich zu meinem Osteopathen in Nordlondon gehen, der auf einer Anhöhe wohnt. Ich musste ein Taxi nehmen, und der Osteopath hat mich schließlich mit dem Auto wieder nach unten gefahren. Ich konnte nur humpeln. Das letzte Mal ist es dann beim Wandern auf einem Küstenpfad in Cornwall passiert. Der Weg war schlammig, ich rutschte aus und fiel auf den Hintern. Am nächsten Tag konnte ich nur noch gebückt gehen.« Wie ein Automechaniker, der einen Oldtimermotor hegt und pflegt, hält der Osteopath Pete May am

Laufen. Und die Diagnose ist, wie so oft, äußerst vage. Nichts gebrochen oder verrutscht, aber alles tut weh. Sagen lässt sich nur, dass es sich um einen mechanisch verursachten Schmerz im unteren Rückenbereich handelt, der durch Reizung der empfindlichen Facettengelenke an der Wirbelsäulenrückseite verursacht wird. Besserung ist nicht in Sicht.

Angesichts solcher Leidensgeschichten zahlt der Mensch offenbar einen hohen Preis für seine aufrechte Haltung. Probleme mit dem Rücken und den unteren Gliedmaßen werden mit zunehmendem Alter wahrscheinlicher, aber bei zahlreichen Gesundheitsproblemen im Muskel-Skelett-Bereich gibt es, wie Bruce Latimer betont, nachweislich keinen engen Zusammenhang mit dem Lebensalter. Wenn wir aber einen so hohen Preis für unsere Zweifüßigkeit zahlen müssen, dann sollte man annehmen, dass wir auch von erheblichen Vorteilen profitieren, die uns für die Kehrseiten des aufrechten Gangs entschädigen. Und auch hier herrscht, wenig überraschend, kein Mangel an Theorien: Die meisten Forscher führen ins Feld, dass sich die Evolution zum aufrechten Gang in den heißen, offenen Grassavannen Afrikas abspielte, auf die sich unsere Vorfahren wagten, als die Wälder schrumpften. Allerdings hat sich letztendlich keine der Theorien als überzeugend erwiesen.

Als Erstes traf es die »Ausblick«-Theorie, der zufolge die Zweifüßigkeit dem Mensch erlaubte, über das Gras hinwegzuschauen. Feldstudien an Schimpansen und Blutbrustpavianen ergaben, dass sie, wenn überhaupt, sehr selten den Horizont absuchen. Don Johansson – der berühmte Paläoanthropologe, der Lucy entdeckt hat – weist zudem darauf hin, dass frühe Homininen wie Australopithecus afarensis nur etwa dreißig Kilo wogen, einen Meter maßen und zudem schlecht zu Fuß waren. Es wäre also nicht gerade eine gute Idee gewesen, sich zu erheben und die Aufmerksamkeit der zahlreichen schnellen, kräftigen Beutegreifer zu erregen.

Die Theorie der freien Hände hatte viele Jahre einen geradezu unwiderstehlichen Klang: Zahlreiche Forscher haben mit Werkzeug- und Waffengebrauch, Früchtesammeln oder Selbstverteidigung als Hauptmotivation argumentiert. Doch wie Johansson bemerkt, vergingen zwischen dem Auftreten der ersten beiden Tätigkeiten und der Zweifüßigkeit über eine Million Jahre, außerdem sammeln Schimpansen und andere Menschenaffen genauso Futter oder kämpfen und sind nicht zu Zweifüßlern geworden. Manche Forscher nannten auch als Grund, dass Mütter ihre Säuglinge dank des aufrechten Gangs tragen konnten, die sich wegen des erbarmungslosen Trends zur Haarlosigkeit nicht mehr festklammern konnten. Zwei Forscher der Manchester University überprüften jedoch die Theorie: Sie maßen bei gesunden, jungen Frauen den erforderlichen Energieverbrauch, um ein Zehn-Kilo-Gewicht in symmetrischer Verteilung, in Form einer Weste oder zweier Hanteln, zu tragen oder aber in asymmetrischer Verteilung, wie es beim Tragen eines Babys auf der Hüfte oder dem Arm der Fall ist. Die asymmetrische Gewichtsverteilung erforderte einen starken zusätzlichen Kraftaufwand, und die Forscher halten es daher für höchst unwahrscheinlich, dass das Tragen nackter Babys zur Zweifüßigkeit geführt hat.

Auch die Wärmeregulierungstheorie wurde von Johansson erbarmungslos demontiert. Ihr zufolge ging der Mensch aufrecht, um die Hitzebelastung durch direkte Sonneneinstrahlung zu verringern. »Warum haben wir uns dann nicht einfach tagsüber in den Schatten eines Baums gesetzt?«, wendet Johansson ein. Dann wäre da noch die Wasseraffentheorie. Sie hält nackte Haut, Schwitzen und Fettpolster vor allem für eine Anpassung an die Wasserphase unserer Evolution und weniger für eine Anpassung an das Leben in der Savanne. Die Theorie hat sich im Großen und Ganzen erledigt, wird aber in klug »verwässerter« Form noch von dem deutschen Anthropologen Carsten Niemitz vertreten. Seiner Meinung nach seien die ersten zaghaften Zweifüßler in hüfthohem Wasser gewatet und hätten bei ihren noch wackeligen Gehversuchen von dem Halt profitiert, den das Wasser ihnen gab. Weniger profitiert haben dürften sie allerdings von den ziemlich hohen Kosten, die ihnen Beutegreifer wie Krokodile, Nilpferde, Schlangen und Riesenottern abverlangten, von denen es im Wasser nur so wimmelte.

Laut Johansson haben wir die falschen Fragen gestellt. Es gibt, so sagt er, nicht die eine Antwort auf die Frage: »Warum haben sich unsere Vorfahren für den aufrechten Gang entschieden?« Die Frage sollte besser lauten: »Welche Vorteile hatte es wann und wo für die frühen Hominiden, vom Vierfüßlergang in den Zweifüßlergang zu wechseln?« Eine Antwort darauf zu finden hat sich allerdings als schwierig erwiesen. Fossilienfunde sind rar, und bis zum Aufkommen der relativ neuen Isotopentechnik ließ sich die Umwelt, in der unsere Vorfahren lebten, kaum bestimmen oder nachbilden. Trotzdem hat sich mittlerweile ein Bild herauskristallisiert, das nicht frei von Überraschungen ist.

Alle frühen Arten der Gattung Homo wie erectus, habilis und heidelbergensis waren durch und durch Zweifüßler. Doch wann genau wurden wir zu Zweifüßlern? Die bekannten Fußabdrücke des Australopithecus afarensis, die man in Laetoli im heutigen Tansania entdeckt hat, lassen keinen begründeten Zweifel daran, dass einige Australopithecinen schon vor mindestens 3,5 Millionen Jahren geschickte Zweifüßler waren. Die entdeckten Fußabdrücke sind eindeutig menschenähnlich. Sie lassen eine Wölbung erkennen, einen Zeh in Verlängerung des Fußes und ein Fersenbein, das eindeutig sehr viel größer ist als das von Schimpansen. Bruce Latimer scherzte denn auch, wir würden wohl nicht mit der Wimper zucken, wenn uns dieser Mensch heute am Strand von Florida begegnete. Robin Crompton und sein Team an der Universität Liverpool haben mithilfe von fMRT ein 3-D-Bild der Fußabdrücke von Laetoli erzeugt und mit denen heutiger Menschen verglichen. Die Computersimulation lieferte Schätzwerte bezüglich der Druckverteilung des Fußes und erlaubte so, den zu den Abdrücken passenden Gang zu bestimmen. Australopithecus afarensis hatte demnach nichts vom gebückten Gang eines Menschenaffen, sondern ging wie wir vollkommen aufrecht, wobei der Vorderfuß und besonders der Zeh seine Schritte lenkten.

Konnte er auf Bäume klettern? Aufgrund mehrerer Fußfragmente von Australopithecinen kam Jeremy deSilva zu dem Schluss, dass die Mitglieder der Art überwiegend ein quadratisches, menschenähnliches Sprunggelenk besaßen – anders als etwa Schimpansen, deren trapezförmiges Sprunggelenk für einen hochbeweglichen Knöchel sorgt. Wenn Schimpansen auf Bäume klettern, biegen sie ihren Fuß so weit nach oben, dass er quasi das Schienbein berührt. Die Australopithecinen waren dazu nicht in der Lage und daher ungeschicktere Kletterer. Möglicherweise kletterten sie also auf Bäume, um Früchte zu sammeln, zu fliehen oder dort zu schlafen, ihr Hauptlebensraum scheint aber der Boden gewesen zu sein. Das vorausgeschickt, gibt es bei den Australopithecinen allerdings einige Auffälligkeiten. Yohannes Haile-Selassie, Bruce Latimer und andere stellten der Öffentlichkeit 2012 die 3,4 Millionen Jahre alten Fußfragmente eines Australopithecinen vor. Welcher Art die Fragmente genau zuzurechnen seien, stehe noch nicht fest, es könne sich aber um den Fuß einer früheren Art handeln: Australopithecus ramidus, der noch gleichzeitig mit Australopithecus afarensis lebte. Die Fußknochen ließen eindeutig einen opponierbaren großen Zeh erkennen. Die Forscher schlossen daraus, dass die Art mit der Bezeichnung BRT-VP-2/73 auf Bäumen heimischer war als am Boden. Trifft das zu, dann wäre der Weg zur Zweifüßigkeit nicht geradlinig verlaufen, sondern die Zweifüßler hätten zeitgleich mit eher auf Bäumen lebenden Mitgliedern derselben Art gelebt.

Die Wissenschaftler beeilten sich schon bald, darauf hinzuweisen, dass der neue Fund viele Gemeinsamkeiten mit einer früheren Homininenart zeigte, Ardipithecus ramidus, die vor mindestens 4,4 Millionen Jahren lebte und damit bedenklich nahe an dem Zeitpunkt, ab dem Mensch und Menschenaffe nach allgemeiner Übereinkunft getrennte Weg gingen. »Ardi« mischt die Karten heute neu und zwingt uns, unsere Vorstellung von der Entstehung der Zweifüßigkeit zu überdenken. Wir alle kennen wohl das unglückselige Bild der menschlichen Evolution vom knöchelgehenden Schimpansen über einen plumpen, gebückten Australopithecinen bis zum – via Homo erectus – anmutigen, aufrechten Homo sapiens. Immer mehr Paläoanthropologen halten dieses Bild für überholt. Denn Ardi war eindeutig ein Zweifüßler: Sein Becken ähnelt stark den breiten, flachen Schaufeln, die das Becken von Mensch und Australopithecinen kennzeichnen. Und wie einige Oberschenkelknochenfragmente, Rippensplitter und der hintere Teil eines Brustwirbels zeigen, ging Ardi aufrecht. Aber er besaß lange, schmale Füße mit einem ausladenden opponierbaren großen Zeh.

C. Owen Lovejoy, Tim White und andere schlossen daraus, dass der Zweifüßler Ardi an ein sicheres Gehen in Baumkronen angepasst war. Seine Füße konnten sich an Zweigen festkrallen, um sicher durch die Baumkronen zu »wandern«. Trotzdem war er in der Lage, aufrecht am Boden zu gehen, wenn auch nicht so geschickt wie spätere Australopithecinen. »Ardipithecus ramidus ist das lang gesuchte Bindeglied zwischen dem Leben in den Bäumen und dem Leben als echter Zweifüßler am Boden«, sagen die Forscher. »Erklärungen zur Entwicklung der Zweifüßigkeit, die auf den Fortbewegungsmustern afrikanischer Menschenaffen basieren, sind somit kein sinnvolles Paradigma mehr.«

Da der Mensch ähnlich geformte Handgelenke und Fingerknöchel wie Schimpansen oder Gorillas besitzt, hielten manche Anthropologen lange daran fest, dass beide von einem Knöchelgeher abstammen mussten. Doch Tracy Kivell und Dan Schmitt haben nicht nur gezeigt, dass Schimpansen und Gorillas unterschiedliche Teile ihrer Hand und Handgelenke zum Knöchelgehen nutzen, sondern durch Beobachtung mehrerer Affenarten auch nachgewiesen, dass viele Arten mit ähnlichen Handgelenken und Knöcheln wie Schimpansen nicht mithilfe der Fingerknöchel gehen und manche Arten mit anderen Knochen als Schimpansen dagegen Knöchelgeher sind.

Die Entdeckung von Ardi hat das Interesse an einigen sehr frühen schrulligen Homininen neu belebt. Und inzwischen sieht es ganz danach aus, als müssten wir den bisherigen Randcharakteren der menschlichen Evolution einen Platz in der Bühnenmitte einräumen. Denn vermutlich stehen sie für die ersten Versuche mit der Zweifüßigkeit, die unsere Vorfahren vor ungefähr neun Millionen Jahren in den Baumkronen unternahmen. Nehmen wir beispielsweise Oreopithecus. Das Tier, das eine starke Ähnlichkeit mit Ardipithecus aufweist, aber nicht damit verwandt ist, lebte in Sizilien und Sardinien, inmitten des Mittelmeers. Es hatte eine breite Brust, lange, schlanke Finger und Zehen, hochflexible Gelenke und eine Lendenlordose – konnte folglich aufrecht stehen. Es konnte sich geschickt durch die Bäume bewegen, aber auch unbeholfen gehen. Sein großer Zeh stand im 100-Grad-Winkel vom Fuß ab, sodass der Fuß ein Dreibein bildete. Oreopithecus hatte keine natürlichen Feinde, bis sich dann vor 6,5 Millionen Jahren Landbrücken zum afrikanischen Festland bildeten, so erbitterte Beutegreifer einwanderten und ihn ausrotteten.

Der französische Paläoanthologe Michel Brunet hat 2001 im Tschad eine ramponierte, verformte Hirnschale ausgegraben, die er »Sahelanthropus« nannte – und die den Spitznamen Toumai, Lebenshoffnung, erhielt. Der Schädel weist menschen- und affenähnliche Merkmale auf, dennoch ist Brunet davon überzeugt, dass sein Besitzer auf zwei Beinen ging. Dafür spreche die vorwärtsgerichtete Position des großen Hinterhauptlochs, durch das der Wirbelkanal in die Schädelhöhle eintritt. 2000 fand man dann in den Tugen Hills, Kenia, einen frühen Menschenartigen, den man »Orrorin« nannte. Er besitzt im Vergleich zu Australopithecus und Ardipithecus kleine Zähne, und die Stelle, wo Oberschenkelknochen und Hüfte ein Gelenk bilden, der Rollhügel, ähnelt deutlich dem des Menschen. Was stark darauf hindeutet, dass es sich hier ebenfalls um einen Zweifüßler handelt, obwohl er sich auch auf den Bäumen geschickt hätte bewegen können.

Noch wissen wir nicht, ob diese frühen Zweifüßler unsere direkten Verwandten sind, doch eins steht fest: Unter den Menschenartigen – zu denen die Menschenaffen und wir gehören – waren Experimente mit der Zweifüßigkeit alles andere als selten. Robin Crompton hält es daher für höchst unwahrscheinlich, dass sich die Zweifüßigkeit des Menschen aus dem Knöchelgang entwickelt hat. Unsere Vorfahren hätten sich dazu von früheren Primaten, die Vierfüßler waren, zur sogenannten Krone der Menschenartigen wie Sahelanthropus oder Orrorin, dann wieder zurück zu Vierfüßlern wie Pan und Gorilla entwickeln müssen, um sich schließlich mit den Australopithecinen und der Gattung Homo zu wirklichen Zweifüßlern zu entwickeln. Crompton und andere haben das Chaos darum ein wenig gelichtet. Ihr Szenario ist wesentlich sparsamer angelegt: Unsere Linie geht demnach auf frühe eifrige Zweifüßler im Stammbaum der Menschenartigen zurück und setzt sich dann mit einem gemeinsamen zweifüßigen Vorfahren fort, den wir mit den

Schimpansen teilen. Unsere Homininenlinie verfolgte das Projekt der Zweifüßigkeit dann weiter, während Schimpansen und Gorillas einen anderen Weg einschlugen: Sie entwickelten aus einer habituellen Zweifüßigkeit ihre spezifische Form der Vierfüßigkeit, wobei sie manchmal weiterhin auf zwei Beinen gehen oder auch auf drei, wenn sie im Blätterdach Nahrung sammeln, kämpfen, sich zur Schau stellen oder herumklettern.

Cromptons Theorie mag auf den ersten Blick widersprüchlich klingen, doch er erläutert: »Fossile Funde, Umweltzeugnisse sowie experimentelle Nachweise lassen darauf schließen, dass der aufrechte Gang mit gestrecktem Bein eine Anpassung an das Leben auf den Bäumen war. Aber wieso? Menschenaffen und andere Affen beugen die Gelenke der vorderen und hinteren Gliedmaßen meistens sehr stark, wenn sie sich über kleine, dünne Zweige bewegen. Dadurch liegt ihr Schwerpunkt tiefer, sie fallen nicht so leicht, und die Zweige schwanken weniger. Wir nehmen an, dass die Zweifüßigkeit dann vorteilhaft war, wenn sich Affen auf dünnen Zweigen am Astende, in der sogenannten ›Terminalen-Äste‹-Nische, bewegten: Mit den langen Greifzehen konnten sie mehrere Zweige umfassen und so stabil stehen, während sie gleichzeitig eine oder beide Hände frei hatten, mit denen sie fressen, das Gleichgewicht halten oder das Gewicht zum Überwinden von Baumlücken verlagern konnten. Orang-Utans etwa gehen, wie wir beobachtet haben, auf einzelnen, großen, stabilen Ästen auf allen vieren und hangeln sich an etwas kleineren Ästen entlang. Aber über kleine Zweigen gehen sie auf zwei Beinen und strecken sie dabei ähnlich wie Menschen.«

Demnach gibt es den aufrechten Gang in unserer Abstammungslinie wesentlich länger, als wir bislang gedacht haben. Schon vor ungefähr vier Millionen Jahren konnten die meisten Australopithecinen recht geschickt auf zwei Beinen gehen. Ihre Lendenwirbel ähnelten in Zahl und Form den unseren. Sie standen aufrecht und keineswegs krumm oder allzu lässig. Ihre Brust war, wie unsere, eher fassförmig. Der Brustkorb von Schimpansen dagegen ist eher konisch, um unten Platz für die großen Bäuche zu schaffen und oben für die kräftigen Muskeln, dank deren sie sich an Ästen entlanghangeln. Schimpansen besitzen zudem weniger Lendenwirbel als wir und könnten darum gar nicht wirklich aufrecht stehen.

Die wahrlich revolutionäre These zum Ursprung der menschlichen Zweifüßigkeit wird ferner durch eine wissenschaftliche Neubewertung des Zeitpunkts gestützt, zu dem sich die gemeinsame Abstammungslinie von Mensch und Affe teilte. Bis 2013 dachte man, Affe und Mensch hätten sich vor vier bis sechs Millionen Jahren auseinanderentwickelt, und nach der Entdeckung von Ardi hieß das: die Homininen – die Menschenaffen, aus denen wir entstanden sind – mussten in rasender Geschwindigkeit zum Zweifüßler geworden sein. Doch inzwischen hat die Wissenschaft die molekulare Uhr, die unseren Abstand zum Affen misst, neu justiert. Neue Schätzungen hinsichtlich der Jahre, die eine Generation unserer frühen Vorfahren umfasste, sowie der Mutationen, die in jeder Generation erfolgten, führten dazu, dass die Auseinanderentwicklung von Schimpanse und Mensch selbst nach konservativen Schätzungen auf einen Zeitpunkt vor über 7,5 Millionen Jahren zurückverlegt wurde. Frühe Zweifüßler wie Sahelanthropus und Orrorin wurden damit zu Mitgliedern unseres Stammbaums und Schimpansen und Gorillas zu Außenseitern, die früher als bisher angenommen einen Sonderweg eingeschlagen hatten.

Die Fortbewegung der Australopithecinen war energieaufwendiger als unsere, dennoch verbrauchten sie beim aufrechten Gang weniger Energie als Schimpansen. Michael Sockol, David Raichlen und Herman Pontzer liefern dazu einige Zahlen. Da Schimpansen kurze Hinterbeine besitzen, müssen sie beim Aufsetzen des Fußes mehr Kraft aufwenden. Das bedeutet höhere Energiekosten. Ihr unbeholfener Gang aus Hüftbeuge und Kniebeuge verlegt den Körperschwerpunkt vor das Hüftgelenk und verlangt vom Hüftstreckmuskel daher gewaltige Anstrengungen, um dies auszugleichen. Die gebückte Haltung verlangt auch den Muskeln im Kniebereich einiges ab. Für Schimpansen sind Gehen und Laufen, ob auf vier oder zwei Beinen, wesentlich kostspieliger als für uns: Insgesamt kommt der heutige Mensch mit 75 Prozent weniger Fortbewegungskosten aus. Damit dürfte jeder frühe Hominine, der durch eine etwas bessere Hüftgröße oder Beinlänge ein wenig Energie sparen konnte, der natürlichen Selektion Nahrung gegeben haben. Vermutlich konnte er in einer Umgebung, wo Nahrung zeitweise knapp oder selten war, mehr Früchte als andere sammeln.

Don Johansson sieht darin den ersten Schritt, mit dem sich unsere Vorfahren langsam in die offene Landschaft bewegten: »Unsere Vorfahren – vor Lucy – richteten sich wahrscheinlich zuerst im Schutz der Wälder auf, in einem vertrauten und relativ ungefährlichen Umfeld. Als fähige Zweifüßler waren sie dann bereits an die Fortbewegung in der Savanne angepasst und konnten ihr Revier vergrößern. Als wir uns in die offene Savanne wagten, brachten wir schon jede Menge Vorteile mit. Wir hatten die Hände frei und konnten Werkzeuge nutzen, wir konnten lange Strecken zurücklegen, um Nahrung zu sammeln und zu transportieren, wir konnten bei Bedarf über hohes Gras hinwegschauen und so weiter. Die Zweifüßigkeit war die Verhaltensinnovation, die den Grundstein für unsere weitere Evolution legte. Die Zweifüßigkeit ist bis heute vielleicht nicht perfekt: Der Mensch leidet noch immer an Senkfuß, Brüchen, Lendenschmerzen und anderen Nebenwirkungen des aufrechten Gangs. Doch es war der aufrechte Gang, der Werkzeuggebrauch, Gehirnwachstum und Intelligenz erst ermöglichte und unsere Vorherrschaft auf der Erde begründete.«

Ist die menschliche Wirbelsäule aber nun für ihren Zweck geeignet oder, wie viele Anhänger der Evolutionstheorie meinen, eher eine fehlerhafte Flickschusterei, die uns zwar freie Hände verschafft hat, aber ansonsten nur Beschwerden macht? Durch zahlreiche Gespräche mit Orthopäden und Vertretern der vergleichenden Anatomie bin ich zu dem Schluss gekommen, dass wir die Problematik differenzierter betrachten sollten und die Evolutionsanthropologen die menschliche Wirbelsäule wohl zu negativ sehen. Nehmen wir beispielsweise den unteren Rückenbereich. John O'Dowd ist beratender Orthopäde am Londoner St. Thomas's Hospital und internationaler Rückenexperte. Zweifellos sind Schmerzen im Lendenwirbelbereich ein weltweit verbreitetes Phänomen, so O'Dowd, und für den Arzt schwer zu diagnostizieren. Denn leider gibt es, so O'Dowd, Menschen mit Beschädigungen der unteren Wirbelsäule, die keine Schmerzen spüren, und Menschen mit Rückenschmerzen, deren Wirbelsäule keine Auffälligkeiten zeigt. Verschiedene Studien etwa belegen, dass Rückenschmerzen bei Menschen mit gesunder Wirbelsäule genauso häufig sind wie bei Menschen mit degenerierter Wirbelsäule. Möglicherweise, so O'Dowd, rührt der Schmerz von Muskeln oder Bändern her, die auf dem MRT-Bild kaum sichtbar sind, oder er wird eher vom Gehirn als vom Rücken ausgelöst. Wirklich psychosomatische Rückenschmerzen seien zwar eher selten, aber die Psychologie spiele dennoch eine Rolle. Denn einmal angenommen, Ihr Partner kümmert sich Jahr um Jahr um Sie, weil Sie durch Rückenschmerzen beeinträchtigt sind, so O'Dowd. Und dann kommt plötzlich ein Arzt daher und sagt: »Ich kann an Ihrem Rücken keinen Verschleiß feststellen.« Das würde die Partnerschaft bedrohen. Ebenso »wissen« viele Leute schon vorher, was auf ihrem MRT-Bild zu sehen sein wird, weil sie wissen, was ihre Rückenschmerzen bestätigen würde. Das Schlimmste, was solchen Leute passieren kann, ist, dass der Rücken vollkommen normal aussieht!

Ebenso wird mancher Rosalind Michel bedauern, deren Wirbelsäule im Alter von zwölf vollständig vor das Kreuzbein rutschte, und nun erwarten, dass sie in ihrem Leben furchtbar leiden musste, nachdem die Ärzte in einer nach heutigem Standard primitiven Operation den untersten Lendenwirbel mit der Kreuzbeinvorderseite verbunden hatten. Doch die chirurgische »Klemme« hielt fünfzig Jahre. Rosalind Michel machte Karriere und bekam Kinder. Das Kreuzbein ist wegen seines bauchwärts gerichteten Endes bei vielen Geburten ein Problem, weil es den Geburtskanal verengt. Und bei Rosalind Michel war der Geburtskanal durch die Wirbelsäulenreparatur noch stärker verlegt. Trotzdem: »Bei beiden Kindern sagten die Ärzte, dass ein Kaiserschnitt wohl unumgänglich sei. Aber irgendwie schlängelten sich die zwei um die Kurve!«

Doch mit Ende sechzig tauchten dann doch Probleme auf. Der chirurgische Eingriff hatte dort zu einer Lendenkyphose geführt, wo eigentlich eine Lordose sein sollte, und Rosalind Michels Wirbelsäule bog sich in Höhe der Taille immer weiter nach vorn, sodass sie den Hals wie eine Schildkröte vorrecken musste, um geradeaus zu sehen. Die fehlende S-Form der Wirbelsäule führte zu Gleichgewichtsproblemen, und das Gehen wurde immer beschwerlicher und ermüdender. Schließlich entschied sich Rosalind Michel für eine Korrekturosteotomie: An der Rückseite des zweiten Lendenwirbels wurde ein V-förmiger Keil weggenommen, um so ein aufrechteres Gehen zu ermöglichen. Auf die Operation folgten unangenehme Schmerzen an allen Muskeln, Bändern und Sehnen von Rücken, Beinen und Bauch, weil sich der Körper an die neue Haltung gewöhnen musste. Fünf Jahre nach der Operation hat Michel nun den Eindruck, dass es mit ihr wieder abwärtsgeht. Allerdings nach ihren eigenen hohen Maßstäben. Vor Kurzem wanderte sie einmal quer durch Großbritannien, von Cumbria bis an die Nordsee, legte dabei Hunderte Kilometer zurück und überwand manchen Berg. Noch immer schafft sie 15 Kilometer am Tag, wenn sie eine Woche wandern geht. Sie hofft nun, dass ihre jetzige »Klemme« sie überlebt.

John O'Dowd hält den Bau der menschlichen Wirbelsäule für überaus gelungen. Bei den meisten Menschen erfüllt sie bis weit in die Achtziger hervorragend ihren Zweck. Sie ist robust, flexibel und funktioniert selbst dann noch, wenn sie stark beschädigt ist. Seiner Meinung nach übertrifft sie die Leistungsbeschreibung sogar noch. Vertreter der vergleichenden Anatomie stimmen O'Dowd überwiegend zu und weisen zudem darauf hin, dass die menschliche Wirbelsäule erstaunlicherweise kein Einzelfall ist und Tierarten, die auf allen vieren gehen, ähnliche Probleme haben wie wir.

Eine evolutionäre Neuerung der menschlichen Wirbelsäule ist ihre doppelte S-Krümmung: zwischen einer Krümmung nach vorn im Lendenwirbelbereich und einer Krümmung nach vorn im Nackenbereich liegt eine Krümmung nach hinten im Brustbereich. Die S-Krümmung wird zumeist damit erklärt, dass sie uns das aufrechte Stehen erlaube.

Doch eigentlich würde ein starrer, senkrechter Stab diese Aufgabe genauso gut erledigen. Mike Adams, Professor für vergleichende Anatomie an der Universität Bristol, sieht die Bedeutung der S-Form denn auch in ihrer Funktion als Stoßdämpfer. Die gekrümmte Wirbelsäule widersteht Druckbelastungen, die eine starre Struktur über Gebühr belasten würden. Bei jeder unserer Bewegungen verändern sich die Krümmungen ein wenig – wie bei einer Sprungfeder. Sie sind kontinuierlich unter Spannung und können so jederzeit Energie absorbieren. Trotzdem kommt es nur zu leichten sprungfederähnlichen Verformungen der Wirbelsäule, weil die großen paraspinalen Muskeln, die parallel zur Wirbelsäule verlaufen, eine zu starke Krümmung verhindern.

Natürlich kann die S-Krümmung der Wirbelsäule auch zur Last werden. Die Zahl der Hohlkreuze und Buckel sind Legion. Und die häufigsten Probleme treten zweifellos im unteren Rückenbereich auf – in der Lendengegend. Häufig schreibt man dies den einwirkenden Druckkräften zu, die senkrecht durch die Wirbelsäule verlaufen und auf den Bandscheiben lasten. Da die Druckkräfte teilweise durch die Schwerkraft verursacht werden, sind sie unten größer als oben. Doch auch die paraspinalen Muskeln, die unsere aufrechte Haltung durch stetige Muskelanspannung stabilisieren, erzeugen Druckkräfte. Sie üben genauso viel Druck auf die Wirbelsäule aus wie die Schwerkraft. Das gilt besonders, wenn wir Schweres heben. Bis zu einem bestimmten Grad ist die menschliche Wirbelsäule an solche Belastungen angepasst. Die unteren Wirbel sind größer und robuster, und da Last Kraft pro Einheitsfläche ist, werden an jedem Punkt der Wirbelsäule dieselben Druckkräfte wirksam. Was zu Gesundheitsschäden der Lendenwirbelsäule führt, so Adams, sei darum das Bücken und nicht der Druck.

Donal McNally, ein ehemaliger Kollege von Mike Adams und heute Professor für Anatomie an der Nottingham University, ist derselben Meinung. Er weist zudem darauf hin, dass der Muskeldruck auf die Wirbelsäule bei Vierfüßlern genauso groß ist wie bei uns. Man denke nur an einen Geparden, der einer Gazelle hinterherjagt. Rasche Beschleunigung, hohe Geschwindigkeit, die Drehungen und Wendungen bei der Jagd, so McNally, verlangen den paraspinalen Muskeln Höchstleistungen ab, die die Wirbelsäule massiv belasten. Krämpfe in den paraspinalen Muskeln etwa entfalten eine sehr starke und potenziell zerstörerische Wirkung. So werden Schweine für unseren Schinken gemästet und haben darum große Rückenmuskeln. Wenn sie im Schlachthaus betäubt werden müssen, wird die Betäubung manchmal nicht ordnungsgemäß durchgeführt. Die Rückenmuskeln können sich im Todeskampf dann so verkrampfen, dass Wirbel brechen – und sich im Fleisch der Metzgerei dann als Splitter wiederfinden. Und auch beim Menschen können etwa durch einen epileptischen Anfall Wirbel brechen.

Es mag überraschen, aber die Verlagerung der Wirbelsäule von der Waagerechten in die Senkrechte verändert nur wenig an den Druckkräften, die auf sie einwirken, weil diese hauptsächlich von der Muskeltätigkeit und nicht der Schwerkraft herrühren. Bei schweren körperlichen Tätigkeiten wirken auf die Lendenwirbelsäule eines durchschnittlichen Mannes Druckkräfte von über 2000 Newton ein, von denen nur 300 Newton auf das Gewicht von herabhängenden Armen, Kopf und Brust zurückgehen. Die menschliche Wirbelsäule wird ähnlich belastet wie die von Vierfüßlern, so McNally. Die ursprüngliche Bauweise und Baubeschreibung der Wirbelsäule haben sich durch den Wandel zur Zweifüßigkeit nicht verändert. Wenn überhaupt, so McNally, ist der Mensch hervorragend daran angepasst, solche Muskelbelastungen zu verringern, weil unser Körper wesentlich flacher gebaut ist als, sagen wir, etwa die fassförmige Gorillabrust und Biegemomente besser verringern kann.

Warum die paraspinalen Muskeln so große Druckkräfte entfalten, erklärt uns die Biomechanik. Wenn man die Muskelbelastung beim Beugen und Drehen der Wirbelsäule verringern wollte, müssten die Muskeln aus einem gewissen Abstand heraus arbeiten, mit einem sehr langen Hebel, was aber anatomisch unmöglich ist. Die paraspinalen Muskeln verlaufen entlang der Wirbelsäule und können nur eine kleine Hebelwirkung entfalten – und müssen darum enorme Druckkräfte entwickeln. Angenommen, man wollte 20 Kilo vom Boden aufheben. Die paraspinalen Muskeln müssen die asymmetrische Belastung der Wirbelsäule dann ausgleichen. Doch der Hebel aus Arm und Hand, der das Gewicht trägt, liegt ungefähr 40 bis 50 Zentimeter von der Wirbelsäule entfernt, während der Hebel der Rückenmuskeln weniger als ein Zehntel davon beträgt. Die paraspinalen Muskeln müssen also zehnmal so viel Kraft aufbringen wie das Gewicht, das die Arme tragen. Was dem Rücken zusetzt, ist, dass wir die Wirbelsäule beim Heben gleichzeitig biegen und drücken. Wenn wir schwere Gegenstände hochheben oder im Garten arbeiten, bücken wir uns und bewegen Gegenstände mit unseren langen Hebelarmen. Zum Ausgleich ziehen wir die Rückenmuskeln zusammen und üben so unwillkürlich Druck auf Wirbel und Bandscheiben aus. Dadurch verändert sich die Anordnung der unteren Bandscheiben. Und obwohl diese glücklicherweise keilförmig gebaut und bis zu einer 25-Grad-Neigung beweglich sind, können bei derartigen Belastungen Probleme entstehen.

Die Evolution hat uns, so McNally, mit einem überaus formbaren Muskelskelett ausgestattet, das sich im Lauf der Zeit verändern kann: Es baut sich funktionsabhängig um, damit es sich an aktuelle Belastungen anzupassen vermag. Muskeln, Knochen und Weichgewebe werden kräftiger, wenn sie regelmäßig beansprucht werden. Unter anderem darum sind Rückenschmerzen auch kein typisches Problem von Berufen, in denen man Schweres heben muss. Der Rücken kann sich an Belastungen anpassen. An Rückenschmerzen leiden vor allem Wochenendmalocher, die Samstagnachmittag noch schnell den Garten umgraben müssen.

Viele Rückenprobleme, die den Menschen plagen, treten bei Vierfüßlern, so McNally, genauso auf, vor allem bei muskulösen Tieren wie Pferd oder Windhund oder bei Tieren, die alt werden. Mit der Verbesserung der tierärztlichen Versorgung begegnen wir zunehmend altersschwachen Tieren. Bei chondrodystrophen Hunderassen wie Dackel, Pekinese, Beagle oder Pudel, die an einer gestörten Knorpelbildung leiden, kann es sogar schon in den ersten achtzehn Lebensmonaten zu Bandscheibenschäden kommen, und auch nicht chondrodystrophe

Rassen wie Deutscher Schäferhund, Labrador oder Dobermann leiden ab dem achten Lebensjahr häufig an ähnlichen Bandscheibenproblemen wie der Mensch.

Wir halten die Evolution, so Adams, für einen schlechten Baumeister der menschlichen Wirbelsäule, weil sie so sparsam vorgeht. Die Fehlertoleranz ist äußerst gering. Wir besitzen massive Lendenwirbel mit dicken, polsternden Bandscheiben, die widerstandsfähig und kaum verletzungsanfällig sind – und wesentlich robuster als die künstlichen Bandscheiben, die Orthopäden heute an ihre Stelle setzen. Doch sind die Bandscheiben einmal verletzt, können sie eigentlich nicht mehr gesunden. Es gibt keine Adern, die die Bandscheiben mit Blut versorgen, weil diese durch einwirkende Druckkräfte zerstört würden. Ebenso ist die Zelldichte im Knorpel sehr gering. Und weil ohne eine gute Durchblutung keine neuen Zellen zu verletzten Stellen befördert werden können, heilen Bandscheiben nicht, sondern nutzen sich ab. Die Evolution, so Adams, hat uns mit Gewebe ausgestattet, das bis an seine Grenzen gegangen ist. Und durch die zusätzlichen Anforderungen, die unsere Zivilisation nun daran stellt, schlichtweg überfordert ist. In den westlichen Gesellschaften hat die untere Wirbelsäule ihre Flexibilität verloren. Wir sitzen auf Stühlen und bewegen uns kaum. Vergleiche mit der Bevölkerung in Afrika oder Indien, wo die Menschen vor fünfzig Jahren noch häufig am Boden hockten, zeigen, dass die Wirbelsäule bei Erwachsenen dort noch genauso beweglich ist wie die von Kindern. Wenn die Wirbelsäule biegsam ist, können sich die Bandscheiben vor- und zurückbiegen, wie bei einem Kind, und sind daher weniger verletzungsanfällig. Ohne diese Beweglichkeit wird jedes Beugen und Bücken zur Belastung – und so kommt es zum Wochenendmalochersyndrom.

Die weltweite Verbreitung von Rückenschmerzen erklärt sich teilweise auch durch das Verletzungsverhalten der Bandscheiben. Bandscheiben sind normalerweise schmerzunempfindlich. Da sie einen Puffer bilden, um Druckkräfte abzufedern, sind sie nicht mit Blutgefäßen oder Nerven durchzogen. Wenn eine Bandscheibe aber verrutscht oder vorfällt, können radiale Risse entstehen, durch die Blutgefäße oder Nerven eindringen. Wichtige Moleküle, die die Bandscheiben feucht halten, können zudem heraussickern oder entzündungsfördernde immunologische Faktoren hereinfluten. Solche Entzündungen lösen dann den Schmerz aus.

Außerdem ist unser Körper nicht dafür gemacht, dass wir, wie heutzutage, lange Zeit am selben Fleck stehen. Die Belastung der Wirbelsäule konzentriert sich dadurch auf den hinteren Bandscheibenbereich und den Neuralbogen. Beim Stehen wird ein Großteil der einwirkenden Kräfte auf die empfindlichen Gelenkfortsätze an der Wirbelrückseite übertragen. Wir alle konnten wohl schon beobachten, dass der Mensch im Alter schrumpft. Dies entsteht vor allem durch Abnutzung der Bandscheiben, wenn sich der Raum zwischen den Wirbeln verkleinert und die Wirbelfortsätze stärker belastet werden. In jungen Jahren werden die kleinen Gelenkfortsätze nur mit ungefähr 10 Prozent der Druckkräfte belastet, die auf die Wirbelsäule einwirken, im Alter von fünfzig Jahren müssen diese aber 20 bis 30 Prozent der Last schultern – vor allem, wenn man im Hohlkreuz steht. Und wenn die Bandscheiben dünner werden, können bis zu 90 Prozent der Kräfte auf die empfindlichen Gelenke drücken. Das führt zu einem knöchernen Umbau von Knorpel, übermäßigem Wachstum von Knochenspornen und Arthrose.

Das sind die Kehrseiten des aufrechten Gangs. Aber es gibt auch die andere Seite der Medaille. Die Evolution hat uns ein Skelett mitgegeben, das kurzfristig äußerst anpassungsfähig ist. Die Auswirkungen des adaptiven Umbaus können dabei gewaltig sein. Andy Murray und Roger Federer besitzen in ihrem Tennisarm vermutlich 35 Prozent mehr Knochen als Sie und ich, andererseits bauen sich die Knochen aber um 15 Prozent ab, wenn man sechs Monate lang das Bett hüten muss. Der Knochenumbau schenkt uns bei Bedarf mehr Masse, spart jedoch umgehend wertvolle Ressourcen ein, wenn sie nicht gebraucht werden. Der adaptive Umbau von Muskeln und Knochen ist auch ein Grund dafür, dass Sportler wie Usain Bolt einen neuen Weltrekord aufstellen, der von einem Nachfolger bald wieder eingestellt werden wird. Wir haben unsere Grenzen noch längst nicht erreicht.

Die düsteren Prognosen von Bruce Latimer hinsichtlich des Gesundheitszustands der menschlichen Wirbelsäule sollte man meiner Meinung mit Vorsicht genießen. Doch es gibt drei nur den Menschen betreffende Problemfelder, an denen die Wirbelsäule nicht ganz unschuldig ist: Osteoporose, Schwangerschafts- und Geburtsbeschwerden sowie Skoliose.

Osteoporose ist eine sehr komplexe Stoffwechsel- und Hormonstörung, hat aber auch eine biomechanische Komponente. Knochen besteht aus zweierlei Bausteinen: aus hartem, dichtem kortikalem Knochengewebe, das die Knochenhülle bildet, und trabekulärem oder spongiösem Knochengewebe, das das schwammige Knocheninnere bildet und von einem Bälkchennetzwerk durchzogen ist. Die menschlichen Wirbel werden nach unten hin, in Richtung Becken, größer, zudem besitzen wir ein sehr großes Fersenbein. Doch auch wenn die unteren Wirbel größer sind: Sie sind weniger dicht, weil sie im Verhältnis wesentlich mehr trabekuläres und wesentlich weniger kortikales Knochengewebe besitzen als bei Vierfüßlern. Auch die Enden unserer langen Knochen, die die Gelenke bilden, sind ähnlich aufgebaut. Wenn auf das trabekuläre Knochengewebe Druckkräfte einwirken, verbiegt es sich und ist darum ein wirkungsvoller Stoßdämpfer.

Was den trabekulären Knochen zum Stoßdämpfer macht, macht ihn aber auch anfällig für Osteoporose. Je biegsamer und flexibler ein Knochen ist, desto dünner, länger und weiträumiger sind seine Bälkchen. Der Knochen ist ferner lebendig – dynamisch –, da die Bälkchen von Osteoklasten oder »Knochenfresser«-Knochenzellen umgeben sind, die Knochen resorbieren und so seine Dichtigkeit verringern. Die sehr große innere Oberfläche von großen trabekulären Knochen ist daher enorm umbaufähig, kann also ihre Dichtigkeit verändern, wenn sie entsprechende Signale vom Körper erhält. Ein mögliches Signal kann dabei mechanischer Art sein: die regelmäßige Belastung, der ein Knochen ausgesetzt ist. Wie Mike Adams erläutert, ist die Wissenschaft bei diesem Thema zwar gespalten, aber ein Lager vertritt die Ansicht, die Muskeln würden im Alter schwächer und weniger genutzt und die Knochen daher weniger belastet. Und weil geringere Kräfte auf die Knochen einwirken, bauen sie Dichte ab. Wir begegnen hier erneut dem ausgleichenden Wirken der Evolution: Was nicht gebraucht wird, kann weg. Doch für einen älteren Menschen reicht nun schon die berühmte Bananenschale, um darauf auszurutschen und sich einen potenziell lebensbedrohlichen Bruch zuzuziehen.

Auf der AAAS-Tagung im Februar 2013 zu Ehren von Walter Krogman hat die Anthropologin Karen Rosenberg außerdem daran erinnert, dass der Titel »Die Narben der Evolution« auch für viele Mütter schmerzhaft klingen müsse, die durch den zunehmend angewandten Kaiserschnitt wortwörtlich an Narben leiden. Die hohen Kaiserschnittzahlen mögen von der Medizinierung der Geburt zeugen, seien aber auch, so Rosenberg, das Ergebnis eines konkurrierenden Selektionsdrucks, dem das weibliche Becken im Lauf der Geschichte der Homininen ausgesetzt war. Das Becken passte sich zunächst durch eine Verengung an den aufrechten Gang an, um sich dann darauf einzustellen, dass seit den Zeiten des Homo erectus zunehmend größere Babys mit größeren Köpfen zur Welt kamen, die einen größeren Geburtskanal brauchten. Während ein Gorillababy beispielsweise nur 2,7 Prozent des mütterlichen Körpergewichts wiegt, erreicht ein Menschenbaby mehr als 6 Prozent.

Der Eingang des Geburtskanals ist beim Menschen queroval: also von Hüftseite zu Hüftseite breiter als von vorn nach hinten. Wenn das Baby in den Geburtskanal eintritt, muss es seinen Kopf darum seitlich drehen. Tritt es dann tiefer in den Geburtskanal ein, wird sein Fortkommen durch die Lage des knöchernen Beckens behindert, insbesondere durch die Schambeinäste und das vorstehende Kreuzbein. Das Baby muss sich mit einer 90-Grad-Drehung weiterschrauben, wodurch dann auch die Schultern nachrutschen. In Nähe des Ausgangs muss es sich dann erneut drehen, und sein Hinterkopf kommt so am Schambein zu liegen. Wenn das Baby auf die Welt kommt, blickt es von der Mutter weg, und eine sichere Geburt, bei der die Mutter das Kind nicht versehentlich mit der Nabelschnur umwickelt oder der zarte Rücken durch

Schieben und Drücken Schaden nimmt, ist eigentlich nur mithilfe einer Hebamme, heute eines Arztes oder, wie in der Frühgeschichte, einer hilfsbereiten Freundin möglich. Und trotz aller Unterstützung war eine Geburt bis vor Kurzem noch eine gefährliche Angelegenheit, die das Leben von Mutter und Kind bedrohen konnte.

Früher betrachtete Rosenberg die Geburt als klassisches Beispiel für die fehlerhafte Flickschusterei der Evolution. Im Jahr 2007 sagte sie gegenüber Jennifer Ackerman von *National Geographic*: »Der konkurriende Selektionsdruck führte zu einem notdürftigen, unbefriedigenden Geburtskanal. Er funktioniert gerade mal so. Wenn er anständig geplant worden wäre, sähe er mit Sicherheit anders aus. Aber die Evolution ist ein Heimwerker, kein Ingenieur. Sie muss mit den Modellen von gestern arbeiten.« Heute vertritt sie, wie ich, eine differenzierte Meinung. Sie erkennt in der Evolution, wie ich auch, eher den genialen Bastler. Die menschliche Geburt ist nicht die Narbe eines unvollkommenen evolutionären Prozesses, sondern vielmehr ein genialer Kompromiss zwischen eigentlich unvereinbaren Anforderungen.

Auch bei der Schwangerschaft hat sich die Evolution als ein geschickter Bastler erwiesen. Wie Katherine Whitcome, Liza Shapiro und Dan Lieberman zeigen, sind die Lendenwirbel der heutigen Frau und ihrer Vorfahrinnen auf einzigartige Weise evolutionär angepasst. In der Schwangerschaft verändert sich die weibliche Körperhaltung, weil das wachsende und irgendwann drei bis vier Kilogramm schwere Baby den Bauch der Frau nach vorn wölbt und sich der Körperschwerpunkt so über die Hüfte hinaus nach vorn verlagert. Das Gehen wird zunehmend beschwerlicher, was leicht am Watschelgang hochschwangerer Frauen erkennbar ist. Die werdende Mutter kann der Schwerpunktverlagerung bis zu einem gewissen Grad mit Muskelkraft entgegenwirken, ermüdet dadurch aber schnell. Die Evolution hat sich jedoch etwas ausgedacht. Unsere Lendenwirbel sind keilförmig ausgebildet, damit wir die Lendenwirbelsäule nach hinten biegen und aufrecht stehen können. Bei Männern liegt die Krümmung bei Wirbel L4 und L5, den beiden untersten Lendenwirbeln, bei Frauen umfasst sie aber zusätzlich Wirbel

L3. Schwangere können den Rücken zum Ende der Schwangerschaft darum um bis zu 28 Grad durchbiegen, damit das Baby wieder über den Hüftknochen liegt. Außerdem verringern sich dadurch die auf die Wirbelsäule einwirkenden Scherkräfte, die bei einer derart starken Krümmung sonst erheblich höher wären. Wie wir bereits festgestellt haben, bleibt ein Hohlkreuz nicht ohne Folgen für die zarten Wirbelfortsätze der Wirbelrückseite, weil die einwirkenden Druckkräfte dadurch größer sind als bei einer aufrechten Haltung. Die weiblichen Wirbelfortsätze entwickelten evolutionär jedoch eine größere Oberfläche, um sich an die höhere Belastung in der Schwangerschaft anzupassen. Beim Schimpansen hingegen hat keine entsprechende Anpassung der Wirbelsäule stattgefunden, wohl aber beim Australopithecus afarensis, dessen Lendenwirbelform denselben geschlechtsspezifischen Dimorphismus zeigt wie beim Menschen. Laut Katherine Whitcome litten die ersten homininen Mütter darum vermutlich genauso an Müdigkeit und Rückenschmerzen wie heutige Mütter, was ihre Fähigkeit, Nahrung zu sammeln und Feinden zu entkommen, wahrscheinlich beeinträchtigte. Das wiederum dürfte, so Whitcome, zu einem starken Selektionsdruck geführt haben, der die Lendenlordose hervorbrachte, die wir heute bei Schwangeren beobachten.

Unsere Wirbelsäulenkrümmungen – Lordosen und Kyphose – sind Anpassungen an den aufrechten Gang, um Belastungskräfte zu absorbieren, die vollkommen normal sind, solange sie nicht, wie häufig im Alter, zu stark werden. Eine andere, seitliche Wirbelsäulenkrümmung hingegen, die Skoliose, ist vollkommen abnormal, tritt aber dennoch überraschend häufig auf. Man nimmt an, dass sie ausschließlich beim Menschen und unseren direkten Vorfahren vorkommt – bei Vierfüßlern lässt sie sich nur durch schreckliche, experimentelle Eingriffe hervorrufen. Die Skoliose plagt den Menschen offensichtlich, seit er wirklich auf zwei Beinen läuft. Als Anthropologen den Nariokotome-Boy – auch »Turkana-Boy« genannt – erforschten, ordneten sie ihn nicht nur der Spezies Homo erectus zu, die vor ungefähr 1,5 Millionen Jahren lebte, sondern stellten auch eine Skoliose fest. Und als ich gerade anfing, dieses Buch zu schreiben, erreichte mich die aufregende Nachricht, dass das Skelett von König Richard III. unter einem Parkplatz in Nottingham gefunden worden sei. Er war stets als unglücklicher Buckliger dargestellt worden, doch nun gab es einen handfesten Beweis für seine plumpe Körperhaltung: Er litt an einer starken Skoliose, bei der die Wirbelsäule nach rechts gekrümmt war.

Rosalind Jana ist angehende Autorin und Bloggerin und gewann 2012, im Alter von nur fünfzehn Jahren, den Schreibwettbewerb der *Vogue*. Ihre Jugendjahre verliefen nach allgemeinem Maßstab tragisch und schmerzlich, denn sie entwickelte eine schwere Skoliose. Zunächst bemerkte sie einen »Rippenhöcker« unten links am Oberkörper. Er fiel auch ihrer Mutter auf: »Meine Mutter hielt das erst für eine Gewebeansammlung, aber bald zeigte sich, dass etwas Ernsthaftes dahintersteckte.« Ein Osteopath diagnostizierte eine leichte Skoliose, durch die sie sich aber nicht beunruhigen lassen solle. Auch ihr Vater und ein Cousin litten an einer leichten Skoliose. Doch die Krümmung verstärkte sich, und sie litt an ersten Beschwerden.

»Mein Oberkörper wurde gestaucht, und da ich ziemlich groß bin und lange Beine habe, wirkte ich nun vollkommen unproportioniert. Der Brustkorb verschob sich stark nach links, als hätte ich an der linken Seite einen Buckel, dann trat mein rechtes Schulterblatt hervor, bis es fast rechtwinklig abstand, wie ein Flügel. Dass meine Wirbelsäule sich blitzschnell verkrümmte, merkte ich daran, dass ich im Sommer einen Wachstumsschub hatte, aß wie ein Scheunendrescher und trotzdem schrumpfte!«

Innerhalb von sechs Monaten wurde aus einer Skoliose mit einem Krümmungsgrad von 56 eine Skoliose mit einem Krümmungsgrad von 80. Die Schmerzen nahmen zu. An Schulsport war nicht mehr zu denken, und nach ihrer Abschlussprüfung in Kunst, einer Tortur, weil sie zwei Stunden über dem Tisch gebeugt saß, musste sie sich hinlegen. Sie wurde kurzatmig und konnte kaum noch bergauf gehen. Sie kam nicht mehr umhin, einen Orthopäden aufzusuchen, nachdem sie den Besuch ein Jahr lang erfolgreich vor sich her geschoben hatte.

»Er saß an seinem Schreibtisch, schaute sich die Röntgenbilder an, musterte mich von oben bis unten und sagte: ›Sie hat einen Krümmungsgrad von 80 – nach Cobb. Normalerweise operieren wir bei einer Krümmung von 45 Grad.‹ Meine Mutter fragte: ›Wann könnten Sie operieren, wenn meine Tochter das will?‹ Wir dachten, vielleicht in einigen Wochen oder Monaten, aber er sagte: ›Wie wär's mit nächstem Mittwoch?‹«

Bei der Operation wurde die Wirbelsäule freigelegt, Muskeln wurden weggeschnitten. Man setzte Pedikelschrauben aus Titan in die Wirbelkörper ein, verband Titanstäbe mit den Schrauben und drehte daran. Der Komplex aus Wirbelsäule und Schraube-Stab-System wurde sichtbar gestreckt.

Skoliosen sind meistens idiopathisch, was Medizinchinesisch ist und bedeutet: »Wir kennen die Ursache nicht.« Die Skoliose gehört zu den vernachlässigten Erkrankungen, die nicht die Aufmerksamkeit der Forschung erhalten, die sie eigentlich verdienen. Dennoch gibt es erste Erkenntnisse. Eine idiopathische Skoliose tritt normalerweise bei Jugendlichen in der Wachstumsphase auf. Sie ist damit eine Wachstums- und keine Degenerationskrankheit. Leichte Skoliosen kommen erstaunlich häufig vor. Die ALSPAC-Kinderstudie der Universität Bristol, für die 14 000 Kinder von der Geburt bis ins Jugendalter beobachtet wurden, stellte bei 5 Prozent der Kinder und Jugendlichen eine leichte Skoliose fest; ein Krümmungsgrad von mehr als 10 war allerdings wesentlich seltener. Skoliose ist vor allem eine Mädchenkrankheit – mit einer Geschlechterverteilung Mädchen zu Jungen von 9 zu 1.

Warum entwickelt die Wirbelsäule im Wachstum eine Skoliose, und warum handelt es sich stets um eine Krümmung nach rechts? Eventuell gibt es einen Zusammenhang mit der Lendenlordose, der Wirbelsäulenkrümmung nach vorn. Viele Mädchen mit Skoliose leiden auch an einem Hohlkreuz. Manche Theorien verweisen auf muskuläre Störungen, andere auf Defekte des Bindegewebes, das mit der Wirbelsäule in Zusammenhang steht, wieder andere unterstreichen die Bedeutung eines desorganisierten Skelettwachstums. Doch warum die Störungen nur auf einer Seite der Wirbelsäule auftreten, bleibt dabei ungeklärt. Manche Forscher führen asymmetrische mechanische Kräfte ins Feld, die die Wirbel auf einer Seite schmaler werden lassen.

Alle bisher genannten Erklärungsversuche setzen auf lokaler Ebene der Wirbelsäule und der sie umgebenden Strukturen an. Doch könnte es nicht viel grundlegendere Ursachen dafür geben, dass hier etwas schiefläuft? Mehrere Studien konnten bestimmte Chromosomenbereiche identifizieren, die mit Skoliose im Zusammenhang stehen, darunter besonders ein Chromosom: CHD7, das auch bei verschiedenen kritischen Prozessen im Zellinnern eine Rolle spielt. Beim für Babys lebensgefährlichen CHARGE-Syndrom etwa treten abnormale Varianten des Chromosoms CHD7 auf. Die Kinder leiden an Herzfehlern, geistiger Behinderung, Taubheit, urogenitalen Missbildungen und Skoliose. CHD7 interagiert offenbar mit embryonalen Botenstoffen, die die symmetrische Entwicklung des Embryos steuern.

Die französischen Forscher Dominique Rousie und Alain Berthoz hatten diesen Symmetriegedanken im Hinterkopf, als sie Kinder mit Skoliose auf Innenohrprobleme – vestibuläre Anomalien – untersuchten. Solche Kinder leiden an Gleichgewichtsstörungen und brauchen länger, um laufen und Rad fahren zu lernen. Rennen und Gehen kann man als »ständiges Beinah-Umfallen« mit Korrektur interpretieren, da wir bei jedem Schritt auf einem Bein balancieren müssen. Rousie und Berthoz entdeckten bei den Kindern wenig überraschend Anomalien im Gehirnbalken (Corpus callosum), dem großen Nervenstrang, der rechte und linke Gehirnhälfte verbindet. Dies führte bei den untersuchten Kindern zu mangelhaften Links-rechts-Befehlen des Gehirns. Andere Studien fanden noch weitere Asymmetrien in der Größe von Gehirnbereichen bei Skoliosebetroffenen.

Mithilfe von MRT-Aufnahmen maßen Rousie und Berthoz die Kopf- und Gesichtssymmetrie bei skoliotischen Jugendlichen und stießen auf signifikante Asymmetrien bei der Lage von rechter und linker Augenhöhle, der Entwicklung der Nasenscheidewand sowie bei Wangen- und Kieferknochen. Letztere sind wiederum mit der Schädelbasis, der Schädelunterseite, verbunden, die das Kleinhirn – das bei manchen Skoliosebetroffenen ebenfalls asymmetrisch ist – und das knöcherne Labyrinth des Innenohrs beherbergt. Wenn Letzteres verformt ist, so die Forscher, könnte es durch die Otolithen – winzige Steinchen im mit Flüssigkeit gefüllten Innenohr, die die sensorischen Zellen steuern – zu einer asymmetrischen Informationsweiterleitung an das Körperhaltungssystem kommen und wiederum zu einem gestörten Körpergleichgewicht. Die Bogenganganomalien könnten insbesondere, so die Forscher, abnormale Signale an das Held'sche Bündel senden, einen Teil des motorischen Nervensystems, das Bewegungen koordiniert. Es verbindet den Hirnstamm über das Rückenmark mit den Muskeln in Gliedmaßen und Rumpf. Wenn es beschädigt wird, kann es zu Problemen beim Gehen kommen, wie sie häufig bei Menschen mit Skoliose zu beobachten sind. Und solche funktionalen Anomalien könnten, wenn sie in der jugendlichen Wachstumsphase mit ihrer stark formbaren Wirbelsäule wirksam werden, schnell eine seitliche Krümmung in Gang setzen.

Caroline Goldberg, die früher in der orthopädischen Abteilung des Kinderkrankenhauses Dublin tätig war, führte ebenfalls Messungen zur Asymmetrie bei skoliotischen Kindern durch. Sie vermaß bestimmte Handflächenmerkmale – die Technik nennt sich »Handflächen-Dermatoglyphik« – und verglich dabei rechte und linke Hand. Bei Kindern mit Skoliose stellte sie signifikante Abweichungen fest. Das Phänomen, das mit dieser Technik gemessen wird, nennt sich »fluktuierende Asymmetrie« und gibt an, inwiefern die physische Form eines Organismus von der bilateralen Symmetrie abweicht – die unter anderem ein grundlegendes Merkmal für eine stabile embryonale Entwicklung ist. Manche sich entwickelnde Organismen oder Individuen reagieren empfindlicher auf Umweltreize und können daher leichter vom Kurs abkommen, was sich dann bei verschiedenen anatomischen Parametern als Abweichung von der bilateralen Symmetrie niederschlagen kann. Goldberg verweist auf Arbeiten deutscher Forscher vom Anfang der neunziger Jahre, die nahelegen, dass fluktuierende Asymmetrien bei Mädchen häufiger sind als bei Jungen oder, wie es Goldberg trocken sagt: »Mädchen instabiler als Jungen – wie witzig!« Goldberg hat die Instabilität in der Entwicklung von Jungen und Mädchen mit der Wachstumsrate in Beziehung gesetzt und zeigt so, dass Mädchen doppeltes Pech haben, da sie genau dann schnell wachsen, wenn ihre Entwicklung am instabilsten ist. Bei Jungen kommt der Wachstumsschub später. Trotz Kritik von mancher Seite hält Goldberg daran fest, dass man das starke Übergewicht von Skoliose bei Mädchen im Vergleich zu Jungen dadurch erklären kann. Mädchen im Jugendalter besitzen zudem ein unreifes Skelett und sind für ihr Alter oft ungewöhnlich groß – so wie Rosalind Jana.

Mike Adams hält den weiblichen Wachstumsschub ebenfalls für wesentlich, wenn man die Ursachen für Skoliose verstehen will. Wir wissen, so Adams, dass entmineralisierte Knochen – wie die alter Frauen mit Osteoporose – unter Belastung wandern können oder sich verformen. Mangelhaft mineralisierte Knochen gibt es sonst nur bei weiblichen Jugendlichen. Durch das rasche Wachstum kann der Körper nicht genügend Mineralstoffe in den Knochen ablagern. So können Wirbel wandern oder sich innerhalb von Stunden um mehrere Grad verformen.

Zweifellos sind weitere Forschungsanstrengungen erforderlich, um die Zusammenhänge endgültig zu klären. Fest steht aber bereits, dass genetische Veranlagung und Asymmetrie bei Skoliose eine wesentliche Rolle spielen. Vermutlich wird dabei eine grundsätzliche Asymmetrie auf lokaler Wirbelsäulenebene verstärkt: durch ungleiche Wachstumszentren in Wirbeln, Anomalien des Nervensystems entlang der Wirbelsäule, schwache Muskeln und straffe Bänder oder eine Kombination all dieser Faktoren. Auf diese Weise könnte dann eine voll entwickelte Skoliose entstehen.

Warum leiden Tiere nicht an Skoliose? Möglicherweise spielt die Schwerkraft hier *wirklich* eine Rolle. Denn bei einer aufrechten Wirbelsäule verstärkt die Schwerkraft jede Asymmetrie in Wirbeln, Bandscheiben oder Muskulatur. Es könnte zudem sein, so Goldberg, dass die natürliche Selektion mit skoliotischen Vierfüßlern weniger nachsichtig ist.

»Man muss sich nur vorstellen, wie ein Gepard mit einer Wirbelsäule mit Krümmungsgrad 40 einer Gazelle hinterherjagt!«, scherzt sie. Beim Menschen ist selbst ein skoliotischer Rücken mit Krümmungsgrad 30 noch genauso robust wie ein gerader Rücken und steht auch einer Geburt nicht entgegen. Selbst beim Laufen ist er nicht hinderlich: Usain Bolt hat eine Skoliose. Und Richard III. kämpfte mit Krümmungsgrad 70 tapfer bei Bosworth Fields, bis dann eine feindliche Axt seinen Schädel zertrümmerte. Ob sein Hirn so verdreht war wie seine Wirbelsäule, wird in akademischen Kreisen bis heute diskutiert! Rosalind Jana sagte es nach all den Prüfungen und Mühen ihrer Jugend so: »Immerhin weiß ich nun, dass ich Rückgrat besitze. Es ist vielleicht nicht grade, aber kräftig.«

Unsere Betrachtungen zur Evolution des menschlichen Skeletts haben uns dabei geholfen, zwischen den wirklichen Kosten unserer Zweifüßigkeit und den Fällen zu unterscheiden, in denen die Evolution geniale Kompromisse hervorgebracht und eigentlich unvereinbare Konstruktionsanforderungen miteinander versöhnt hat. In einem Bereich ist die Evolutionsbiologie aber auch ein wichtiges Mittel, um ein in der modernen Welt weit verbreitetes Leiden zu erforschen: Laufverletzungen.

Dan Lieberman ist Professor für humane Evolutionsbiologie an der Harvard University und ein begeisterter Läufer. Er war nie ein Spitzensportler, joggt aber seit seinen Studententagen mindestens dreimal die Woche mehrere Kilometer am Charles River entlang oder in der Gegend um die Harvard University in Cambridge, Massachusetts. Lieberman läuft barfuß und ist damit ein Anhänger des angesagten Trends zum »natürlichen Laufen«, der sich direkt auf die Evolution beruft. Lieberman stellte sich die Frage, wann genau sich unsere Vorfahren zu geschickten Läufern entwickelt und wann Skelett und Muskeln die Voraussetzungen dafür geschaffen hatten. Gemeinsam mit Dennis Bramble, David Raichlen und anderen kam er zu dem Schluss, dass der erste Hominine, der vernünftig laufen konnte, Homo erectus war, der die afrikanische Savanne erstmals vor zwei Millionen Jahren zierte.

Wie die Biomechanik die Forscher lehrte, kommt es beim Laufen vor allem auf die Stabilität an. Darum besitzen wir ein großes Gesäß: Wir stabilisieren den Rumpf durch Anspannen des großen Gesäßmuskels, der sich erstmals bei Homo erectus deutlich vergrößerte. Die Bogengänge im Innenohr sind dagegen entscheidend, um das Gleichgewicht zu halten und um Beschleunigung und Kopfnicken zu registrieren, und auch diese vergrößerten sich nachweislich erstmals beim Homo erectus. Beim Laufen sendet die Ferse allerdings so schnelle, starke Nickimpulse an den Kopf, dass das Gleichgewichssystem bald überfordert wäre, hätte die Evolution nicht für ein Stoßdämpfersystem gesorgt, durch das der Kopf von den Schultern entkoppelt wird und beide als verbundene Massen agieren. Beim Schimpansen sind Kopf und Schultern durch den massiven Trapezmuskel eng verbunden, eine Anpassung ans Klettern. Doch bei Homo erectus ist der Trapezmuskel wesentlich kleiner und wurde zudem mit einem neuen Nackenband kombiniert, das beim Homo erectus erstmals auftrat und vom Hinterkopf bis zu den Halswirbeln im Nacken verläuft. Lieberman erläutert: »Wenn wir die Arme beim Laufen gegenläufig mitschwingen lassen, ist die Masse unseres Arms in etwa so groß wie die des Kopfes. Die Trägheitskraft, die den Kopf zum Nicken bringt, lässt auch den Arm – den Zugarm – sinken. Unser kleiner Trapezmuskel bildet mit dem Nackenband eine mechanische Strebe, die sinkenden Arm und vorfallenden Kopf verbindet: Der Arm zieht den Kopf in dem Moment zurück, in dem er sonst nach vorn fallen würde. Das ist echt cool!«

Laut Lieberman gibt es noch ein Dutzend weiterer Skelettmerkmale, die den Homo erectus vermutlich besser gehen und laufen ließen. Doch wenn der Homo erectus der erste leistungsfähige Läufer war, drängt sich eine weitere Frage auf. In welchem ökologischen Kontext war es überlebenswichtig, laufen und rennen zu können? Menschen wie Usain Bolt oder Mo Farah, die im Stadion ihre Runden ziehen, gaukeln uns ein falsches Bild vor. Denn auch ein Usain Bolt könnte von einem Hasen überholt werden, von einem wütenden Schimpansen ganz zu schweigen. Über Distanzen von ungefähr 100 Metern sind Schimpansen wesentlich schneller und wendiger als wir. Und erst der Gepard! Aber Schimpansen kommen schnell aus der Puste, und Geparden auf Hochtouren entwickeln so viel Wärme, dass sie sich nach gerade mal einem Kilometer ausruhen müssen. Hatte nicht selbst der Igel irgendwie den Hasen besiegt? Wie Lieberman bald schlussfolgerte, sind wir – und unsere Vorfahren – nicht für den schnellen Sprint, sondern für die Langstrecke gemacht.

Der Homo erectus konnte Beutegreifern zwar kaum durch Weglaufen entkommen, aber manche Beutetiere buchstäblich zu Tode hetzen. Ein körperlich fitter Mensch – und daher auch damals der Homo erectus – kann über viele Kilometer 5 Meter pro Sekunde laufen, so Lieberman, und das ist ungefähr die Geschwindigkeit, bei der ein Hund vom Trab in den Galopp fallen muss. Ein Mensch kann den Hund also auf Distanzen von über einem Kilometer schlagen. Und obwohl ein Pferd eine Höchstgeschwindigkeit von 9 Metern pro Sekunde erreicht, schafft es auf langen Strecken nur 5,8 Meter pro Sekunde. Theoretisch könnte der Mensch das Pferd also auf Marathonstrecken besiegen. Und nicht nur theoretisch, wie sich gezeigt hat! In den Bergen um das malerische Städtchen Llanwrtyd Wells in Mittelwales treten seit 1980 Mensch und Pferd jedes Jahr im Juni gegeneinander an und liefern sich auf einer 35 Kilometer langen Geländestrecke ein Kopf-an-Kopf-Rennen. Üblicherweise gewinnt das Pferd, aber denkbar knapp: Es läuft nur wenige Sekunden früher durchs Ziel. Aber nach 25 Jahren konnte ein Mensch das Pferd schlagen: Huw Lobb schaffte die Strecke 2005 in 2 Stunden und 5 Minuten und war damit 2 Minuten schneller als das schnellste Pferd. Und zwei Jahre später schlugen schon zwei menschliche Läufer die Pferde um sage und schreibe 11 Minuten!

Wenn ein fellbedecktes Tier zur Abkühlung hecheln muss, ist es gegenüber dem Menschen im Nachteil, denn es kann nicht gleichzeitig hecheln und laufen. Weil Hecheln rasch aufeinanderfolgende, flache Atemzüge erfordert, an denen nur die oberen Atemwege beteiligt sind, kann das Tier seinen Sauerstoffbedarf dann nicht decken. Solche Tiere können nur hecheln oder galoppieren, aber nicht beides zugleich. Der

Mensch dagegen kennt keine Verbindung zwischen Atmung und Gangart, er hat Schweißdrüsen und ist nackt. Ein Milliliter Schweiß kann 580 Wärmekalorien ausgleichen. Wenn der Mensch pro Stunde 1 bis 2 Liter Wasser zur Verfügung hat, kann er, und nur er, in der Mittagshitze laufen. Wir sind der Außenseiter, so Lieberman, weil die Natur aufgrund der Beutegreifer-Beute-Dynamik – denken wir etwa an den Gazellen jagenden Geparden – normalerweise eher die Geschwindigkeit als die Ausdauer begünstigt hat. Hier spielt zudem der Aufbau der Muskelfasern eine Rolle. Tiere, bei denen es auf Geschwindigkeit ankommt, besitzen vor allem Muskeln vom Typ IIb (schnelle glykolytische Fasern) und Typ IIa (schnelle oxidative Fasern), aber weniger Muskeln vom Typ I (langsame oxidative Fasern). Der erste, schnell kontrahierende Muskelfasertyp produziert mehr Kraft, arbeitet aber sauerstoffunabhängig und ermüdet daher schnell. Langsam kontrahierende Muskelfasern arbeiten mit einem leistungsfähigen Sauerstoffstoffwechsel, entwickeln aber weniger Kraft. Die Beinmuskeln des Menschen bestehen ungefähr je zur Hälfte aus beiden Faserarten, aber durch Ausdauertraining – und hier kommt erneut der anpassungsfähige Muskelumbau ins Spiel – lässt sich der Anteil der langsam kontrahierenden Fasern auf bis zu 80 Prozent erhöhen.

Unsere Vorfahren waren demnach hartnäckige Jäger, die ausdauernd liefen und große Säugetiere so lange verfolgten, bis sie einen Hitzschlag erlitten und selbst ein unwahrscheinlich rustikaler Speer oder eine Keule genügten, um ihnen endgültig den Garaus zu machen. Die Jagdmethode wäre jedenfalls ziemlich sicher und effizient gewesen. Auf unseren Alltag heruntergebrochen, so Lieberman, verbraucht man bei einem 15-Kilometer-Lauf zur Verfolgung einer großen Antilope weniger Kalorien als die 1040 Kilokalorien eines BigMacs mit mittelgroßer Frittenportion bei McDonald's. Da eine große Antilope aber über 200 Kilogramm wiegt und ein Vielfaches der Kalorien enthält, die McDonald's in eine Mahlzeit packen kann, lohnt sich die Jagd selbst dann, wenn die Chancen nur fifty-fifty stehen.

Liebermans These von der ökologischen Nische, in der ausdauerndes Laufen für unsere Vorfahren überlebenswichtig war, sollte sich eines

Tages auch als nützlich für die heutige Welt entpuppen. Das verdeutlicht ein Interview von 2005, das Lieberman dem digitalen Wissenschaftsjournal *Edge* gab. Er berichtet dort, wie ihm bei einer öffentlichen Vorlesung in Harvard über die Evolution des Laufens ein großer Mann mit Vollbart auffiel, der mit seltsamen Strumpfhaltern in der ersten Reihe saß! Er hatte keine Schuhe an den Füßen, sondern Strümpfe, die er mit Klebeband am Bein befestigt hatte. »Ich hielt ihn erst für einen Obdachlosen vom Harvard Square, der sich vor dem Regen ins Trockene gerettet hatte. Aber wie sich dann herausstellte, war er Harvard-Absolvent, lebte in Jamaica Plain in Boston und besaß dort einen Fahrradladen. Nach der Vorlesung kam er zu mir und sagte: ›Ich laufe wahnsinnig gern, aber hasse Schuhe. Ich laufe barfuß. Ich mag einfach keine Schuhe. Der Mensch hat sich doch evolutionär als Barfußläufer entwickelt, oder? Doch bin ich nun ein Spinner oder eigentlich der Normale?‹ Eine geniale Frage, dachte ich.«

Lieberman litt damals an plantarer Fasziitis, einer schmerzhaften Bindegewebsschwellung des Fußgewölbes. Konnte er von seiner exzentrischen neuen Bekanntschaft vielleicht lernen, gesünder zu laufen?

»Wir baten Jeffrey in unser Labor und ließen ihn über unsere Kraftplattform laufen. Er hatte einen wunderbar leichten und geschmeidigen Laufstil. Die meisten Läufer landen zuerst auf der Ferse. Wir tragen normalerweise diese klobigen, gepolsterten Laufschuhe mit jeder Menge Dämpfung und rammen die Ferse in den Boden. Jeffrey lief anders. Er setzte zuerst mit dem Fußballen auf, und dann folgte ganz sanft die Ferse. Es gab bei ihm keine Spitze in der Stoßkraftentwicklung. Und plötzlich wurde mir klar, dass der barfüßige Jeffrey, der da über unsere Kraftplattform lief, eigentlich der Normale war, und dass Joggen in diesen dümmlichen Laufschuhen vollkommen abnormal war.«

Lieberman ging ein Licht auf. Jeffrey lief natürlich – so wie unsere Vorfahren gelaufen sein mussten, ob barfuß oder mit einfachen Mokassins. Gesundheitsprobleme sind bei Läufern heute weit verbreitet. Trotz dreißig Jahren Sportschuhentwicklung – Fersendämpfung, Knöchelsupport oder Pronationsstütze von Firmen wie Nike oder Adidas – leiden jedes Jahr 30 bis 70 Prozent aller Läufer wiederholt an Überlastungsverletzungen. An der Schuldfrage scheiden sich allerdings die Geister. Doch konnte die Evolutionsbiologie nicht zum kriminaltechnischen Labor werden, um in dem Streit zwischen Hightech- und Barfußlager zu schlichten?

Das Hightechlager ist der Ansicht, Laufen sei an sich verletzungsträchtig und die Verletzungsgefahr werde durch Faktoren wie biomechanische Anomalien, sitzenden Lebensstil, Trainingsfehler oder einfach die heutigen fußfeindlichen Untergründe wie Asphalt noch begünstigt. Die Anhänger des »natürlichen Laufens« halten Verletzungen hingegen für die Folge eines schlechten Laufstils und meinen, dass die modernen gedämpften Sportschuhe die körpereigenen Reize abschwächen, die das Gehirn via Nervensystem von den Fußsohlen erhält und die uns normalerweise dazu zwingen würden, unseren Laufstil zu korrigieren. Oder wie Lieberman sagt: »Der menschliche Körper hat sich an das Barfußlaufen angepasst, das durch seine kinematischen Eigenschaften zu weniger punktuellen Stoßbelastungen führt, eine bessere körpereigene Wahrnehmung ermöglicht und den Fuß außerdem kräftigt. Meiner Meinung nach tragen all diese Faktoren dazu bei, Laufverletzungen zu vermeiden, und zwar unabhängig davon, ob man Schuhe trägt oder nicht. Einfach gesagt: Es kommt vermutlich mehr darauf an, wie man läuft, als welchen Schuh man trägt, aber der Schuh kann beeinflussen, wie man läuft.«

Möglicherweise, so Lieberman, besteht eine große Diskrepanz zwischen dem Laufstil, für den unser Körper eigentlich gemacht ist, und der Art, wie wir heute laufen. Beim Barfußlaufen geben die Fußsohlen ein sensorisches Feedback zu Härte, Rauheit und Unebenheit des Untergrunds und liefern so unserem zentralen Nervensystem die notwendigen Informationen, um umgehend die Entscheidungen zu treffen, durch die sich Verletzungen vermeiden lassen. Moderne Laufschuhe dämpfen die akkumulierten Stoßkräfte, die wir darum so lange nicht bemerken, bis wir eines Tages mit schneidenden Schmerzen aufwachen. Außerdem, so Lieberman, »gibt es gute Gründe anzunehmen, dass

Schuhe besonders in der Kindheit, wenn der Fuß noch wächst, dazu führen können, dass der Fuß schwach und inflexibel wird«. Schuhe mit harter Sohle, Fußbett und Merkmalen, die Pronation und andere Fußbewegungen steuern, können, so Lieberman, verhindern, dass sich Muskeln und Knochen an Belastungen anpassen, die früher normal waren. Genauso wie verarbeitete Nahrungsmittel Kaukraft und Kiefermuskeln schwächen, entwickeln Menschen, die als Kinder stark stützende Schuhe tragen, möglicherweise abnormal schwache Füße, insbesondere ein schwaches Längsgewölbe. Und ein schwacher Fuß könne die Fähigkeit verlieren, Stabilität und andere bedeutsame Funktionen sicherzustellen. »Diese Annahme ist zwar nie wirklich überprüft worden, aber Bevölkerungsgruppen, die barfuß gehen, zeigen nachweislich weniger Variationen in der Fußgewölbeform, etwa weniger Plattfüße oder andere Fußanomalien.«

Dan Lieberman hält Lee Saxby für den weltweit beeindruckendsten Trainer für »natürliches Laufen«. Was Saxby lehrt, geht auf Liebermans angewandte Evolutionsbiologie zurück. Ich habe einem Ein-Tages-Workshop in Saxbys schönem Fitnessstudio in Clerkenwell mitten in London beigewohnt, um einmal zu sehen, was die Evolutionsbiologie so alles kann. In der einen Ecke des Studios stand ein lebensgroßer Charles Darwin aus Pappe und verfolgte unser Treiben mit ernstem Blick. Ihm gegenüber hing ein trauriges menschliches Skelett. Und in einer dritten Ecke trottete ein Läufer über ein Laufband, während eine geschickt angebrachte Videokamera jede seiner Bewegungen aufzeichnete. In Saxbys Studio wimmelte es vor Lauftrainern, Fitnesstrainern, Pilateslehrern und Biomechanikforschern. Alle joggten regelmäßig, und die meisten litten an den üblichen Beschwerden, plantare Fasziitis, Morton-Neurom, Läuferknie oder Sehnenentzündung. Dominic etwa litt immer wieder an einer Entzündung der Achillessehne und trug inzwischen Einlagen im Laufschuh, oder Louise klagte über Hüft- und Knieprobleme und scheute als Langstreckenläuferin vor einer Operation des lästigen Knies zurück. Alle waren begierig auf das, was der Barfuß-Guru zu sagen hatte.

Zunächst schauten sie ein Video, dass Lee Saxby von Läufern beim New-York-City-Marathon aufgenommen hatte. Die meisten Läufer trugen klobiges Schuhwerk und rammten bei jedem Schritt die Ferse in den Boden. Offensichtlich setzten sie um so stärker auf, je besser die Schuhe gedämpft waren. Wie liefen nun die Läufer in dem heutigen Lauf-Workshop? Die Gruppe beurteilte das Video von jedem Teilnehmer und vergab jeweils ein bis drei Punkte. Ein Punkt bedeutete schlechte Haltung und deutliches Fersenaufsetzen. Die Hüfte war abgeknickt, sodass die Aufprallkraft zu 100 Prozent durch Ferse, Knie und Hüfte ging. Zwei Punkte hieß ein flachfüßiges, schlenkerndes Aufsetzen des Fußes und eine schlechte Haltung – rudernde Beine, leichter Buckel oder rausgestreckter Po. Die Aufprallkräfte sind dabei noch immer groß und setzen sich über die Hüfte fort. Man könnte das als ungeschicktes Barfußlaufen bezeichnen. Drei Punkte bedeutete eine hervorragende Barfußlauftechnik: kurzes, schnelles Aufsetzen auf dem Fußballen und eine entspannte, aufrechte Körperhaltung, bei der Fuß, Knie und Hüfte eine senkrechte Linie bilden. Saxby erinnerte an Dan Liebermans Langzeitstudie mit fünfzig Spitzensportlern des Harvard-Leichtathletikteams, die gezeigt hat, dass Verletzungen bei Sportlern, die mit der Ferse aufsetzen, doppelt so häufig sind. Eine einfache grafische Darstellung, die die Bodenreaktionskräfte – gemessen als menschliches Körpergewicht – für verschiedene Laufstile vergleicht, spricht eine deutliche Sprache: Sie zeigt für Läufer, die mit der Ferse zuerst aufsetzen, eine starke Spitze von einem dreifachen Körpergewicht, für Läufer, die zusätzlich den Vorderfuß gebrauchen, eine leicht abgemilderte Spitze und für Läufer mit gutem Barfußstil eine abgeflachte Doppelspitze.

Beim guten Laufen, so Saxby, geht es immer um einen guten Bewegungsablauf. Und Schwerkraft, Bodenreaktionskraft, elastischer Rückstoß und Energieerhalt spielen dabei eine Rolle. Saxbys Ratschläge laufen allem zuwider, was die Fitnessindustrie üblicherweise predigt. Häufig wird beim Lauftraining großer Wert auf den Muskelaufbau gelegt, der für Läufer jedoch sinnlos sei, so Saxby. Beim Laufen komme es stattdessen vor allem auf den elastischen Rückstoß in den Sehnen an. Besonders das Fußgewölbe und die Achillessehne sind großartige Stoßdämpfer, die wie ein Gummiband gespeicherte Energie freigeben, wenn der Fuß beim Laufen abhebt. Fußgewölbe und Achillessehne absorbieren bei jedem Auftreten 50 Prozent der Aufprallenergie und geben sie zur Unterstützung der Laufbewegung dann wieder frei. Wenn man aber die Ferse in den Boden rammt, so Saxby, kann keine Energie gespeichert und wieder freigesetzt werden. Sie setzt sich stattdessen über Knie und Hüfte fort, wo sie im Lauf der Zeit zu Gesundheitsschäden führen kann. Und was die Sache noch schlimmer mache: Betrachtet man die Fersenläufer im Profil, sieht man, dass ihr Körperschwerpunkt beim Aufsetzen weit hinter der Ferse liegt, und das heißt, dass die darüberliegenden Gelenke durch die Aufprallkräfte zusätzlich belastet werden.

Wer einmal selbst erleben möchte, wie gut der elastische Rückstoß tut, kann Folgendes ausprobieren: Man nehme ein Metronom und stelle es auf 180 Schläge pro Minute ein. Dann hüpft man im vorgegebenen Rhythmus auf der Stelle, wobei man hauptsächlich auf dem Fußballen landet und die Ferse den Boden nur leicht berührt. Das, so wird man merken, geht vollkommen mühelos. Dann stelle man das Metronom auf 60 Schläge pro Minute ein – den Rhythmus der meisten Jogger. Wie man leicht feststellen wird, werden die Beinmuskeln und besonders die Wadenmuskel nun beim Hüpfen stark gefordert. Alle Spitzensprinter, aber auch Langstreckenläufer bestimmter traditioneller Vereine laufen mit einer Schrittfrequenz von 180 pro Minute.

Doch ein guter Barfußlaufstil ist, so Saxby, mehr als schnelle Schritte, bei denen man mit dem Fußballen zuerst aufsetzt. Beim langsamen Laufen oder Walken rät einem der Körper, mit der Ferse zuerst aufzusetzen, und mit zunehmender Geschwindigkeit erfolgt dann irgendwann der Wechsel zum Fußballen. Ein schwerer Mensch muss früher zum Vorderfuß wechseln als ein leichtgewichtiger Läufer. Doch dieser Wechsel von der Ferse zum Ballen kann nur passieren, wenn das Gehirn vom Fuß die richtigen körpereigenen sensorischen Signale erhält. Eine Fersendämpfung im Schuh übermittelt dem Gehirn falsche Informationen über die Bodenreaktionskräfte. Input Rauschstörung – Output Kauderwelsch. Die Füße können auf sich selbst aufpassen, wenn sie den Untergrund spüren.

Doch die schlimmsten Folgen, so Saxby, sind zu befürchten, wenn ein Läufer die ungeschickte Vorderfußtechnik übernimmt, für die die Workshop-Teilnehmer zwei Punkte vergeben haben. Wer an diesem Punkt stehen bleibt, zieht sich sehr schnell eine Sehnenentzündung oder Fasziitis zu. Bei diesem Laufstil ist die Haltung falsch, und Haltung heißt, dass der Körperschwerpunkt direkt über den Stützfunktionen von Becken und Beinen liegt. Ein Baby muss mühsam stehen, gehen und laufen lernen, und der erwachsene Jogger muss all diese Entwicklungsschritte noch einmal durchmachen.

Eine einfache Standprobe wurde da zu einer ernüchternden Erfahrung! Und ich musste als Erster ran. Ich musste mich barfuß auf die Kraftplattform stellen und konnte auf einem Bildschirm vor mir sehen, welche Kräfte durch die verschiedenen Fußbereiche erzeugt wurden. Zu meinem großen Schrecken musste ich erkennen, dass ich nicht einmal gerade stand. Der eine Fuß übte sehr viel mehr Druck aus als der andere, und in beiden Füßen konzentrierte sich der Druck in den Fersen. Selbst mithilfe des visuellen Feedbacks gelang es mir nur mit großer Mühe, meine Haltung so zu korrigieren, dass sich der Druck gleichmäßig auf Ferse und Ballen verteilte und der meiste Druck unter meinem großen Zeh lag. Keiner der tollen Sportler, die sich um mich drängten, stand richtig auf der Kraftplattform, und alle mussten hart kämpfen, um ihre Haltung zu korrigieren. Wir mussten allesamt erst einmal die richtige Haltung lernen, bevor wir Fortschritte in der richtigen Barfußlauftechnik machen konnten.

Die Erfahrung, durch Erkenntnisse über die menschliche Evolution heute weit verbreitete Gesundheitsbeschwerden lindern zu können, hat aus Dan Lieberman, seinen Freunden und Kollegen leidenschaftliche Evolutionsmediziner gemacht. »Was ich tue, ist Teil einer sich schrittweise und sehr langsam entwickelnden Bewegung in der Evolutionsbiologie, von der ich hoffe, dass sie einmal Teil einer größeren Bewegung in der Wissenschaft allgemein wird – einer Bewegung, die auf Grundlage der Evolution Erkenntnisse über medizinische Zusammenhänge gewinnt und darüber, wie wir unseren Körper gebrauchen … Bei der Erforschung der Evolution des menschlichen Körpers habe ich festgestellt, dass wir damit Probleme in Angriff nehmen können, die bisher als unlösbar galten. Soweit ich das sehe, ist die Sache mit dem Barfußlaufen ein ideales Beispiel dafür, dass uns ein evolutionärer Ansatz zu Erkenntnissen darüber verhelfen kann, wie wir unseren Körper am besten einsetzen sollten.«

Hoffnungsfrohe Monster

Warum Heilung bei Krebs nahezu ausgeschlossen ist

Es ist 10.30 Uhr, als Brian Fearnely, 55, im Operationssaal der Neurologie des Addenbrookes Hospital im britischen Cambridge sanft und vorsichtig von der Transportliege auf den OP-Tisch gehoben wird, an dem bereits eine Schädelklemme befestigt ist. Darin wird sein Kopf für die schwierige Gehirnoperation, die gleich beginnen soll, fixiert. Neurochirurg Colin Watts rasiert auf Fearnelys Kopf einen Streifen frei, der vom linken Ohr bis über den Scheitel reicht. Mithilfe computergesteuerter Stereotaxietechnik vermisst er anschließend eine Fläche von der ungefähren Größe einer Computermaus. Wenige Minuten später verrät der unverwechselbare strenge Geruch von versengtem Fleisch, dass die Coloradonadel, ein Sektionsinstrument mit Wolframspitze, die Kopfhaut in einer exakten Linie bis auf den Knochen auftrennt. Die Kopfhaut wird zurückgeklappt und ein Stück der darunterliegenden Schädelplatte zügig herausgetrennt. Als Watts die Dura mater durchtrennt, die faserige Haut zwischen Gehirn und Schädel, tritt ein Teil des Gehirns, etwa so groß wie ein kleines Hühnerei, aus der übrigen Hirnoberfläche hervor. Im Gegensatz zu dem blasseren, gesunden Hirngewebe, das es umgibt, hat es eine rosige Farbe. Es handelt sich vermutlich um ein Glioblastom – eine der verbreitetsten Gehirntumorarten und gleichzeitig die tödlichste.

Glioblastome entstehen in Gliazellen, die wichtige Stütz- und Versorgungsfunktionen für die Neuronen des Gehirns übernehmen. Colin

Watts und sein Team operieren pro Jahr achtzig bis hundert Glioblastompatienten. Diese Krebsart ist außerordentlich aggressiv und hat eine besonders schlechte Prognose. Trotz kunstfertiger Eingriffe, gefolgt von Strahlentherapie und Chemotherapie mit Temozolomid, liegt die mittlere Lebenserwartung nach dem Eingriff unter fünf Monaten, während weniger als ein Viertel der Patienten noch zwei weitere Jahre leben. Ein Teil des Problems ist die Schwierigkeit, das Krebsgewebe vollständig zu entfernen, ohne das Gehirn des Patienten irreversibel zu schädigen. Ein anderes liegt in der Tatsache, dass Medikamente das Gehirn über den Blutkreislauf nur schwer erreichen. Rückfälle – also ein erneutes Tumorwachstum – sind daher weit verbreitet. Colin Watts hat zwar schon Patienten ein zweites Mal operiert – einen sogar ein drittes Mal –, doch er musste die Erfahrung machen, dass das Gehirn empfindlich auf wiederholte Eingriffe reagiert. Die Patienten erholen sich nur schwer und leiden oft an geistigem Verfall, ihr Lebenswille schwindet, und schließlich sterben sie.

Statistisch betrachtet, schlägt sich Peter Fryatt ganz ordentlich. Er wurde im Oktober 2011 wegen eines Glioblastoms am Gehirn operiert und zeigt mir stolz die leichte Delle in seinem Schädel, die als einziges äußeres Anzeichen des Eingriffs zurückgeblieben ist. Trotz größter Sorgfalt während der Operation können derart weitreichende Eingriffe versehentlich bleibende kognitive Schäden verursachen. »Sie haben so viel weggeschnitten, wie sie konnten, aber von mir ist auch ein bisschen verschwunden. So ist das halt.« Als er mir die Geschichte seiner Zeit mit dem Krebs von Anfang an zu erzählen versucht, spricht er etwas verschwommen. Manchmal hat er Schwierigkeiten, das richtige Wort zu finden, und sein Gedächtnis für technische Details ist für jemanden, der vor seiner Erkrankung eine Position im oberen Management der Luftfahrtindustrie bekleidet hat, nicht gerade glänzend.

Seine ersten Symptome waren bemerkenswert unspezifisch. Er fühlte sich benommen, wie wenn man erkältet ist, doch dafür hielt dieser Zustand zu lange an. Sein Hausarzt überraschte ihn mit der Diagnose Diabetes und verschrieb ihm Tabletten. »Ich sagte: ›Nein, nein, ich glaube, da ist noch was anderes‹, und dass ich das gern in der Röhre überprüfen lassen würde.« Der Hausarzt machte nur Ausflüchte – Gehirnscans kosten den britischen National Health Service viel Geld –, und so entschied sich Fryatt, auf seine private Gesundheitsversicherung zurückzugreifen und die Untersuchung auf eigene Rechnung machen zu lassen, denn er spürte intuitiv, dass da »noch etwas anderes« war. Er hatte sich nicht geirrt. Zwei Tage nach dem Scan riefen ihn die Ärzte in der Arbeit an und sagten ihm: »Sie haben ein Problem – in Ihrem Gehirn ist ein Tumor.« Der Tumor war recht groß: Peter Fryatt deutet etwa die Länge von zwei Fingergliedern an.

Zwei Jahre nach der Operation fällt ihm vieles, was er früher gern gemacht hat, außerordentlich schwer. Er fühlt sich schwächer, hat nicht mehr so viel Energie, und beim Lesen ist er so langsam, dass er frustriert aufgibt und den Fernseher einschaltet. »Also schaue ich jetzt den ganzen Tag in die Scheißglotze! Und Auto fahren darf ich auch nicht – das geht mir schwer auf die Nerven!« Außerdem hat er einen Rückfall erlitten. In den jüngsten Scans waren zwei neue kleine Wucherungen zu sehen, jede etwa so groß wie ein Fingernagel. Jetzt versucht man bei einer sogenannten »Re-Challenge«, den Krebs mit Temozolomid loszuwerden. »Vor einem halben Jahr haben sie zwei Stellen gesehen, und eine haben sie weggekriegt, aber die andere ist ein bisschen größer geworden.«

Fryatts Ärzte wissen nicht genug, um ihm seine Frage »Wie lange habe ich noch?« beantworten zu können. Aus ihren Andeutungen leitet er ab, dass die Antwort ebenso gut »Bis morgen« wie »Noch zehn Jahre« lauten könne. »Ich wäre den Tumor gern los. Dann müsste ich nicht mehr diese verdammten Pillen schlucken. Ich will wieder mehr Kraft haben, weiter laufen können und besser Golf spielen, als ich es im Moment kann. Die Ärzte reden nicht drum herum – sie kennen die Antwort einfach nicht.«

Im Operationssaal in Cambridge geht die Entfernung des Tumors in Brian Fearnelys Gehirn in die ernste Phase. Mehrere Stunden vor der Operation hat man ihm 5-Aminolävulinsäure – kurz 5-ALA – injiziert. Die Substanz wird vorzugsweise von bösartigen Tumorzellen aufgenommen und bewirkt, dass sie unter UV-Licht hellrosa leuchten. So kann der Chirurg leichter zwischen bösartigen Krebszellen, gesundem Hirngewebe und abgestorbenem nekrotischem Gewebe unterscheiden. In diesem speziellen Fall kann Colin Watts in Cambridge durch diese Fluoreszenz darüber hinaus kleine Proben des bösartigen Gewebes an unterschiedlichen Stellen des Tumors entnehmen, während er sich vorsichtig weiter ins Gehirn vorarbeitet. Nach einer Stunde hat er mindestens sechs Proben aus weit auseinanderliegenden Stellen genommen und zur Analyse des Krebsgenoms ins Labor geschickt. Schließlich werden die Überreste des Tumors herausgetrennt und entfernt.

Wahrscheinlich glauben viele von uns ganz naiv, dass Krebsgeschwüre homogene Klumpen identischer außer Kontrolle geratener Zellen sind, die sich schnell teilen, doch Colin Watts und seine Forscherkollegen in Cambridge wissen, dass Glioblastome gerade wegen ihrer *Heterogenität* so aggressive Tumore sind, die sich so schwer erfolgreich behandeln lassen und den befallenen Patienten nur so geringe Überlebenschancen bieten. Ein Tumor ist keine einheitliche Masse aus ähnlichen entarteten Zellen, vielmehr besteht er aus vielen Unterpopulationen von Zellen mit unterschiedlichem Genom, unterschiedlichen Mutationstypen und unterschiedlichen Genaktivitätsmustern. Diese Heterogenität ist bislang jedoch noch nicht sachgemäß erforscht worden, da bei einer typischen Biopsie immer nur eine einzige Probe von jedem Patienten entnommen wird. Das wird der Sache beklagenswert wenig gerecht, weil auf diese Weise die genetische Varianz, die sowohl innerhalb des Tumors als auch im Lauf der Zeit auftreten kann, und damit die Vielfalt der vorhandenen Mutationen nicht vollständig erfasst werden. Daher machen sich die Forscher aus Cambridge die Tatsache zunutze, dass die chirurgische Entfernung von Glioblastomen Stück für Stück erfolgen muss, entnehmen eine größere Anzahl Proben an unterschiedlichen Stellen des Tumors und untersuchen sie bis ins kleinste Detail.

Während der vergangenen zwanzig Jahre hat die Evolutionsbiologie in die Krebsforschung Einzug gehalten. Wissenschaftler, die erforschen, wie Evolution und Krebs zusammenhängen, begreifen Tumore als Miniatur-Ökosysteme, die aus Myriaden genetisch variabler Einheiten bestehen, aus Klonen, die auf die gesamte Tumormasse verteilt sind. Diese Klone kämpfen gegeneinander genauso um das Überleben, wie es Tier- und Pflanzenarten in der äußeren Welt tun, wo Klima, Nährstoffverfügbarkeit und andere Faktoren einen Selektionsdruck ausüben und so durch unterschiedliche Überlebenschancen die Evolution befeuern. Krebszellen stehen im Wettbewerb um Nährstoffe und Sauerstoff und unterscheiden sich in ihrer Widerstandskraft gegenüber unserem Immunsystem und den Giften der Chemotherapie. Das bringt einigen »Krebsklonen« einen Selektionsvorteil, sodass sie überleben und sich zu dominanten »Spezies« entwickeln. Diese genetische Heterogenität läuft auf eine besonders aggressive Bösartigkeit hinaus, und je heterogener ein Tumor aufgebaut ist – je größer also die genetische Vielfalt ist, die unter seinen Krebsklonen herrscht –, umso schwieriger ist es, ihn zu eliminieren.

Die von der Evolution inspirierte Glioblastomforschung in Cambridge findet ihr Echo in Projekten zu allen möglichen Krebsarten an Forschungszentren der ganzen Welt und versucht die brennendsten Fragen zu Krebs zu beantworten: Wie entsteht Krebs überhaupt? Wie entstehen aus vergleichsweise gutartigen Tumoren aggressive bösartige? Warum bilden sie Metastasen, breiten sich also auf weitere – sekundäre – Organe oder Gewebe aus (und warum haben die Zellen bestimmter Primärtumore offenbar eine Präferenz für bestimmte Organe, in denen sie Metastasen bilden)? Warum sind Metastasen in jedem Fall tödlich für den Patienten? Gleichzeitig entstehen aus dem Evolutionsansatz bereits ganz neuartige Ansätze für die Krebstherapie.

Wir mutieren alle, behauptet Mel Greaves vom Centre for Evolution and Cancer am britischen Institute for Cancer Research. Wenn Sie mittleren Alters sind, schauen Sie sich Ihre Haut einmal gründlich an. Aller Wahrscheinlichkeit nach finden Sie überall Muttermale und Sommersprossen, die man unter dem Begriff »Nävi« zusammenfasst. Zwar sind die meisten völlig harmlos, sagt Greaves. Würden Sie jedoch eine zufällige Auswahl genetisch untersuchen lassen, würden Sie mit großer Sicherheit herausfinden, dass viele von ihnen Mutationen von B-RAF aufwiesen, einem typischen krebserzeugenden Gen, das zu ungebremstem Zellwachstum führen kann. Entnimmt man bei einem Menschen mittleren Alters Proben aus einer Hautpartie mit Leberflecken, entdeckt man Hunderte Beispiele für Zellklone, bei denen das wichtige Gen p53 durch Mutation deaktiviert ist. Wenn es normal arbeitet, repariert dieses Gen beschädigte Zellen, oder wenn die Schäden zu groß sind, bewirkt es, dass sie absterben. Ist es deaktiviert, kann es die Entstehung von Krebs nicht mehr verhindern. »Würde man Sie oder mich jetzt im MRT untersuchen – ich würde wetten, dass man alle möglichen besorgniserregenden Sachen fände«, so Greaves. »Ich würde es nicht tun! Die Antwort auf die Frage, ob sich bei jedem Krebs entwickelt, lautet ganz klar: ›Ja!‹«

Wenn ich – Gott bewahre –, während Sie dieses Kapitel lesen, auf der Straße tot umfiele, würde ein gründlicher Gerichtsmediziner beim Sezieren meiner Prostata höchstwahrscheinlich Vorformen von bösartigem Prostatakrebs vorfinden – man spricht von einem »Carcinoma in situ«. Das wäre aber nicht meine Todesursache gewesen. Ähnliche Läsionen fände man wahrscheinlich in meiner Schilddrüse, meiner Lunge, meinen Nieren, meinem Dickdarm und meiner Bauchspeicheldrüse. Bei einer dänischen Studie mit Frauen, die im typischen Alter für Brustkrebsscreenings autopsiert wurden, konnte in 39 Prozent der Fälle Carcinoma in situ nachgewiesen werden, ohne dass sich zuvor Symptome gezeigt hätten. Sogar bei Kindern, deren Risiko, an Krebs zu erkranken, unter Ein- bis Fünfzehnjährigen bei 1 zu 800 liegt, wurde festgestellt, dass 1 Prozent aller Lebendgeburten stille präkanzeröse Mutationen aufweisen, die die wesentlichen Gründereffekte für die Entwicklung einer akuten lymphatischen Leukämie darstellen. Zusammen mit der Häufigkeit, mit der man außerdem Mutationen nachweisen würde, die mit Neuroblastomen und Nierenkrebs in Zusammenhang stehen, bedeutet das, so Greaves, dass eines von fünf Neugeborenen verdeckte Vorformen von bösartigem Krebs in sich trägt.

Krebs ist in gewisser Hinsicht ein Zahlenspiel. So produzieren unsere Epithelzellen und unser Knochenmark jeden Tag 10^{11} neue Zellen. Angesichts einer derart hohen Zellteilungsrate kommen selbst bei einer geringen Mutationshäufigkeit in unserem Körper unweigerlich einige Mutationen zusammen. Zum Lebenswandel vieler moderner Menschen gehört eine Vorliebe für Sonnenbäder, Tabak, Alkohol und den exzessiven Genuss von rotem Fleisch. Brust- und Eierstockgewebe ist dauerhaft hohen Konzentrationen weiblicher Geschlechtshormone ausgesetzt, während Frauen heute nicht mehr so früh und so häufig schwanger werden wie einst und nicht mehr so lange stillen. Solche Trends unserer heutigen Kultur verstärken noch die Risiken, die uns die Vielzahl der Fehler und Kompromisse unseres Körperdesigns auferlegt haben – etwa wenn Sonnenbaden und zunehmende Hellhäutigkeit in nördlicheren Breiten zusammenkommen. Durch unsere lange Lebenserwartung gibt es zudem häufiger Gelegenheit für solche genetischen Pannen. »Vor dem Hintergrund, dass es in unserem Erbgut derart gärt«, sagt Greaves, »ist die wahre Überraschung vielleicht sogar, dass wir neun Jahrzehnte lang mit einem Krebsrisiko von ›lediglich‹ eins zu drei leben können.« Die Wahrscheinlichkeit, an Krebs zu erkranken, ist vermutlich deshalb nicht höher, weil die meisten Mutationen entweder neutral oder funktionell nicht relevant sind – es sind sogenannte »Passenger«-Mutationen im Gegensatz zu den wenigen »Driver«-Mutationen, die die Entstehung von Krebs vorantreiben. Selbst wenn Onkogene oder Tumorsuppressorgene von Mutationen betroffen sind, können diese zwar theoretisch Krebs auslösen, entstehen jedoch möglicherweise im »falschen« Gewebe oder zum »falschen« Zeitpunkt, um eine Ausbreitung der Klone entarteter Zellen einzuleiten. Es kann auch sein, dass sie sofort andere Gene »alarmieren«, die das Absterben der mutierten Zellen auslösen, oder es sind ergänzende Mutationen anderer Gene nötig, die nur gemeinsam mit ihnen zur Entstehung von Krebs führen.

Da die Häufigkeit solcher präkanzeröser Läsionen bei Weitem die Häufigkeit bösartiger Krebserkrankungen übersteigt, könnte man sich versucht fühlen, sie völlig zu ignorieren. Es bleibt jedoch das Problem, dass – sofern wir lange genug leben – bei einer von drei Personen irgendwann tatsächlich Krebs diagnostiziert wird. Wir müssen verstehen lernen, warum die meisten präkanzerösen Läsionen jahrzehntelang gutartig in Organen und Geweben existieren können und sich entweder wieder zurückbilden oder keinen Schaden anrichten, während andere erwachen und sich zu lebensbedrohlichen Krankheiten entwickeln. Eine Entwirrung der Mechanismen bei der Evolution von Krebs hat das Potenzial, die moderne Onkologie gänzlich umzukrempeln. Die Krebstherapeutik befindet sich in der verzwickten Lage, stets zu riskieren, eher gutartige Läsionen zu unterdiagnostizieren, aus denen letztlich doch Krebserkrankungen entstehen, oder aber Krebs zu überdiagnostizieren und bei identifizierten präkanzerösen Läsionen gleich aus Angst vor der Entstehung von bösartigen Tumoren die Keule einer Operation oder Chemotherapie zu schwingen.

Mel Greaves' Spezialgebiet ist Leukämie, eine Gruppe von Krebsarten, die dafür bekannt ist, wie erfolgreich sie heute behandelt werden kann. Der Grund liegt unter anderem darin, dass Leukämieformen – was die Anzahl der zu ihrer Entstehung nötigen Mutationen betrifft – nicht so komplex ist wie die meisten soliden Krebsarten. Die größte Erfolgsgeschichte ist dabei die Behandlung der chronisch myeloischen Leukämie (CML). Sie gehört zu den einfachsten denkbaren Krebsarten, weil sie durch lediglich eine einzelne Gründermutation verursacht wird. Wie alle Leukämieformen entsteht CML im Knochenmark, wo sich unsere roten und weißen Blutkörperchen aus Stammzellen bilden. Sie befällt bestimmte weiße Blutkörperchen, die Granulozyten. Die verbreitetste Granulozytenform wiederum sind Neutrophilen – weiße Phagozyten oder »Fresszellen«, die zu Infektionsherden wandern und die angreifenden Mikroorganismen »fressen«. Die Neutrophilen sterben dabei und bilden so den Eiter, den wir aus den Abheilungsprozessen von Stichen, Schnittwunden oder Schürfwunden kennen.

CML entsteht bei der Stammzellteilung, wenn sich das Gen ABL zufällig vom langen Arm des Chromosoms 9 zum Chromosom 22 verlagert. Ein solcher Vorgang wird »Translokation« genannt. Dort verbindet es sich mit dem Gen BCR zu dem Fusionsgen BCR-ABL. Es beginnt, eine mutierte Form des Enzyms Tyrosinkinase zu produzieren, das normalerweise die Zellteilung wie ein Ein-aus-Schalter aktiviert oder deaktiviert. Durch die Genfusion bleibt dieser Schalter auf »Ein« stehen, wodurch die Zelle weder in der Lage ist, zu einer fertigen Granoluzyte auszureifen, noch aufhören kann, sich zu teilen. Schließlich sind Knochenmark und Milz mit solchen unreifen Zellen verstopft, was die Produktion der übrigen Arten weißer und roter Blutkörperchen beeinträchtigt. CML wird mit einem Tyrosinkinase-Inhibitor behandelt (der wichtigste heißt Imatinib, auch Glivec), der diese aus dem Ruder gelaufene Zellteilung stoppt. Solange man den Wirkstoff täglich nimmt – wie Zähneputzen –, kann man die Krankheit über Jahrzehnte in Schach halten, aber sie lässt sich, wie Greaves betont, niemals heilen, da das Medikament die vom Krebs befallenen Stammzellen nur lahmlegt. Pausiert man bei der Einnahme, fangen sie erneut an, Zellen zu produzieren. Genetisch betrachtet ist CML extrem stabil. Es gibt nur diese eine Gründermutation, die in allen Zellen gleich ist, also ist gerade ihre Einfachheit der Grund, warum eine solche zielgerichtete Medikation greift, wenngleich später durchaus weitere Mutationen auftreten können, die zur Resistenz gegen das Medikament führen.

Akute lymphatische Leukämie (ALL) hingegen ist schwerer zu behandeln und erfordert einen wahren Cocktail chemotherapeutischer Medikamente, doch inzwischen ist eine Erfolgsquote von über 90 Prozent – abhängig von der Komplexität der Mutation bei dieser Krankheitsform – nicht unüblich. Der verbreitetste ALL-Typ greift diejenigen Stammzellen an, aus denen B-Lymphozyten (oder B-Zellen) hervorgehen. Diese weißen Blutkörperchen gehören deshalb zu den wichtigsten Bausteinen unseres erworbenen Immunsystems, weil sie nahezu unbegrenzt wandlungsfähig sind. So können schnell passgenaue B-Zell-Klone produziert werden, die exakt darauf zugeschnitten sind, mit den Antigenen auf der Außenhülle jedes möglichen angreifenden Mikroorganismus zu reagieren. Wie bei CML entsteht als Auslöser ein Fusionsgen, hier aus den beiden Genen ETV6 und RUNX1. Diese Fusion bewirkt, dass sich unreife B-Zellen ansammeln, die in der Lage sind, ihren Bestand durch Zellteilung stets zu erneuern. Auch hier beeinträchtigt ihre Ansammlung im Knochenmark die Produktion normaler roter und weißer Blutkörperchen. Daher stammen die typischen Symptome bei betroffenen Babys und Kleinkindern wie akute Müdigkeit und Anämie durch einen Mangel an roten Blutkörperchen, Blutergüsse und Blutungen durch eine verminderte Anzahl an Blutplättchen und verminderte Widerstandskraft gegen Infektionen durch ein gestörtes Immunsystem.

Das Fusionsgen wird nicht vererbt, sagt Greaves, sondern entsteht immer durch neue Mutationen, die zwischen der sechsten Woche, wenn der Embryo mit der eigenen Blutproduktion beginnt, und der Geburt auftreten können. Da Knochenmarksstammzellen sich schnell teilen und bei jeder Teilung unweigerlich Fehler passieren, wird etwa 1 Prozent der Babys mit diesem Fusionsgen geboren. Tatsächlich tritt ALL jedoch viel seltener auf, in einem von 2000 Fällen, daher erkrankt die überwiegende Mehrheit aller Träger der Mutation nie an Leukämie. Greaves und seine Kollegen glauben, dass sie dem Geheimnis, warum die große Mehrheit der Träger des Fusionsgens nie Leukämie bekommt, während manche erkranken, allmählich auf die Spur kommen. Die Erklärung sehen sie in dem brutalen Abwägen der Chancen für und wider ein Überleben getreu Darwins Evolutionstheorie, und in der dramatisch verringerten Menge der Krankheitserreger, denen wir in wohlhabenden Gesellschaften – anders als noch vor hundert oder mehr Jahren – heute ausgesetzt sind.

Wie die Autoimmunerkrankungen, denen wir uns im Kapitel »Abwesende Freunde« gewidmet haben, ist ALL in erster Linie eine Wohlstandskrankheit. Sie tritt in westlichen Gesellschaften seit Mitte des vergangenen Jahrhunderts stark vermehrt auf, und ihre Häufigkeit nimmt um etwa 1 Prozent pro Jahr zu. Greaves hält ALL für eine Krankheit, die zweimal zuschlagen muss, und zwar zuerst im Mutterleib, wenn das Fusionsgen entsteht. Der zweite Schlag erfolgt erst nach der Geburt: als abnormale Immunantwort auf eine rasch fortschreitende Infektion, die uns nach dem zarten Alter trifft, in dem Neugeborene früher an verbreiteten Infektionen erkrankten. Solche Infektionen sind entscheidend für das Training und das Ausreifen des jungen Immunsystems. Dieser spätere zweite »Schlag« könnte – bei einem aus dem Gleichgewicht geratenen Immunsystem – in den sich teilenden Knochenmarkszellen den Stress auslösen, der zu den entscheidenden sekundären Mutationen führt. Greaves' Hypothese einer »verspäteten Infektion« geht also Hand in Hand mit der Hygienetheorie, die unsere heutigen massenhaft auftretenden Allergien und Autoimmunkrankheiten durch den fehlenden frühen Kontakt mit einer Vielfalt parasitärer Würmer, Pilze und Bakterien erklärt, die bei unseren Vorfahren noch selbstverständlich waren.

Der bei Kindern typische Leukämietyp tritt am häufigsten im Alter zwischen zwei und fünf auf und wird kaum je bei Heranwachsenden über zwölf Jahren beobachtet. Man nimmt an, dass die Klone der B-Vorläuferzellen, die das Fusionsgen enthalten, normalerweise mit der Zeit aussterben – genau weiß das noch niemand. Aber Greaves hat herausgefunden, warum diese mit dem Fusionsgen belasteten Klone oft bis zum zweiten »Schlag« erhalten bleiben. Das Fusionsgen aktiviert ein Molekül, den Erythropoetinrezeptor, der für gewöhnlich nur in den Vorläuferzellen roter Blutkörperchen aktiv ist, wo er deren Absterben verhindert und dafür sorgt, dass sie sich weiter teilen. Das Gen hat sich also einen Überlebensmechanismus gekapert, der eigentlich für einen anderen Zelltyp vorgesehen ist. Einige Jahre später, so Greaves' Theorie, befällt das betroffene Kind eine späte Infektion, worauf sein Immunsystem in Aktion tritt. Der Körper stellt dabei das Zytokin TGF-β *(transforming growth factor β)* her, das übermäßige Entzündungen hemmt, indem es Vorläuferzellen von Lymphozyten an der Teilung hindert und auf diese Weise die Neubildung von Immunzellen für den Kampf gegen die Infektion stoppt. Die Lymphozyten mit dem Fusionsgen sind jedoch taub auf diesem Ohr. Während gesunde Lymphozyten ringsumher dem Aufruf von TGF-β folgen und ihre Vermehrung einstellen, teilen sie sich munter weiter und werden so zu den dominanten Lymphozyten im Knochenmark. Auf diese Weise führt eine späte Infektion schnell zu einer Flut von mutierten Klonen zum Nachteil der gesunden Zellen – eine entscheidende Voraussetzung für die Entwicklung einer symptomatischen Leukämie. Inzwischen hat Greaves genau herausgefunden, wie Lymphozyten, die das Fusionsgen tragen, karzinogene Mutationen verbreiten. Dabei ist ein Prozess im Spiel, der ausschließlich Lymphzellen betrifft und der eine entscheidende Schwäche im Bauplan der Evolution aufdeckt.

Der Schlüssel zur Entwicklung bösartiger Tumore, so Greaves, ist die Evolution eines Mechanismus, der es B-Zellen gestattet, ausreichend viele Antikörper zu produzieren, um die uns befallenden Mikroben und deren Antigene zu bekämpfen. Unsere Antikörper, die Immunoglobulinmoleküle, verfügen über hypervariable Regionen, die zu einer unendlichen Vielfalt von Varianten neu angeordnet werden können. Vor rund 500 Millionen Jahren haben die frühen Vorfahren der Wirbeltiere zwei Enzyme entwickelt, die Rekombinasen RAG1 und RAG2, die heute unsere Antikörper bildenden Gene per Mutation umbauen und so diese unendlichen Möglichkeiten für Neukombinationen durchspielen. Diese Rekombinasen sind nur in Lymphzellen aktiv, und sobald sie ihre Aufgabe erledigt haben, die Zelle ihre Teilung eingestellt hat und zur B-Lymphozyte gereift ist, werden sie »abgeschaltet«. Kommt jedoch das Fusionsgen ins Spiel, teilen sich die Zellen immer weiter, differenzieren sich nicht aus, und so bleiben RAG1 und RAG2 auf Dauer eingeschaltet. Bald gehen ihnen die Immunoglobulingene zum Zerschneiden aus, und so suchen sie sich andere Gene, die sie ummodeln können. Aus ihren präzisen und zeitlich begrenzten erbgutverändernden Aktivitäten an Immunoglobulinmolekülen wird ein zielloses Gemetzel. In einem unreifen und undifferenzierten Zustand gefangen, entwickeln die Vorläuferzellen der Lymphozyten – dank der marodierenden Rekombinasen – nach und nach etwa ein Dutzend weiterer Mutationen. »Die Evolution leitet Veränderungen nicht so präzise in die Wege, wie man es sich gern vorstellen würde, sondern nur, so gut sie es eben kann«, sagt Greaves. »In diesem Fall setzt sie Zellen diesen fehlgeleiteten Effekten aus und bewirkt so eine ernste Krebserkrankung bei Kindern. Aus evolutionärer Sicht ist das kein sonderlich ausgereiftes Enzym. Es ist gefährlich, dieses Enzym in sich zu tragen.«

Die Suche nach einem epidemiologischen Beweis für die Rolle, die eine Infektion als zweiter »Schlag« spielen kann, hat sich bislang als schwierig erwiesen, weil die Leukämierate bei Kindern unter der Gesamtbevölkerung relativ niedrig ist. Gleichwohl liefern Krebsstudien aus Großbritannien, Skandinavien und Kalifornien Indizien, dass die Teilnahme an Spielgruppen, die Kleinkinder früh mit Gleichaltrigen zusammenbringt und wechselseitige Infektionen zulässt, vor ALL schützen kann. In der ehemaligen DDR betrieb das kommunistische Regime große Kinderkrippen, um Müttern eine frühe Rückkehr ins Arbeitsleben zu ermöglichen. Doch nach der Wiedervereinigung wurde diese gesellschaftspolitische Maßnahme zugunsten einer Kindererziehung zu Hause aufgegeben. In Ostdeutschland war die Leukämierate damals ein Drittel niedriger als im Westen, doch nach der Wiedervereinigung stieg sie bald auf ein ähnliches Maß.

Nach zwanzig Jahren der Erforschung sogenannter Leukämiecluster – geografisch beschränkter Orte mit einer großen Zahl Fälle – sind Krebsforscher weitgehend überzeugt, dass die Infektionshypothese stimmt. Eines der bekanntesten Cluster trat in dem Dorf Seascale nahe der nuklearen Wiederaufbereitungsanlage von Sellafield in der britischen Region Cumbria auf, wo zwischen 1955 und 1973 zehnmal mehr Fälle von Leukämie bei Kindern verzeichnet wurden als statistisch zu erwarten. Die Schuld wurde reflexartig bei der atomaren Strahlung gesucht, doch trotz nachgewiesener erhöhter Strahlenwerte in der angrenzenden Irischen See kamen höchstrangige Wissenschaftler bei ihren Untersuchungen zu dem Schluss, dass die Werte in Seascale und Umgebung nicht hoch genug seien, um zu Krebs zu führen. Schließlich war es ein Epidemiologe von der Universität Oxford, Leo Kinlen, der ausführte, dass die entscheidende Veränderung in Seascale während dieser Jahre der große Zuzug von Wissenschaftlern und Bauarbeitern für die nahegelegene Nuklearanlage gewesen war. Diese beträchtliche Durchmischung der Bevölkerung hatte demnach Kinder dieses vormals stillen, entlegenen Dorfs relativ spät einer Vielzahl neuer Infektionen ausgesetzt.

In der Kleinstadt Fallon in Nevada liegt eine der wichtigsten Kampffliegerstationen der USA. Zwischen 1999 und 2003 wurden dort dreizehn Fälle von Leukämie bei Kindern bekannt, während statistisch weniger als einer zu erwarten gewesen wäre. Die Einheimischen runzelten die Stirn, vermuteten die Schuld bei ausgelaufenem oder verklapptem JP-8-Treibstoff, einem krebserregenden Kerosin-Benzol-Gemisch, und führten an, dass die Fliegerasse allein im Jahr 2000 über 132 Millionen Liter Treibstoff durch ihre Turbinen geblasen hatten. Eine offizielle Studie kam jedoch zu dem Ergebnis, dass kein Umweltschadstoff festgestellt werden könne. Verändert hatte sich aber die Einwohnerzahl des Orts. In Fallon sind 7500 Menschen ansässig, doch diese Zahl war 1990 – dank der Zuwanderung von Militärpersonal, Bauarbeitern sowie Logistik- und Hilfspersonal – auf eine fluktuierende Bevölkerung von 20 000 und bis zum Jahr 2000 auf sage und schreibe 50 000 angewachsen.

Zurzeit erforscht Mel Greaves ein Leukämiecluster an einer Grundschule in Mailand. »Es hat sieben Fälle gegeben, das klingt gar nicht so schlimm, aber vier traten innerhalb eines einzigen Monats an der gleichen Schule auf, und kurz darauf folgten drei weitere – das ist der Hammer. Man würde bei einer Schule dieser Größe von höchstens einem Fall innerhalb von fünfzehn Jahren ausgehen.« Dass die Kinder zwischen drei und elf Jahren trotzdem zur gleichen Zeit Leukämie bekamen, legte nahe, dass es einen gemeinsamen Auslöser aus ihrem Umfeld gab. Greaves' Team recherchierte und fand heraus, dass es einige Monate vor dem Ausbruch an der Schule eine Schweinegrippeepidemie gegeben hatte. Während einer von drei Ortsbewohnern sich mit der Grippe angesteckt hatte, waren alle sieben Leukämiepatienten ebenfalls befallen gewesen. »Die Statistik war zwar wegen der kleinen Stichprobengruppe nicht so toll, doch vieles spricht dafür, dass die Schweinegrippe der ›zweite Schlag‹ war.« Das einzige andere Indiz, das laut Greaves die These stützt, stammt wieder aus der Epidemiologie der Universität Oxford, wo über dreißig Jahre hinweg die ALL-Fälle ganz Großbritanniens erfasst wurden. Es gab zwei Häufungen, und beide traten im Rahmen von sechs Monaten nach einer saisonalen Grippewelle auf.

Unsere Anfälligkeit für Krebs geht auf eine Zeit vor mehr als einer Milliarde Jahre zurück. Damals entstanden die ersten Mehrzeller. Bis dahin war das Leben auf Einzeller beschränkt gewesen, und alle Zellen hatten sich ganz egoistisch frei vermehren können. Mit dem Aufkommen der Mehrzelligkeit hingegen mussten Zellen lernen zusammenzuarbeiten. Fortan konnten sie sich nicht mehr bis zum Gehtnichtmehr reproduzieren, vielmehr wurde Zellteilung das strenge Privileg der Stammzellen und der unmittelbar davon abstammenden Vorläuferzellen. Sowohl für die Replikation als auch für die Differenzierung gab es ein beschränkteres Repertoire. Da Vorläuferzellen nur eine begrenzte Lebensdauer haben, gerät eine Krebs auslösende Mutation in einer dieser Zellen mit hoher Wahrscheinlichkeit in eine evolutionäre Sackgasse, weil ihre Chancen, sich zu einem Krebszellklon fortzuentwickeln, stark eingeschränkt sind. Sobald sich eine Zelle ganz ausdifferenziert hat – etwa zu einer Muskel-, Leber- oder Hautzelle –, ist sie nicht länger unsterblich. Unsterblichkeit beschränkt sich daher auf einen kleinen Bestand an Stammzellen, die sowohl für die embryonale Entwicklung nötig sind als auch für die konstante Versorgung mit roten Blutkörperchen und Immunzellen sowie für die Regeneration von Geweben und Organen, die durch Alterungsprozesse und Abnutzung Schäden erleiden. Das legt nahe, dass Krebs nur dann entstehen kann, wenn Mutationen entweder in Stammzellen auftreten – wie bei den Formen der Leukämie – oder wenn sie in differenzierten oder semidifferenzierten Zellen zustande kommen, was diese in einen unreifen Zustand zurückversetzt, in dem sie zurück in den Zellzyklus geraten, sodass sie sich erneut teilen können.

Diese neue Ära der Zusammenarbeit und des Konformismus machte es nötig, dass sich Gene und chemische Signalwege innerhalb von Zellen und zwischen ihnen entwickelten, um die neuen Regeln zu überwachen und durchzusetzen. Zusätzliche DNA-Reparaturmechanismen bildeten sich, um bei krebsauslösenden Mutationen einzuschreiten. Sobald die Schäden der DNA eine bestimmte Grenze überschritten, führten diese neuen Gene den Tod der Zelle herbei. Man spricht daher von Tumorsuppressorgenen. Es entstanden weitere Suppressorgene, die die Mitose – also den Prozess der Zellvermehrung durch Teilung – stoppten: die Checkpoint-Gene des Zellzyklus. Außerdem entwickelte sich in Wirbeltieren ein komplexes erworbenes und adaptives Immunsystem. Auf die gleiche Weise, wie es Lymphozyten klonieren kann, die präzise zu den Antigenen auf den Außenhüllen von Bakterien und Viren passen, kann es auch Zellen eliminieren, die zu Krebszellen werden.

Wie Matias Casás-Selves und James DeGregori von der University of Colorado erläutern, war die Evolution der Tiere, ihrer Gewebe, Organe und Systeme stets grundlegend von der Notwendigkeit geprägt, Krebs zu verhindern. Genau aus diesem Grund haben sie derart wirksame Tumorsuppressormechanismen entwickelt. Wir mussten das Wachstum außer Kontrolle geratener Zellen, die sich den neuen Regeln des vielzelligen Verbunds verweigerten, beschränken und haben der Entstehung von Krebs eine Reihe widerstandsfähiger Barrieren in den Weg gestellt, die Krebszellen erst überwinden müssen, wenn sie überleben und sich vermehren wollen. Im Jahr 2000 haben die amerikanischen Krebsforscher Douglas Hanahan und Robert Weinberg diese Eigenschaften zu ihrer Liste der sechs Krebskennzeichen zusammengefasst, die man auch als sechs Hürden begreifen kann, die Zellen überwinden müssen, ehe Krebs entsteht.

Erstens, so die beiden Wissenschaftler, müssen Krebszellen eine unabhängige Eigenversorgung mit Wachstumssignalmolekülen entwickeln. Normalerweise empfangen Zellen Signale dieser Art von außen, die dann von Rezeptoren durch die Zellmembran übermittelt werden. Die Wachstumsfaktoren wecken die Zelle aus ihrem Ruhezustand und regen sie an, sich zu teilen. Krebszellen können Wachstumsfaktoren selbst produzieren und so eine Steuerung von außen vortäuschen. Zwei verbreitete Beispiele sind die Signalmoleküle *platelet-derived growth factor* (PDGF) und *transforming growth factor* α (TGF-α). Krebszellen können außerdem die Aktivität von Wachstumsfaktorrezeptoren auf ihrer Membran steigern, indem sie das für jeden einzelnen Rezeptor zuständige Gen enorm vervielfachen. Das bewirkt, dass die Zelle auch auf gemäßigte Wachstumsfaktorkonzentrationen, die sie anderenfalls nicht zur Teilung angeregt hätten, übermäßig reagiert. Zwei klassische Beispiele für solche Rezeptoren sind der EGF-Rezeptor (der Rezeptor für den epidermalen Wachstumsfaktor), der sehr oft bei Gehirntumoren eine Rolle spielt, wie auch der HER2-Rezeptor bei Brustkrebs. Darüber hinaus können die Zellen mutierte Formen des Proteins RAS produzieren, was bewirkt, dass die Signale, welche die Zelle zur Teilung anregen, dauerhaft »eingeschaltet« bleiben.

Zweitens müssen sich Zellen, um sich zur Krebszelle zu entwickeln, gegenüber wachstumshemmenden Signalen taub stellen. Ein typisches Beispiel ist die Unempfänglichkeit von Zellen gegenüber dem transformierenden Wachstumsfaktor Beta (TGF-β).

Drittens müssen Krebszellen schwer abzutöten sein. Normalerweise schalten sich Reparaturmechanismen ein, wenn Mutationen auftreten oder Beschädigungen an Chromosomen festgestellt werden. Ist der Schaden zu groß, durchläuft die Zelle den Prozess des sogenannten programmierten Zelltods (Apoptose). Hier kommt das Tumorsuppressorgen p53 ins Spiel. Es ist ein wichtiger Auslöser für die Apoptose, weil es beschädigte DNA erkennt. Krebszellen müssen Gene wie p53 abschalten, da sie sonst innerhalb einer Stunde tot sind, weil ihre Zellmembranen zerrissen, ihre inneren Strukturen zerstört, ihre Zellkerne zerstückelt und ihre Chromosomen abgebaut und nicht mehr zu gebrauchen sind. Ihre kümmerlichen Überreste werden von Fresszellen umflossen und sind innerhalb von 24 Stunden verschwunden.

Wollen Krebszellen eine Kolonie aufbauen und einen Tumor bilden, der aus 1000 Milliarden Zellen und mehr bestehen kann, müssen sie viertens unsterblich werden und eine unbegrenzte Fähigkeit zur Teilung und zur Verdopplung ihrer Zahl entwickeln. Gewöhnliche ausdifferenzierte Zellen unseres Körpers, etwa Herzzellen, können sich nicht mehr weiter teilen, doch viele Zelltypen, wie die Fibroblasten der Haut, behalten eine begrenzte Teilungsfähigkeit und können in Zellkultur dazu angeregt werden, ihre Zahl ein paarmal zu verdoppeln, ehe der Alterungsprozess einsetzt und schließlich völlige Unordnung unter den Chromosomen die Zelle in einen kritischen Zustand versetzt, von dem sie sich nicht mehr erholen kann. Krebszellen müssen sich in einen bestimmten Mechanismus einschalten, um diesen Vorgang zu unterbrechen, wenn sie unsterblich werden wollen: An den Chromosomenenden gewöhnlicher Zellen sitzen die Telomere, sich wiederholende DNA-Sequenzen, die die weiter innen liegende DNA vor Beschädigung schützen. Mit jeder neuen Zellteilungsrunde werden diese Telomere allmählich abgeschliffen, was schließlich dazu führt, dass die Chromosomen völlig degenerieren, sodass die Zelle abstirbt. Krebszellen jedoch steigern die Aktivität des Enzyms Telomerase, das in gewöhnlichen Zellen stark gezügelt wird. Es baut die Telomere genauso schnell wieder auf, wie sie sich abnutzen, und versorgt sie unablässig, sodass sich die Zelle uneingeschränkt weiter teilen kann.

Ob Krebszelle oder gewöhnliche Zelle – Zellen können ohne Sauerstoff und Nährstoffe nicht leben. Eine Krebszelle hat ungefähr einen Durchmesser von 20 Mikron (ein Mikron ist der millionste Teil eines Meters). Befindet sie sich mehr als 150 Mikron vom nächsten Kapillargefäß entfernt, stirbt sie ab. Das verursacht einen Engpass bei der fortgesetzten Wucherung der Krebszellen eines Tumors, denn der Aufbau neuer Blutgefäße, die Angiogenese, ist streng geregelt. Daher müssen Krebsklone fünftens Mutationen entwickeln, die ihnen gestatten, die Bildung neuer Blutgefäße anzuregen, und das tun sie meist, indem sie eine gesteigerte Produktion des Signalmoleküls *vascular endothelial growth factor* (VEGF) dadurch auslösen, dass sie das Onkogen RAS aktivieren, oder dadurch, dass sie das Tumorsuppressorgen p53 deaktivieren. Aus diesem Grund erleben Krebsforscher oft, dass p53 bei Karzinomen im mittleren Stadium ausgeschaltet wird, ehe sie sich ganz zu bösartigen Tumoren weiterentwickeln.

Schließlich hängt die Unsterblichkeit der Krebszellen – zumindest solange der Patient am Leben bleibt – davon ab, ob sie die Fähigkeit entwickeln, sich von der ursprünglichen Tumormasse abzukoppeln und in andere Körperregionen einzuwandern, wo sie beginnen können, sekundäre Tumoren zu bilden. Dieser Vorgang, die Metastasenbildung, ist verantwortlich für mindestens 90 Prozent aller Todesfälle durch Krebs.

»Wie«, so fragen sich Casás-Selves und DeGregori, »verwandelt sich eine gewöhnlich Zelle, die in eine streng geregelte Gewebeorganisation mit sozialer Interaktion zwischen den Zellen eingebunden ist, in einen Soziopathen, der sich über die Ordnung im Gewebe hinwegsetzt und den Dialog zwischen den Zellen ignoriert?« Der »Großvater« der Erforschung der Krebsevolution ist Peter Nowell, heute emeritierter Professor der University of Pennsylvania. Bereits 1976 beschrieb er detailliert die Entwicklung einer gewöhnlichen, gutartigen Zelle zum bösartigen Krebs. Nowell gehörte zu den ersten Forschern, die herausstellten, wie Krebszellen im Lauf der Zeit ihre Wucherungsfähigkeit steigern, indem sie sich immer weiter von den Kontrollmechanismen lösen, denen andere Zellen unterworfen sind. Während sie wuchern und zunehmend bösartiger werden, entdifferenzieren sie sich. Sie werfen ihre Organellen und Stoffwechselfunktionen, die sie als Zellen mit spezialisierten Aufgaben ausgezeichnet hatten, über Bord und werden zu Zellen eines simpleren Typs, der seine ganze Energie in Wucherung und invasives Wachstum investiert. Das tun sie, wie Nowell es zusammenfasste, indem sie Mutationen anhäufen, die es ihnen ermöglichen, den Kontrollmechanismen des Körpers die kalte Schulter zu zeigen und uneingeschränkte Zellteilung zu betreiben. Das Ergebnis ist ein Neoplasma, also eine Masse aus Zellen, die auf eine Weise mutiert sind, dass sie einen Vorteil gegenüber den umgebenden Zellen haben. Zellen dieses Ursprungsklons können unabhängig voneinander weitere Mutationen anhäufen und innerhalb der Tumormasse neue Klone mit unterschiedlichen Eigenschaften, unterschiedlich hoher Bösartigkeit (Malignität) und unterschiedlicher Empfänglichkeit für eine Behandlung bilden.

Laut Mel Greaves und Carlo Maley (einem der herausragenden Forscher auf dem Gebiet der Krebsevolution an der University of California in San Francisco) hat die Forschung in den dreißig Jahren nach

Nowells ersten Beschreibungen der Krebsentstehung seine Theorien gründlich bestätigt. »Umfangreiche Forschungsdaten aus Gewebeschnitten, kleinen Gewebeproben und der Analyse einzelner Zellen stützen Nowells Annahmen«, bestätigen sie. »Denn diese Daten zeigen, dass komplexe und sich verzweigende evolutionäre Bahnen entstehen, die verblüffend an Darwins berühmten Baum zur Stammesgeschichte der Tiere erinnert. Sich auseinanderentwickelnde Krebsklone bilden dabei eine Parallele zu der allopatrischen Artenbildung in getrennten natürlichen Habitaten – wie bei den Galapagosfinken.«

Darwin beschrieb die Evolution des Lebens auf der Erde nicht als einen linearen Prozess, sondern als einen sich endlos verzweigenden Baum, bei dem die äußersten der zahlreichen Zweige die heute lebenden Spezies darstellen. Die Evolution der Krebsklone innerhalb der Masse eines einzelnen Tumors ist ein Miniaturabbild der von Darwin beschriebenen Evolution. Und da man eine Entwicklung von einem der Zweige bis zum Ursprung eines Stammes zurückverfolgen kann, kann man auch den gemeinsamen Ursprung der Krebsklone ermitteln, obwohl sie ausreichend Veränderungen angehäuft haben, um völlig unterschiedlich zu erscheinen. Die Galapagosinseln boten ein wunderbares greifbares Beispiel, wie Arten sich bilden können, wenn fortpflanzungsfähige Vertreter einer Gründerpopulation – wie bei den berühmten Galapagosfinken – geografisch voneinander getrennt werden (allopatrische Artbildung), hier auf den vielen Inseln des Archipels verteilt. Die Mikroumgebung im Innern eines Tumors und in seinem unmittelbaren Umfeld bietet dank großer lokaler Unterschiede in der Versorgung mit Blut, Sauerstoff und Nährstoffen eine ebenso heterogene Umgebung sowie Wettbewerb zwischen den Klonen und räuberisches Verhalten durch das Immunsystem.

Unterschiedliche Krebsarten entwickeln sich auf ganz unterschiedliche Weise zu bösartigen Tumoren. Nirgends lässt sich das besser zeigen als anhand des menschlichen Darms, wo mindestens vier bedeutende Formen von Kolorektalkrebs vorkommen. Joe Weigand gilt als »Ultramutator«, denn er leidet an einer relativ seltenen Form von Kolorektalkrebs, der wie wild mutiert. Die Erkrankung wird von Eltern auf ihre

Kinder vererbt – anders als die Mehrzahl der Krebsarten, die sporadisch auftreten und auf neuen Mutationen beruhen, die in jeder Generation auftreten können. Weigand und seine Ärzte waren gründlich vorgewarnt, dass ihm Ernstes bevorstehen könnte. Seine Großmutter mütterlicherseits war mit Mitte vierzig an Darmkrebs gestorben, und sein Vater wurde etwa im gleichen Alter wegen Verdachts auf Darmkrebs untersucht. Zu dieser Zeit konnten Risikopatienten bereits endoskopisch untersucht werden, und so wurden bei Weigands Vater Hunderte präkanzeröser Polypen entdeckt. Joe Weigand und seine Schwester waren noch Kleinkinder, als ihr Vater die schlechte Nachricht erhielt. Angesichts seiner jungen Familie wollte dieser kein Risiko eingehen und abwarten, ob einige der präkanzerösen Polypen sich auf beunruhigende Art veränderten. Er fürchtete, sie könnten dem wachsamen Auge der Mediziner entgehen und sich zu voll ausgebildetem Krebs entwickeln. Daher ließ er sich den gesamten Darm entfernen und lebt seither mit einem Kolostomiebeutel.

Selbstverständlich ließ sich Joe Weigand regelmäßig testen, doch dann, im Trubel seiner aufkeimenden Finanzkarriere, sagte er in vier aufeinanderfolgenden Jahren seinen Termin zur Darmspiegelung ab. Ein besorgniserregender Gewichtsverlust trieb ihn schließlich zu seinem Hausarzt. »Ich hatte zwischen 20 und 30 Prozent meines Körpergewichts verloren und sah aus wie ein Gespenst. Ich war komplett anämisch und hatte keine Energie mehr.« Sein Hausarzt ignorierte den durch die Krebsgeschichte der Familie klar auf der Hand liegenden Verdacht und verschrieb ihm Eisentabletten gegen die Anämie. »Ich war zu Besuch bei meinem Bruder in London, als mein Vater vorbeikam, einen Blick auf mich warf und sagte: ›Das ist ja lachhaft. Scheiß auf den National Health Service – geh dich privat untersuchen lassen. Ich bezahle das!‹ Und dann haben sie die Dinger bei der Darmspiegelung entdeckt.« Während der Operation vier Wochen später fanden die Ärzte zwanzig bis dreißig kleine Polypen und einen riesigen Tumor von der Größe einer Mango. Er wurde gemeinsam mit dem größten Teil des Darms entfernt. »Ich habe grade mal noch 30, 40 Zentimeter, aber das heißt, dass ich noch normal zur Toilette gehen kann.« Heute, acht Jahre nach der Operation, führt er ein normales Leben, muss allerdings regelmäßig zur Darmspiegelung, wobei meistens kleine Polypen entdeckt werden. »Letzte Woche haben sie vier Polypen gefunden. In der Regel finden sie bei jeder Spiegelung ein paar neue. Dann killen sie sie, wo sie schon mal dabei sind, und schneiden sie für die histologische Untersuchung raus. Wenn die Dinger noch klein sind, sehen sie ganz normal aus. Erst wenn sie größer werden, drehen sie ein bisschen durch, und dann sind sie voller Mutationen.«

Ian Tomlinson von der Universität Oxford, der Wissenschaftler, der diese Krebsart erforscht hat, hat ihr einen wahren Bandwurmnamen gegeben: »Polymerase Proofreading-assoziierte Polyposis«. Wenn sich die DNA selbst kopiert, um den genetischen Bauplan für Tochterzellen zu bilden, macht sie gelegentlich Fehler und fügt eine falsche DNA-Base in den genetischen Code ein. Es gibt zwei Polymeraseenzyme, die diese Fehler entdecken und sie korrigieren. Sind die beiden Gene, die wiederum den Bauplan für diese beiden Enzyme enthalten, mutiert, bleibt mehr als die Hälfte der Fehler unbemerkt, und in den entstehenden Tumoren treten typischerweise über eine Million Mutationen auf, während bei den meisten Krebsarten zwischen zehn- und mehreren Tausend normal sind. Das kann sich jedoch bei jedem einzelnen Patienten ganz unterschiedlich auswirken, da die reine Anzahl der Mutationen nicht gleichbedeutend mit einer entsprechenden Bösartigkeit ist. Es ist alles andere als klar, welche Handvoll Gene unter den Millionen mutierten tatsächlich für den Krebs verantwortlich ist, doch sind diese Krebsarten nicht sonderlich aggressiv, und die Mutationslast kann sogar so viele Funktionen der Krebszellen außer Kraft setzen, dass ihre Malignität nicht zunimmt, sondern viele von ihnen absterben.

Die bei Joe Weigand festgestellte Krebsform unterscheidet sich extrem von den Darmkrebsarten, die überwiegend im unteren Dickdarm nahe dem Rektum vorkommen und die in der Regel weit bösartiger sind. Diese Darmkrebsarten weisen nicht übermäßig viele Mutationen innerhalb einzelner Gene auf, weil ihre DNA-Reparaturfunktionen noch intakt sind. Stattdessen sind bei ihnen typischerweise, wie bei der überwiegenden Mehrheit der Krebsarten, die Chromosomen der Krebszellen in außerordentlichem Maße instabil. Ganze Chromosomen oder Chromosomenarme, die leicht Hunderte von Genen beheimaten können, weisen enorme strukturelle Defekte auf. Die jüngste Krebsforschung hat festgestellt, dass Chromosomeninstabilität die Wurzel der Malignität ist und weit größere Bedeutung hat als die einfachen punktuellen Mutationen des genetischen Codes.

Die Gesamtheit der Chromosomen im Zellkern wird »Karyotyp« genannt. Abgesehen von einigen konkreten Ausnahmen sind alle gewöhnlichen Körperzellen diploid und enthalten 23 Chromosomenpaare, die je zu einer Hälfte von der Mutter und vom Vater stammen. Bösartige Krebszellen hingegen weichen zum überwiegenden Teil krass von diesem normalen Ploidiegrad ab. Grund dafür sind immer Fehler bei der Mitose – dem Vorgang, bei dem sich die Chromosomen teilen, damit zwei Tochterzellen gebildet werden können.

Bei der Mitose wird jedes Chromosom geteilt, wobei zwei Tochterchromosomen entstehen, die Chromatiden. Während sich die Zellhülle ausdehnt und das Zytoplasma sich zu teilen beginnt, um zwei identische Zellen zu bilden, hängen die Chromatiden noch in der Mitte an einer Struktur zusammen, die »Zentromer« genannt wird. Es bildet sich der Spindelapparat, der aus einer Reihe winziger Proteinröhren (Mikrotubuli) besteht. Diese binden an das Zentromer und verkürzen sich, sodass die Chromatiden zu den gegenüberliegenden Zellpolen gezogen werden. Um die Chromatiden entstehen nun die Kerne der beiden neuen Tochterzellen. Jede Störung bei diesem in absoluter Genauigkeit ablaufenden Prozess führt mit hoher Wahrscheinlichkeit dazu, dass ganze Chromosomen oder Chromosomenabschnitte ihr Ziel nicht erreichen. Abnormal verlaufende Mitose kann zu Hypodiploidie führen, bei der deutlich weniger als 46 Chromosomen vorhanden sind, oder zu Tetraploidie, einer Verdopplung der Chromosomenzahl. Wenn Chromosomen entweder mehrfach vorliegen oder fehlen, werden die entsprechenden Zellen als »aneuploid« bezeichnet.

Der Pathologe David von Hansemann berichtete 1890 als Erster von diesem abnormalen Vorgang, den er in Krebsgewebeproben beobachtet hatte. Später erläuterte der Zoologe Theodor Boveri, der im frühen 20. Jahrhundert forschte, dass die fehlerhafte Trennung von Chromosomen bei einer abnormal verlaufenden Zellteilung zu Aneuploidie führen und wohl ein Grund für die Entwicklung von Tumoren sein könne, da sie gelegentlich bösartige Zellen mit der Fähigkeit zu »grenzenloser Vermehrung« hervorbringe. Wie Zuzana Storchova und Christian Kuffer erläutern, trat diese »alte« Theorie um Chromosomeninstabilität im Zeitalter der weltweiten Genomforschung zugunsten der Annahme in den Hintergrund, dass Mutationen die wichtigsten Auslöser von Krebs seien. In jüngster Vergangenheit hat sie jedoch wieder stärkere Beachtung erfahren, da Forscher allmählich begreifen, dass die Instabilität der Chromosomen mehr ist als nur das genetische Chaos im Hintergrund, das Mutationen anrichten können, sondern dass es sich genau andersherum verhält: Genetische Instabilität ist ein wesentlicher Bestandteil bei der Entstehung der krebsverursachenden Mutationen, der Vielfalt der Krebsklone sowie von Bösartigkeit und Metastasen. Tatsächlich gehen bei den meisten Krebserkrankungen Chromosomeninstabilität und Mutation Hand in Hand. Mutationen sorgen überhaupt erst für instabile Chromosomen, während die Instabilität die Mutationsrate weiter erhöht.

Wie kann Tetraploidie – also die Verdopplung der Chromosomenzahl – zu bösartigen Tumoren führen? Der einfache Grund könnte sein, dass tetraploide Zellen trotz einer Vielzahl Mutationen, die anderenfalls für sie tödlich wären, überleben können, weil funktionierende Gene auf manchen Chromosomendubletten erhalten bleiben, während ihr Pendant durch Mutation umgebaut und in seiner Funktion verändert ist. Aber auch die generelle Entwicklung hin zu einer unregelmäßigen Aneuploidie ist typisch für die meisten Krebserkrankungen. So könnte eine Krebszelle zuerst tetraploid werden und dann nach und nach so viel von ihrem eigenen Genom abschleifen, dass schließlich ganze Abschnitte, Arme und manchmal sogar ganze Chromosomen fehlen.

Durch Aneuploidie können sowohl Gene verloren gehen als auch hinzugewonnen werden. Fehlt ein ganzes Chromosom oder auch nur ein Teil, sind die Gene darauf verloren. Da alle Gene paarweise vorkommen – es gibt immer zwei Allele –, bleibt von einem bestimmten Gen nur das Allel auf dem unbeschädigten Schwesterchromosom übrig. Das verbleibende Allel ist also schutzlos gegenüber weiteren Veränderungen durch Mutation, die zu einem völligen Verlust dieses Gens führen können. Geschieht das beispielsweise mit dem Tumorsuppressorgen p53, ignoriert die mutierte Zelle den Befehl abzusterben.

Aneuploidie kann außerdem zu Translokationen führen: Chromosomen lagern sich fälschlicherweise an anderen an und bilden solche Fusionsgene, wie sie im Zusammenhang mit Leukämie bekannt sind, oder sie bewirken einen massiven Zuwachs an Kopien eines oder mehrerer Gene – man spricht von »Amplifikation«. Der Zugewinn oder Verlust von Allelen wird als »Veränderung der Kopienzahl« bezeichnet. Das kann drastische Auswirkungen haben. Bei einem durchschnittlichen Darm-, Brust-, Bauchspeicheldrüsen- oder Prostatakarzinom können 25 Prozent der Allele verloren gegangen sein, und es ist nicht ungewöhnlich, dass in einem Tumor mehr als die Hälfte der Allele seines Erbguts verschwunden sind. Eine Studie konnte nachweisen, dass bei aneuploiden Darmkarzinomen – verglichen mit normalen Zellen oder diploiden Karzinomen des gleichen Typs – zwischen zehn und hundert zusätzliche Verluste oder Zugewinne mehrerer Chromosomen auftraten.

Die Liste der Gene, die offenbar durch Mutation Chromosomeninstabilität in Tumoren hervorrufen, ist lang. Es handelt sich um Gene, die Zellteilung und -wachstum fördern, die Abläufe der Mitose stören oder die Euthanasie von Krebszellen verhindern. So gehören BRCA1 und BRCA2, die eine Veranlagung für Brustkrebs tragen können, zu den Genen, die DNA reparieren und die Zellteilung regeln. BUB1 und MAD2 steuern die Anordnung der Chromosomen im Spindelapparat. Mutationen des Gens APC werden oft im frühen Stadium der Entwicklung von Darmtumoren beobachtet, dabei scheint das Gen auch beim Aufbau des Spindelapparats und der Teilung des Zytoplasmas während der Bildung von Tochterzellen eine Rolle zu spielen. Schließlich können p53-Mutationen, wie wir bereits gesehen haben, ein Gen stilllegen, das normalerweise DNA-Schäden in aneuploiden Zellen beheben oder die Zelle abtöten würde. Christoph Lengauer und Bert Vogelstein, zwei Wissenschaftler, die zum Urgestein der Krebsevolutionsforschung gehören, erläutern, dass viele Gene, wenn sie mutieren, die Zelle so sehr destabilisieren, dass dies weitere genetische Veränderungen nach sich zieht, was zu bösartigem Tumorwachstum führt. Chromosomeninstabilität, sagen sie, ist die Wurzel des Tumorwachstums und der Heterogenität von Tumoren. Sie sorgt dafür, dass keine zwei Tumoren genau gleich sind und kein Tumor in sich aus genetisch identischen Zellen besteht. Das macht den Albtraum der Onkologen aus, deshalb jagen sie stets ein Phantom – es ist das größte Hindernis, das einer echten Heilung von Krebs im Weg steht.

Genau das haben auch Colin Watts und sein Team in Cambridge bei ihrer Erforschung von Glioblastomen herausgefunden, und es erklärt auch, warum Peter Fryatts Krebserkrankung wiederaufflammt und seine Prognose so unsicher ist. Durch die gründliche molekulare Analyse des Zellgenoms jeder aus dem gleichen Glioblastom entnommenen Probe konnten die Forscher einen Gründerklon identifizieren, der eine Reihe Mutationen und Chromosomeninstabilität in sich vereinte. Er stand am Anfang eines komplex verzweigten Abstammungsbaums verschiedener Klone, die zunehmend voneinander divergierten und verschiedene bösartige Merkmale annahmen. Ein frühes Ereignis dieser Tumorevolution war eine Chromosomeninstabilität, die zur Bildung eines stark abnormen kreisförmigen Chromosoms – einer sogenannten *double-minute* – führte, die sich aus eigener Kraft vervielfältigen konnte und, anstelle der üblichen zwei, Hunderte Kopien des Gens EGFR enthielt, das Zellteilung, -wachstum und -wanderung beeinflusst. Dieser Klon verfügte zudem über zusätzliche Kopien des Gens MET, das zum invasiven Wachstum und damit zu einer schlechten Prognose für den Patienten führt, und es fehlten ihm Allele der Tumorsuppressorgene CDKN2A und PTEN. Dieser Klon hatte sich dann in zwei Unterklone geteilt, die Teile eines Chromosoms vervielfachten, Teile anderer Chromosomen einbüßten, weitere Mutationen in Tumorsuppressorgenen anhäuften und sich schließlich zu fünf grundlegend unterschiedlichen Tumorklonen auseinanderentwickelten.

Die Chromosomeninstabilität bei Krebs kann manchmal so unerwartet und in ihren Ausmaßen so ungeheuerlich werden, dass die Forscher, die sich damit beschäftigen, den Verdacht haben, die Evolution von Krebs verlaufe anders, als es die klassische Evolutionstheorie beschreibt. Im Jahr 2011 berichteten Philip Stevens und eine Gruppe hauptsächlich in Cambridge arbeitender Forscherkollegen von einem verheerenden Ereignis, einer einzigen bestialischen zellulären Krise eines weißen Blutkörperchens bei einer sechzigjährigen Patientin mit chronischer lymphatischer Leukämie, in der Hunderte chromosomaler Abnormalitäten auftraten. Sie gaben dem Phänomen einen neuen Namen: »Chromothripsis«, was so viel wie »Chromosomenzerstückelung« bedeutet. Die Krise hatte sich ereignet, noch ehe Krebs bei der Frau diagnostiziert worden war, und hatte zu Zellklonen geführt, die resistent waren gegen Alemtuzumab, einen monoklonalen Antikörper, der gewöhnlich zur Behandlung dieser Leukämieform eingesetzt wird. Der Zustand der Patientin hatte sich daher rapide verschlechtert. Die Forscher zählten 42 Neuanordnungen von Genen allein am langen Arm von Chromosom 4 und weitere an den Chromosomen 1, 12 und 15. Diese hatten bei zahllosen Genen zu Unterschieden in der Kopienzahl geführt, meist in Form des Verlusts einer Kopie. Diese Verluste waren, so die Forscher, nicht bloß durch Löschung der Allele, sondern durch eine Vielzahl von Bruchstellen in den Chromosomen an den Positionen der betroffenen Gene entstanden. Als sie jede dieser Bruchstellen genauer untersuchten, stellen sie häufig fest, dass die beiden an dieser Stelle zusammengefügten Chromosomenstücke ursprünglich nicht benachbart gewesen waren. Das betroffene Chromosom war, wie sie vermuten, wortwörtlich zerbrochen, worauf Hunderte DNA-Stücke im Zellkern zirkulierten. Das brachte die DNA-Reparaturfunktion auf den Plan, die wie ein Wirbelwind einzelne Stücke »in einer wilden Halsüber-Kopf-Aktion« planlos wieder zusammenleimte. »Das so entstandene Sammelsurium«, sagen sie, »hat kaum etwas mit der ursprünglichen Chromosomenstruktur gemein, und das Ausmaß der Zerstörung des Genoms hat umfassende und potenziell onkogene Auswirkungen.«

Es handelte sich keineswegs um einen Einzelfall. In Lungenkrebszellen stellten sie eine ähnliche Chromothripsis fest. Hier war Chromosom 8 in Hunderte Einzelteile zersprungen, die darauf alle zu einem neuen Chromosom zusammengeflickschustert worden waren – alle bis auf fünfzehn DNA-Fragmente, die zu einem hochabnormen kreisförmigen Double-minute-Chromosom (ähnlich dem Exemplar, das die Glioblastom-Forscher gefunden hatten) vereinigt waren, das bis zu zweihundert Kopien des Onkogens MYC umfasste. Diese massive Amplifikation hatte dieser Krebszelllinie einen außerordentlich großen Selektionsvorteil verschafft und seine Malignität erhöht. Das gleiche Muster der Chromothripsis haben die Forscher bei vielen Krebsarten festgestellt, darunter bei Lungenkrebs, Gliomen sowie bei Knochenmarks-, Speiseröhren-, Darm- und Nierenkrebs. Besonders häufig und tiefgreifend tritt es in Knochen auf. Die Schlüsselfrage, die sich Evolutionsbiologen hier stellt, lautet: Soll man Chromothripsis als ein besonders drastisches zufälliges Ereignis begreifen, bei dem das Krebsgenom zuerst zerspringt und dann umgebaut wird, was zufällig, in einem von Milliarden Fällen, der Krebszelle einen evolutionären Vorteil bringt, oder geschieht dies auf nicht zufällige Weise als fatale Strategie – oder als Mechanismus –, um diesem besonderen Krebsklon angesichts eines extremen Selektionsdrucks einen Selektionsvorteil zu verschaffen?

So hat etwa eine britische Forschergruppe einen bestimmten Typ akuter lymphatischer Leukämie bei Kindern unter die Lupe genommen, der durch eine andere drastische Chromosomenfusion ausgelöst wird: die sogenannte Robertson-Translokation, die Chromosom 21 und Chromosom 15 betrifft. Menschen, die mit dieser seltenen Chromosomenverlagerung geboren werden, haben ein 2700-fach erhöhtes Risiko, an diesem Leukämietyp zu erkranken. Nach der Translokation zerfällt das instabil zusammengefügte Chromosom in einem drastischen

Fall von Chromothripsis und wird auch hier auf scheinbar beliebige Art und Weise von DNA-Reparaturenzymen der Zelle wieder neu zusammengefügt. Die Forscher sind der Ansicht, dass es die abnormale Struktur des fusionierten Chromosoms ist, die diese Chromothripsis wahrscheinlicher werden lässt.

Man sollte erwarten, dass Krebsklone, die ein solch instabiles zusammengeschustertes Chromosom tragen, im Wettbewerb mit anderen Klonen innerhalb des Tumors benachteiligt wären – dann wäre Chromothripsis eine evolutionäre Sackgasse. Doch so beliebig und chaotisch dieses verheerende Ereignis auch scheint, so gezielt verschont und verstärkt es auch bestimmte Regionen des Chromosoms und vermehrt Genkopien und die Aktivität einiger Gene, die als Faktoren für bösartige Blutkrebsarten bekannt sind, darunter RUNX1, DRYK1A und ETS2. In der letzten Phase der Umbildung der Chromosomen wird das ganze fusionierte Chromosom stets verdoppelt, und manchmal verwandelt es sich in ein abnormales Ringchromosom, das mehrere Kopien dieser für Bösartigkeit verantwortlichen Gene umfasst. Die Forscher verglichen anschließend das Muster der Änderung der Genkopienzahl in dem fusionierten Chromosom mit Proben des Chromosoms 21 aus ganz verschiedenen Karzinomen und stellten eine große Ähnlichkeit fest. Bemerkenswert sei, so fassen sie zusammen, dass Chromothripsis das Chromosom 21 möglicherweise gezielt so umbaue, dass diejenigen Gene gedeihen, die eine erhöhte Bösartigkeit auslösen und den Ausbruch von Leukämie wahrscheinlicher machen.

Da all dies in einer einzigen Umwälzung und nicht durch die allmähliche Anhäufung von Mutationen geschieht, sind sich alle genannten Forscher darüber einig, dass die Evolution in der Welt der Krebszellen oft den Weg eines sogenannten durchbrochenen Gleichgewichts nimmt. Die entsprechende Theorie, die Niles Eldridge und Stephen J. Gould im Zusammenhang mit der Evolution der vielzelligen Tierarten im Lauf der Erdgeschichte entwickelt haben, besagt, dass die Evolution längere statische Perioden kenne, die immer wieder von explosionsartigen Schüben des Wandels durch Mutation »durchbrochen« würden, auf die wiederum eine neue statische Periode folge. Das stellte die von den meisten Evolutionsbiologen – den Gradualisten – vertretene Theorie infrage, der zufolge die Evolution durch die schrittweise Anhäufung günstiger Mutationen vor sich hin dümpelt.

Der verheerende genetische Wandel der Chromothripsis erinnert jedoch an eine noch unerhörtere Theorie darüber, wie es zu Evolution und Artenbildung kommt. Vertreten von dem Evolutionshäretiker Richard Goldschmidt, ist sie unter dem Namen »Hopeful-Monsters-Theorie« bekannt geworden. Goldschmidt war ein herausragender Genetiker, der als Jude vor den Nazis in die USA floh, wo er eine Stelle an der Universität im kalifornischen Berkeley annahm. Für die überwiegende Mehrheit der Evolutionsbiologen übertrat er 1940 mit seinem Buch *The Material Basis of Evolution* eine Grenze, denn er vertrat die Ansicht, dass die allmähliche, schrittweise Anhäufung von Mutationen nicht ausreiche, um die Evolution einer Spezies aus einer anderen zu erklären: Es bedürfe vielmehr Makromutationen – also drastischer Veränderungen durch Mutation. Die Gradualisten behielten jedoch die Oberhand, da sie argumentierten, dass derart umfassende Veränderungen des Genoms komplexen vielzelligen Organismen unweigerlich zum Verhängnis werden müssten. So geriet Goldschmidts Idee in Vergessenheit. Gleichwohl ist in den vergangenen Jahren klar geworden, dass sich plötzliche umfassende Veränderungen des Genoms für weit simplere Organismen wie viele Bakterienarten trotz großer Verluste an nicht lebensfähigen Individuen gelegentlich auszahlen, solange der Selektionsdruck auf die Art nur ausreichend groß ist. Angesichts der umfassenden, scheinbar katastrophalen Zerstückelung, die man in den Kernen von Krebszellen vorfindet, ist der Name Goldschmidt bei manchen Forschern auf einmal wieder im Gespräch. Auf dem Gebiet der Krebsevolution wird Goldschmidt gerade rehabilitiert.

Charlie Swanton vom Londoner Forschungsinstitut der britischen Charity-Organisation »Cancer Research UK« hat exakt nachvollzogen, wie Tetraploidie – die Verdopplung der Chromosomenzahl – zu Chromosomeninstabilität führt und die Tumorbildung bei Darmkrebs beschleunigt. In einer Gruppe von 150 Darmkrebspatienten erhöhte Genomverdopplung die Wahrscheinlichkeit eines Rückfalls innerhalb von fünf Jahren nach der Behandlung um das Fünffache. Durch die Beobachtung mehrerer tetraploider Klone aus Darmkarzinomen in Zellkultur konnte Swanton mit seinem Team deutliche Unterschiede zwischen den Genomen tetraploider Klone und diploider Krebszellen nachweisen, darunter den Verlust größerer Teile von Chromosom 4, was offenkundig der Grund für den schlechten Zustand der entsprechenden Patienten war. Swanton ist überzeugt, dass solche Genomverdopplungen in Tumoren – und Chromothripsis – einen Evolutionssprung der Krankheit Krebs darstellen, wie er auch bei den besagten »hoffnungsfrohen Monstern« vorliegt. Viele frühe Evolutionsbiologen des 18. und 19. Jahrhunderts sprachen noch von »Saltation«. Demnach entwickelten sich neue Organismen abrupt in einem einzigen drastischen, von Makromutation geprägten Sprung. Die meisten Evolutionswissenschaftler vor Darwin waren Anhänger der Saltationstheorie, darunter Etienne Geoffroy Saint-Hilaire und Richard Owen, die beide die Ansicht vertraten, dass sich durch Missbildung – im unmittelbaren Übergang von einer Art zur anderen – neue Spezies entwickeln können. Richard Goldschmidt – durch seine Theorie der »hoffnungsfrohen Monster« als Häretiker gebrandmarkt – war ein Saltationsanhänger des 20. Jahrhunderts. Derzeit häufen sich die Hinweise, dass Tetraploidie, Aneuploidie, genetische Instabilität und schnelle tiefgreifende Veränderungen der Kopienzahl von Genen das Potenzial haben, solche sprunghaften Veränderungen hervorzubringen und die Krebsevolution voranzutreiben.

Krebszellen sind fraglos Monster. Ihre aufgeblähten, abnormalen Zellkerne springen unter dem Mikroskop gleich ins Auge, während zahlreiche fortgeschrittene molekularbiologische Techniken die tiefgreifende Abnormalität ihrer Genome belegen. »Hoffnungsfrohe Monster« sind sie deshalb, weil die Wahrscheinlichkeit ihres Überlebens eigentlich so astronomisch gering ist. Wie Mel Greaves und Carlo Maley erläutern, verdoppeln Krebszellen ihre Zahl im Rahmen von ein bis zwei

Tagen, während die Verdopplungsrate eines Tumors zwischen 60 und 100 Tagen liegt. Das beweist, dass die meisten Krebszellen absterben, ehe sie sich teilen können. Gelegentlich überlebt jedoch eine verhängnisvolle Veränderung, da sie einen entscheidenden Vorteil für das Überleben darstellt. Wie Mel Greaves es ausdrückt: »Eine Art, mit der Krebszellen versuchen, geballten Umgebungsstress auszugleichen oder ihm zu entkommen, ist, einfach den ganzen Bauplan durcheinanderzuwerfen – sie setzen auf Instabilität. Das ist Goldschmidts Theorie der hoffnungsfrohen Monster. Der Plan geht so: ›Ich mische mal alles neu – eine von uns Zellen wird schon überleben, während 99,9 Prozent sterben.‹« Schafft es diese Zelle, einen Klon ebenso entarteter Zellen zu erzeugen, hat sich ein gefährliches Karzinom entwickelt.

Trevor Graham, der am Krebsforschungsinstitut des Londoner St. Bartholomew's Hospital arbeitet, erforscht eine Darmkrebsform, die in einer solchen widrigen Umgebung entsteht, nämlich im Dickdarm von Patienten, die an entzündlichen Darmerkrankungen leiden. Hier entsteht der krebsbegünstigende Selektionsdruck durch die Schädigung der Schleimhaut – der innersten Schicht der Darmwand, die mit dem Darminhalt in Berührung kommt. Wie alle, die an Colitis ulcerosa leiden, anhand der misslichen Inaugenscheinnahme ihres häufig und unter Schmerzen abgehenden blutigen Stuhls bestätigen werden, wird der Dickdarm durch die Krankheit immens geschädigt, wobei eine Menge Schleimhautzellen absterben und sich lösen. »Es besteht«, so Graham, »also ein enormer Selektionsvorteil für Zellen, die sich in dieser entsetzlichen Umgebung eines entzündlichen Darms als robust erweisen«. Doch tritt Colitis ulcerosa, wie andere entzündliche Darmerkrankungen auch, episodisch auf. Auf akute Phasen, bei denen sich die Schleimhaut »bei lebendigem Leibe« löst, folgen Heilungsperioden, in deren Verlauf sie sich wiederaufbaut. Zellen, die es schaffen, diese Entzündungshölle zu überstehen, werden sich während der Wiederbesiedlungsphase am stärksten vermehren, und präkanzeröse Klone, die bereits eine große Häufigkeit krebsbegünstigender Mutationen aufweisen, können sich, wenn sie sich schneller teilen können als gewöhnliche

Zellen, großflächig innerhalb des Darms ausbreiten. Solche Klone, bei denen unweigerlich Chromosomeninstabilität entsteht, können oft über einen Meter lang werden. Graham berichtet von einem Klon, der sich vom Darmeingang bis hinunter zum Rektum ausgebreitet hatte.

Ergreift jedoch ein präkanzeröser Klon von einem größeren Teil des Darms Besitz, führt dies noch nicht automatisch zu einem bösartigen Karzinom. Gastroenterologen werden bei der endoskopischen Untersuchung ihrer Patienten großflächige Dysplasien – also präkanzeröse Läsionen – bemerken, die sie anhand ihres morphologischen Erscheinungsbilds unter dem Mikroskop als hoch- oder niedergradig einstufen. Wie Trevor Graham erläutert, entwickeln sich hochgradige Dysplasien mit höherer Wahrscheinlichkeit zu Krebs weiter. Rund 50 Prozent der Patienten mit hochgradigen Dysplasien werden in naher Zukunft an Krebs erkranken. Das heißt aber auch, dass 50 Prozent nicht erkranken werden. Leider ist die Einstufung von Dysplasien ein notorisch subjektiv geprägtes Unterfangen, weshalb die geschätzte Wahrscheinlichkeit, dass aus einer Dysplasie Krebs entsteht, zwischen 2 und 60 Prozent schwankt – abhängig davon, wen man gerade fragt. »Also schlagen wir allen Patienten mit hochgradigen Dysplasien eine Kolektomie vor«, so Graham, »dann haben Sie keinen Dickdarm mehr, sondern ein Stoma und einen Stomabeutel.«

Derzeit kann die Onkologie noch nicht verlässlich zwischen Patienten mit einem hohen und solchen mit einem niedrigen Krebsrisiko unterscheiden. Wie Trevor Graham es ausdrückt: »Den größten Beitrag zur Lebensqualität, den wir bei alldem leisten können, ist, die Patienten mit niedrigem Risiko vor massiven, aber unnötigen Eingriffen zu bewahren. Das würde bedeuten, mehr Menschen eine Kolektomie zu ersparen, sie nicht zu behandeln und diese Entscheidung aus voller Überzeugung zu treffen, was wir aber derzeit nicht leisten können, weil niemand das Risiko tragen möchte.«

Für Krebsforscher wäre es das Höchste, eine verlässliche Methode zu finden, zwischen präkanzerösen Klonen, die sich wahrscheinlich zu bösartigen Karzinomen entwickeln werden, und den übrigen unterscheiden zu können und so vielen Patienten eine unnötige Operation zu ersparen. Doch die verwirrende Vielfalt der Krebsklone mit ihren abnormalen und instabilen Chromosomen und den unterschiedlichen komplexen Varianten mutierter Gene, die mit Bösartigkeit zusammenhängen – all das steht einer solchen Vorhersage im Weg. Der Krebsforscher, der am meisten dafür getan hat, ein wenig Verlässlichkeit in diese unsichere Welt zu bringen, ist Brian Reid vom Fred Hutchinson Cancer Research Center in Seattle. Gemeinsam mit Carlo Maley und vielen weiteren Kollegen hat er eine als »Barrett-Ösophagus« bezeichnete präkanzeröse Läsion erforscht und eine der größten von diesem Syndrom betroffenen Patientengruppen der USA aufgebaut. Über Jahrzehnte hat er die Entwicklung ihrer Krankheit äußerst differenziert beobachtet. Die Gefahr der Überdiagnose bei Verdacht auf Darmkrebs ist bereits ein dringliches Problem, doch das ist noch nichts im Vergleich zu »Barrett«, wo sich selbst hochgradige Dysplasien nur zu einem Anteil von 15 Prozent in zehn Jahren zu bösartigen Karzinomen entwickeln. Brian Reid erläutert: »Derzeit wird ein einmaliges Screening auf Barrett-Ösophagus im Alter von fünfzig Jahren empfohlen. Dabei werden Dysplasien entdeckt, die ein Leben lang stabil bleiben werden. Patienten sterben damit – nicht daran. Dagegen werden die Fälle übersehen, die sich zu Krebs entwickeln werden, obwohl wir wissen, dass aus ›Barrett‹ Krebs entstehen kann. Wir haben also eine Überdiagnose bei diesen äußerst gutartigen Fällen, aus denen kein Krebs entsteht, das betrifft etwa 95 Prozent, und es gibt eine Unterdiagnose von Krebs, an dem Leute sterben werden – die liegt auch bei 95 Prozent. In dieser Hinsicht schneiden wir wirklich schlecht ab.«

Es ist ein gutes Beispiel, so Reid, für das Phänomen des sogenannten Überdiagnose-Bias bei Krebsscreenings: Alle Untersuchungen des Screenings bringen bevorzugt langsam wachsende oder nicht fortschreitende Wucherungen zutage, während ihnen schnell wachsende bevorzugt entgehen. Die Quote von Speiseröhrenkrebs wächst in westlichen Ländern seit vierzig Jahren stetig. In den USA ist er die Krebsart mit der am schnellsten wachsenden Häufigkeit, und in Asien, wo er einmal sehr selten war, macht er sich auch bemerkbar. Fettleibigkeit verdreifacht die Wahrscheinlichkeit, an Speiseröhrenkrebs zu erkranken. Das Gleiche gilt für starkes Rauchen in Verbindung mit alkoholischen Getränken und eine Ernährung ohne ausreichend Obst und Gemüse. Diese Krebsart endet oft tödlich, die Überlebenschancen liegen bei nur 15 Prozent. Beim Barrett-Ösophagus verändern sich Epithelzellen der Speiseröhre durch sauren Reflux aus dem Magen. Die chronische Entzündung durch die Magensäure kann zu »Barrett« führen und die weitere Entwicklung zu Adenokarzinomen anstoßen. Als präventive Maßnahme werden Patienten mit chronischem Reflux bislang einem Screening unterzogen und, wenn sie an »Barrett« erkranken, aggressiv behandelt, um einem Ausbruch von Krebs zuvorzukommen. Das bedeutet im schlimmsten Fall die Entfernung der gesamten Speiseröhre in einem schwierigen und hochgefährlichen Eingriff, den – bis vor Kurzem – nur rund 20 Prozent der Patienten überlebten. Brian Reid erkannte, dass es notwendig war, Barrett-Patienten langfristig und detailliert zu beobachten und so darauf zu hoffen, eine Methode zu entdecken, um den relativ kleinen Prozentsatz, bei dem eine Krebserkrankung wahrscheinlich ist, zu identifizieren.

Bei Lewis Quierolo wurde 1989 die Diagnose »Barrett-Ösophagus« gestellt. Damals litt er bereits seit zehn Jahren an saurem Reflux. Am College trat er bei Wettkämpfen im Gewichtheben an, wobei er sich einen Zwerchfellbruch zugezogen hatte, was seine Refluxkrankheit noch verschlimmerte. »Ich hatte immer eine Flasche Maaloxan neben dem Bett und stand nachts drei-, viermal auf, um einen großen Schluck zu nehmen, damit Ruhe herrschte und ich wieder einschlafen konnte.« Seine Ärzte schoben die Schuld für das saure Aufstoßen auf das Studentenleben und die damit verbundene Ernährung. »Sie sagten mir, ich solle das Kopfende meiner Matratze ein paar Zentimeter erhöhen – das könne helfen. Aber ich habe auf einem Wasserbett geschlafen, und da bringt es gar nichts, die eine Seite hochzuklappen!«

Im Jahr 1989 ging er endlich zu dem Gastroenterologen, der »Barrett« bei ihm erkannte und ihn außerdem informierte, dass Brian Reid an der nahen University of Washington gerade eine Studie zu der Erkrankung leitete und am folgenden Tag eine geschlossene Veranstaltung für Mediziner abhalten sollte. Lewis Quierolo beschloss, er würde da reinkommen. »Ich stellte mich als Dr. Lewis Quierolo vor und ging einfach durch die Tür. Dann suchte ich Brian und fand ihn, während sich alle mit Häppchen für die Konferenz stärkten, stellte mich vor und gestand, dass ich in Wirklichkeit kein Arzt war. Brian nahm mich wohlwollend zur Seite und sagte: ›Ich möchte Ihnen wirklich nicht empfehlen, sich drinnen meinen Vortrag anzuhören. Sie würden nur Todesangst bekommen!‹ Dann erklärte er mir, dass er über den winzigen Prozentsatz der Leute reden würde, bei denen es zum Äußersten kommt, wozu er drastische Dias zeigen wolle.« Quierolo blieb und bewarb sich als Freiwilliger für Reids Studie. Reid führte eine Endoskopie durch und nahm ihn noch am gleichen Tag als Proband an. Er stand als Teilnehmer der Studie über 25 Jahre regelmäßig unter Beobachtung, ohne dass sich Krebs entwickelte.

Der Schriftsteller Bob Tell aus Michigan hat weit beängstigendere Erfahrungen mit »Barrett« im Anfangsstadium gemacht und hätte um Haaresbreite seine Speiseröhre eingebüßt. Mit sechzig bekam er die Diagnose »Barrett-Ösophagus mit hochgradiger Dysplasie (Carcinoma in situ)«. Er hatte während der 35 Jahre zuvor stoisch saures Aufstoßen ertragen und es einfach »ausgesessen«, indem er gewöhnliche rezeptfreie Säureblocker nahm. »Ich habe mich damals schlecht ernährt, weil ich halt gern Junkfood esse – jetzt habe ich die Quittung für all die Hamburger, Pizzas und Currys!«

Seine Diagnose bekam er fast durch Zufall. Bei einer routinemäßigen Darmspiegelung, bei der er vorsorglich auf Wucherungen im Darm untersucht wurde, sagte der Gastroenterologe: »Sie haben doch über Sodbrennen geklagt. Wo wir Sie ohnehin schlafen legen, können wir doch gleich auch oben mal reinschauen.« Die Ärzte schickten die Gewebeproben aus der Speiseröhre an einen Experten von der University of Michigan, der ihm nachdrücklich versicherte, der Befund aus der Zellpathologie sei so beunruhigend, dass man jetzt schnell handeln müsse. Sofort wurde Bob Tell von allen Seiten zu einer Entfernung der Speiseröhre gedrängt. Sein Gastroenterologe sagte ihm einen baldigen qualvollen Tod innerhalb der nächsten vier Jahre voraus. Sein Cousin, Leiter der Onkologie an der Johns Hopkins University, meinte: »Du armer Kerl, das ist ja schrecklich – aber du kannst jetzt kein Risiko eingehen.« Schließlich sagte ihm ein befreundeter Mediziner, wenn das ihm selbst passiert wäre, er wäre sofort auf den OP-Tisch gesprungen.

Tell steckte in der Klemme, denn er wusste, dass damals die Statistik bei Ösophagektomie noch haarsträubend aussah und die Lebensqualität nach dem Eingriff stark beeinträchtigt war. »Als Gott den menschlichen Körper schuf, war nicht geplant, dass sich Chirurgen an der Speiseröhre vergreifen sollten. Die Sterblichkeitszahlen waren grauenhaft.« Eine Freundin hatte den Eingriff vornehmen lassen. Man hatte ihre Speiseröhre entfernt, ihren Magen nach oben in den Brustkorb gehoben und ihn mit dem, was noch übrig war, verbunden. Sie hatte keinen Schluckreflex mehr, durfte nur ganz kleine Mengen essen und lief ständig zur Toilette, weil ihr etwas hochkam. Er dachte: »Es muss einfach eine Alternative geben«, und machte sich im Internet auf die Suche.

Schon bald stieß er auf Brian Reids Studie in Seattle und rief spontan dort an. »Brian Reids Assistentin Christine ermunterte mich zu kommen. Sie sagte: ›Kommen Sie doch einfach zu uns rauf – kommen Sie gleich nächste Woche! Vielleicht ist es nur eine Entzündung oder niedergradig. Wir wollen Sie zumindest mal anschauen.‹ Ich dachte: ›Kann ja nicht schaden.‹« Einige Wochen später saß er zitternd vor Angst Brian Reid gegenüber. »Brian war wunderbar. Er hat mir schnell meine Angst genommen. In einer Stunde oder so hat er mir grob die ganze Entstehung von Krebs aus Barrett-Dysplasien skizziert, wie langsam er wächst und warum Barrett-Patienten zur überwiegenden Mehrheit nie Krebs bekommen.« Dann meldete er sich für die Studie an, und Reids Kollegin Patty Blount nahm die Spiegelung vor. Sie teilte die Speiseröhre in Planquadrate ein und entnahm im Abstand von je 1 Zentimeter Gewebeproben aus jedem Quadranten der befallenen Region. »Sie haben mir gesagt, jede Probe sei etwa so groß wie ein Reiskorn. Das können Sie sich ja selbst ausrechnen: jedes Mal dreißig, vierzig Reiskörner aus der Speiseröhre entnehmen. Junge, Junge – ich hatte immer nach Tagen noch einen rauen Hals! Und das Muffensausen, bis jedes Mal das Laborergebnis da war!« Zu seiner Überraschung – und Erleichterung – sprach sich das Team aus Seattle rundweg gegen die Empfehlung seiner Ärzte aus Michigan aus. Der Befund war niedergradig, es bestand keine unmittelbare Gefahr. Seither steht er unter Beobachtung, und bis jetzt hat sich kein Krebs gebildet.

Das gleiche sorgfältige Verfahren wendet Brian Reids Team bei jedem Teilnehmer der Studie alle zwölf Monate an und sammelt so stetig Daten, wann und wie häufig Mutationen und Chromosomeninstabilitäten wie Tetraploidie und Aneuploidie auftreten. Erste Erfolge sind bereits zu verzeichnen. Die Forscher haben die Studienteilnehmer in eine Gruppe, bei der sich kein Krebs gebildet hat, und eine andere, bei der die Krankheit ausgebrochen ist, eingeteilt und die histologischen Proben der jahrelangen endoskopischen Untersuchungsreihen aller Patienten verglichen, um die Zeitpunkte des Auftretens sowie die aufgetretenen Arten genetischer Abnormalität festzuhalten. So haben sie ein entscheidendes Zeitfenster für Vorhersagen entdeckt, das zwischen vier und zwei Jahren vor der Entstehung von Speiseröhrenkrebs liegt und in dessen Rahmen sich kritische Unterschiede im Grad und in der Art der Abnormalität zeigen, wodurch sich zukünftige Krebspatienten von Patienten unterscheiden, die nicht erkranken. Anfangs – früher als vier Jahre vor Ausbruch einer Krebserkrankung – war das Speiseröhrenepithel der Probanden beider Gruppen in einem sehr ähnlichen Zustand und wies ähnliche Chromosomenveränderungen auf: darunter Mutationen einiger Gene, die normalerweise eine Tumorbildung verhindern, DNA-Löschungen, Verluste des kurzen Arms von Chromosom 9 und eine Zunahme an Genkopien der Chromosomen 8 und 18. Diese Abnormalitäten blieben im Verlauf des Beobachtungszeitraums bei den Patienten ohne Krankheitsfortschritt stabil, während sich das Genom bei der Gruppe, in der sich schließlich Krebs bilden sollte, schnell zunehmend chaotischer und abnormal entwickelte. »Wir stellten eine plötzliche Steigerung fest. Es war, als entwickele sich die Genominstabilität ganz plötzlich und schnell. Bei den Patienten kamen vier Jahre vor Ausbruch des Krebses Chromosomenarme oder ganze Chromosomen hinzu, andere gingen verloren, und zwei Jahre vor dem Ausbruch erlitten sie eine katastrophale Chromosomenverdopplung. Das waren die entscheidenden Ereignisse.«

Brian Reid hat gezeigt, dass ein schneller, umfassender Wandel des Genoms – den man »Makromutation« nennen mag – in seiner Studie den Unterschied zwischen Patienten mit und ohne Krankheitsfortschritt ausgemacht hat. Er vermeidet es, sich auf Goldschmidt zu beziehen, weil sich anderenfalls Genetiker, die glauben, die Theorie der »hoffnungsfrohen Monster« sei seit den vierziger Jahren tot und vergessen, sofort taub stellen. Doch Goldschmidt, so Reid, beschrieb ganz genau, was tatsächlich passiert. »Karzinome sind ›hoffnungsfroh‹ in dem Sinne, dass sie einfach alles durcheinanderwerfen, und es sind Monster, weil sie uns umbringen können. Die überwiegende Mehrheit dieser ›Monster‹ ist zwar nicht in der gleichen guten Verfassung wie ihre Vorläuferzellen, doch diese produzieren so oft neue, dass die neuen Zellen offenbar, wenn sie einmal loslegen, in der Lage sind, sehr schnell zu wachsen. Das Erschreckende ist, dass wir nicht wissen, wie oft sie das tun können. Wenn wir Krebs unter Kontrolle bekommen wollen, müssen wir irgendwie diesen Monsterprozess in den Griff kriegen.«

Bob Tell ist ein typischer Fall eines Patienten ohne Krankheitsfortschritt, dessen Genom also eine gewisse Abnormalität entwickelt, die aber nicht weiter fortschreitet. Er lässt weiterhin regelmäßig – inzwischen in Michigan – seine Gewebeproben testen, wobei das Verfahren aus Seattle angewendet wird. Für ihn ist das Leben mit der bleibenden Unsicherheit einer ständigen fernen Krebsbedrohung weit besser als ein lebenslanges Leiden nach einem drastischen Eingriff. Vor Kurzem hat er mit Patty Blount gesprochen. »Patty hat zu mir gesagt: ›Du bist ja jetzt schon siebenundsechzig, Bob, irgendwann erwischt's dich natürlich, aber inzwischen würde ich wetten, dass deine Speiseröhre dann nichts damit zu tun hat!‹ Für Brian Reid würde ich alles tun«, sagt Tell mit vor Rührung leicht erstickter Stimme, »er hat meine Speiseröhre gerettet.«

Brian Reids Forschungsergebnisse unterstreichen eindrucksvoll, wie wichtig ausführliche und regelmäßige Gewebetests bei »Barrett«-Fällen sind, will man die von ihm herausgearbeiteten Warnzeichen – sofern sie auftreten – erkennen. Dasselbe sollte für alle lebensbedrohlichen Krebsarten gelten. In den weiteren Kreisen der Onkologie jedoch muss der Groschen erst noch fallen. So hat kürzlich eine britische Studie der medizinischen Praxis im Fachgebiet Gastroenterologie ergeben: »90 Prozent aller Fachärzte haben keine angemessenen Gewebeproben für die histologische Diagnose entnommen. Außerdem betrachten 74 Prozent eine aggressive chirurgische Resektion bei Fällen von Barrett-Ösophagus mit hochgradiger Dysplasie als erste Wahl – trotz der damit verbundenen perioperativen Sterblichkeitsrate.«

Als Krebspatient hat man eine weit höhere Überlebenschance, wenn der Tumor dort bleibt, wo er ist. Primärtumore bringen selten jemanden um. Das Problem ist, dass die meisten Tumore sich irgendwann auf andere Organe ausbreiten – sie bilden Metastasen. Damit beginnt die Endphase – der Krebs holt zu seinem letzten großen Schlag aus, der unweigerlich mit dem Tod des Patienten endet. Wären Tumoren homogene Zellmassen, gäbe es keine Metastasen, doch Tumoren sind, besonders wenn sie größer werden, alles andere als homogen. Sie sind Miniatur-Ökosysteme mit einer großen inneren Diversität. Die Versorgung mit Nährstoffen und Sauerstoff schwankt im Vergleich der einzelnen Tumorregionen stark, ihr Zugang zum kapillaren Blutgefäßsystem unterscheidet sich so beträchtlich voneinander wie ihre Verwundbarkeit gegenüber den Angriffen des Immunsystems. Reaktive Sauerstoffmoleküle attackieren die Krebszellen unablässig. Außerdem kämpfen die Krebsklone untereinander erbittert um Ressourcen, da mit zunehmender Bösartigkeit des Tumors seine einzelnen Zellen immer stärker wachsen und sich teilen, wobei sie im Vergleich zu gesunden Zellen die bis zu zweihundertfache Menge Glukose in sich hineinstopfen. Der Abbau von Zucker im Karzinom führt zu einer Steigerung des Säuregehalts, was wiederum die Invasivität und die Metastasenbildung stark fördert, die für bösartige Tumoren im späteren Stadium typisch sind. Sauerstoff wird im Tumorinneren schnell verbraucht; der daraus entstehende Sauerstoffmangel ist eine zusätzliche Triebfeder.

Die Krebsforscherin Athena Aktipis sieht in Krebszellen mit ihrem erhöhten Stoffwechsel und ihrer schnellen Ausbreitung das ressourcenhungrige Pendant einer gierigen Tierart, die ihren Lebensraum leergrast. Dieser von der Ökologie inspirierten Theorie zufolge ist die Gier der Krebszellen gleichzeitig ihre Achillesferse – sie macht sie verwundbar, und so entsteht der Selektionsdruck, sich neue Weidegründe zu suchen. Zu bleiben, wo sie sind, kommt nicht infrage: Dort würden sie verhungern. Metastasen bildende Zellen, also diejenigen, die sich auf und davon machen, sind die Verlierer dieses außerordentlich starken Wettbewerbs. Der Weg nach Westen birgt jedoch seine Risiken. Zu unserem großen Glück kommt die überwiegende Mehrheit der Millionen metastasierender Zellen, die einem Primärtumor Tag für Tag den Rücken kehren, nicht weit. Wie Carlo Maley es ausdrückt: »Stellen Sie sich vor, Sie sind eine Zelle, die innerhalb eines Tumors benachteiligt ist, und das Auswandern stellt für Ihren Klonnachwuchs einen Selektionsvorteil dar, dann haben Sie ganz schlechte Karten, denn man schätzt, dass nur eine von einer Million Zellen es schafft, sich woanders niederzulassen.«

Ehe sie den Primärtumor verlassen können, müssen Krebszellen den Vorgang der sogenannten epithelial-mesenchymalen Transition durchlaufen, bei der die dichten, schichtartigen Zellstrukturen, wie sie etwa in der Magenschleimhaut oder den Milchgängen der Brust vorkommen, einer viel loseren Verbindung aus Zellen weichen, die weitaus besser migrieren können. Dieser Vorgang wird durch Sauerstoffmangel angeregt und zeichnet sich unter anderem durch den Verlust des wichtigen Proteins E-Cadherin aus, das für die Verbindung der Zellen untereinander sorgt. Wenngleich Tumoren bei Berührung vergleichsweise hart wirken, so sind die einzelnen Krebszellen dennoch bemerkenswert weich, besonders solche, die auf Migration ausgelegt sind. Metastasierende Zellen können sich gut durch die extrazelluläre Matrix wühlen, durch das klebrige faserige Gewebe, in das alle Zellen eingebettet sind. Außerdem können sie sich verformen – ähnlich wie Amöben –, was ihnen gestattet, sich durch die Matrix zu drängeln und sich so durch die Poren der Blutgefäße in die Adern hinein- und wieder hinauszumogeln, um sich vom Blutstrom bis zum nächsten Kapillarbett mitnehmen zu lassen. Daher finden sich Metastasen so häufig in der Lunge: Gründerkrebszellen bleiben im dortigen feinen Kapillarsystem leicht hängen und beginnen sich zu teilen, um eine neue Kolonie zu bilden.

Warum aber sind Metastasen unweigerlich tödlich für den Patienten? Noch weiß es niemand genau, aber es gibt Theorien. Breitet sich Krebs auf andere Organe aus, so erläutert Carlo Maley, trifft er auf eine neue Umgebung mit jeweils anders geartetem Selektionsdruck. Das bedeutet, dass jede Metastase schon bald neue Eigenschaften entwickelt, die sie von anderen Metastasen und dem Ursprungstumor unterscheiden. Medikamente, die aufgrund der Eigenschaften dieses Primärtumors ausgewählt wurden, wirken daher weit weniger effizient auf die Metastasen. Stellen Metastasen außerdem beim Einwandern in ein neues Gewebe fest, dass sie nicht die nötigen Wachstumsfaktoren oder Lebensbedingungen vorfinden, verbleiben sie dort im Ruhezustand. In diesem Zustand ist es nahezu unmöglich, sie abzutöten, da Chemotherapie in der Regel nur bei sich teilenden Zellen greift.

Ärzte in Krebskliniken berichten oft, dass ihre Patienten nur noch dahinsiechen. Der Befund, der dahintersteht, trägt den Namen »Kachexie«. Er ist unmittelbar für rund 20 Prozent der Todesfälle durch Krebs verantwortlich. Kachexie verursacht Ermüdung und den Abbau von Körpergeweben, vor allem in der Muskulatur, und wird wahrscheinlich entweder von den Karzinomen selbst verursacht oder durch Gewebeschäden, die durch die gewaltige, gegen die zahlreichen Metastasen gerichtete Immunantwort des Körpers entstehen. Je schwächer der Körper wird, umso leichter können Infektionen einen Zusammenbruch des Immunsystems und sogenannte Zytokinstürme hervorrufen. So bezeichnet man die unaufhaltsame Überproduktion entzündungsauslösender chemischer Botenstoffe, was lebenswichtige Organe unwiderruflich schädigt und bald zu ihrem Versagen führt.

Trotz aller ermunternder Botschaften der Wohltätigkeitsorganisationen zur Förderung der Krebsforschung und aller Aufrufe, dass wir gemeinsam den Krebs besiegen können, sind die Prognosen für die nahe Zukunft ernüchternd. Zwar hat es durchaus Erfolge wie die enorm gestiegenen Überlebensquoten bei Leukämie gegeben, und die Sterblichkeitsrate bei Krebs fällt in den westlichen Ländern mit jedem Jahr weiter. Gleichwohl fallen die Krebsarten, deren *Auftreten* sich in den letzten zehn Jahren gehäuft hat, bei Weitem stärker ins Gewicht als diejenigen Krebsformen, die seltener geworden sind. Wenngleich niemand bestreiten kann, dass gesundheitsbewusste Veränderungen der Ernährung, beim Rauchen, durch sportliche Betätigung und zugunsten des Körpergewichts die Entstehung von Krebserkrankungen im Allgemeinen um etwa ein Drittel senken könnten, so bleibt es doch eine Tatsache, dass wir bis 2030 weltweit mit einer Verdopplung der Krebsfälle rechnen. Frühzeitiges Screening, Impfungen gegen Krebsarten, die durch Viren ausgelöst werden, wie HPV, und Verbesserungen in der chirurgischen Behandlung sowie der Strahlen- und der Chemotherapie – all das hat eine wichtige Rolle gespielt. Doch es kann nicht darüber hinwegtäuschen, dass es mit zunehmender Lebensdauer eines Karzinoms und mit zunehmender Komplexität seiner Struktur, seiner klonalen Diversität und seiner genetischen Anlagen umso wahrscheinlicher wird, dass eine gezielte Chemotherapie versagt. Und wenn sich Metastasen bilden, gibt es nur noch wenig, was der behandelnde Arzt tun kann.

Ein entscheidender Nachteil bei vielen Formen der modernen Chemotherapie gegen Krebs ist, dass sie neue Probleme schaffen, weil sie bereits vorhandenen Genmutationen im Tumor, die gegen die Therapie resistent sind, einen Selektionsvorteil bieten. Mel Greaves wundert sich weder, dass die Mehrzahl der behandelnden Ärzte die Parallelen zu Resistenzen gegen Antibiotika erkennt – die heute ein solches Ausmaß angenommen haben, dass eine Welt ohne wirksamen antibiotischen Schutz zu befürchten ist –, noch, dass diese Ärzte begriffen haben, welche Größenordnung das Problem, das sie gerade schaffen, annehmen kann. »Ich glaube, dass sie darüber nicht aus evolutionsbiologischer Sicht nachdenken, obwohl wir doch mit der Antibiotikaresistenz gerade ein Paradebeispiel dafür vor Augen haben, was passieren kann«, sagt er. »Wahrscheinlich tut sich da gerade etwas, aber es ist ziemlich erschreckend, dass Onkologen bis jetzt kaum – wenn überhaupt – Resistenzen gegen Chemotherapie im gleichen Atemzug mit Antibiotikaresistenzen genannt haben. Wie unglaublich naiv.« Der Entwicklungsstand der Chemotherapie ist immer noch geradezu steinzeitlich. »Die heutigen Behandlungsmethoden sind erschreckend primitiv – kaum besser als die Giftmischerei der alten Griechen. Die meisten zytotoxischen Medikamente machen Zellen, die sich schnell teilen, den Garaus. Damit erreicht man vorübergehende Besserung, weil sich die meisten Krebszellen teilen, aber diese Zellen können auch in Deckung gehen, genau wie unter Stress gesetzte Bakterien, und wenn sie ruhen, teilen sie sich nicht, und daher sind sie, per Definition, resistent.« Außerdem wirkt Chemotherapie genotoxisch: Sie kann die Genome von Krebszellen destabilisieren und so dazu beitragen, dass genau solche Mutationen und genetische Instabilitäten entstehen, die Krebs überhaupt erst bösartig machen.

Wie wir gesehen haben, bringt eine eingehende Untersuchung reifender Karzinome eine unglaubliche klonale Vielfalt zutage. »Licht in diese subklonale Diversität zu bringen ist teuer, zeitintensiv und reizt die Möglichkeiten der heutigen Technologie voll aus«, so Greaves und Maley. »Krebs vollständig heilen zu wollen ist eine echte Herausforderung.« Jedes Karzinom ist einzigartig und genetisch vielfältig, verfügt von vornherein über Resistenzen und neigt zur Bildung von Metastasen. In der überwiegenden Mehrheit der Fälle leistet Chemotherapie nicht mehr, als den Selektionsdruck zu erzeugen, der eine Geschwulst bösartig werden lässt, statt das Gegenteil zu bewirken. Und wenngleich die wegweisende Forschung von Wissenschaftlern wie Brian Reid, Carlo Maley, Trevor Graham und ihren zahlreichen Kollegen große Hoffnung für bessere Vorhersagen bringt und es behandelnden Ärzten ermöglicht, zwischen Tumoren zu unterscheiden, die wahrscheinlich bösartig werden, und solchen, die wahrscheinlich gutartig bleiben, beantwortet sie nicht die Frage, was zu tun ist, sollte sich eine Läsion als bösartig erweisen. Das hat einige Forscher auf dem Gebiet der Krebsevolution auf einen revolutionären Gedanken gebracht: Da Krebs nicht zu schlagen ist, warum nicht damit leben? Sie experimentieren mit Behandlungsstrategien, bei denen Medikamente Krebs stabilisieren sollen, statt ihn zu beseitigen.

Am Moffitt Cancer Center in Florida haben Bob Gatenby, Ariosto Silva und Bob Gillies ein mathematisches Krebsmodell entwickelt, das begreifen helfen soll, warum Chemotherapie so oft beim Ausmerzen von Krebs versagt. Je näher man zum Zentrum eines Tumors vordringt, desto schlechter wird die Sauerstoffversorgung. Außerdem steigt die Säurebelastung, da die Krebszellen auf anaerobe Atmung umgeschaltet haben. Dadurch hat sich eine Grundpopulation von Krebszellen gebildet, die resistent gegen Chemotherapie geworden sind, gleichzeitig aber die Last zu tragen haben, in dieser unwirtlichen Umgebung mit ihren schwierigen Stoffwechselbedingungen zu überleben. Sie sind durch alles verwundbar, was ihren Stoffwechsel weiter erschwert. Seit einigen Jahrzehnten greifen Ärzte diese hypoxischen, verwundbaren Zellen mit dem Glykolyse-Inhibitor 2-Deoxyglukose an (Glykolyse ist der Stoffwechselweg, in dem Glukose verarbeitet wird). Doch sie setzen ihn während der Chemotherapie ein. Das hat nicht den erwünschten Effekt, da die Chemotherapie selektiv die nährstoffreichen, sich schnell teilenden Zellen am Außenrand des Tumors abtötet und so Glukose und Sauerstoff den Weg in dessen Inneres ebnet, was das Aushungern der dortigen Krebszellen durch 2-Deoxyglukose beeinträchtigt. Gatenbys Forschergruppe simulierte im mathematischen Modell eine Behandlungsstrategie, bei der 2-Deoxyglukose *vor* der Chemotherapie eingesetzt wurde. Dabei starben die ausgehungerten chemoresistenten Zellen im Innern des Tumors ab. Anschließend modellierten die Forscher die Zerstörung der äußeren Tumorregionen durch Chemotherapie, und die Simulation ergab, dass eine Wiederholung dieses Zyklus schließlich zu einem Tumor ohne chemoresistente Zellpopulation im Zentrum führen würde. Dann sei er potenziell heilbar.

Mit dem Ansatz, Krebs einzudämmen, statt ihn zu zerstören, haben die Forscher das Konzept der adaptiven Therapie entwickelt, bei der die Chemotherapie nicht aus täglich gleichen, sondern periodisch wechselnden Dosierungen besteht. Sie haben bereits ein spannendes Pilotprojekt abgeschlossen, bei dem Tumorwachstum in Mäusen angeregt wurde. Eine Gruppe Mäuse bekam nun regelmäßige Gaben Carboplatin im Umfang von 180 Milligramm pro Kilo, während eine andere die periodisch adaptive Therapie mit anfänglich 320 Milligramm pro Kilo durchlief. Die erste Gruppe sprach zunächst gut auf die Standardtherapie an, doch dann kehrte der Tumor zurück, und die Tiere starben. Die andere Gruppe erhielt eine adaptive Therapie aus genau justierten, mit der Zeit geringer werdenden Dosen, worauf sich die Mäuse am Ende des Experiments als auf unbestimmte Zeit lebensfähig erwiesen, wobei eine kleine stabile Tumorlast mit nur 10 Milligramm Carboplatin pro Kilo in Schach gehalten wurde.

Bob Gillies vom Moffitt Cancer Center hat noch eine weitere Taktik ausprobiert, die auf dem Wissen aufbaut, dass die sauerstoffarmen, sauren Bedingungen im Zentrum eines Tumors für Krebszellen, die besonders zur Metastasenbildung und zum Einwandern in andere Gewebe neigen, einen Selektionsvorteil darstellen. Er folgerte daraus, dass er die Metastasenbildung verringern könnte, wenn es gelänge, den pH-Wert im Tumorinneren zu erhöhen, also basischer zu machen. Er verabreichte Mäusen mit metastasierendem Brust- oder Prostatakrebs eine regelmäßige geringe Dosis Natriumhydrogenkarbonat über ihr Trinkwasser. Zwar hatte das Natron keinen oder nur einen geringen Effekt auf die Größe des Primärtumors, verringerte aber die Anzahl und die Größe der Metastasen in Lunge, Darm und Zwerchfell signifikant.

Es ist hinreichend bekannt, dass Entzündungen im umgebenden Gewebe Tumore zu erhöhter genetischer Instabilität anregen und Genmutationen fördern, die mit genetischer Instabilität und Metastasenbildung in Verbindung gebracht werden. Brian Reid hat die Rolle von

Aspirin untersucht, einem stark entzündungshemmenden Medikament, und konnte zeigen, dass es das Risiko verringerte, an Speiseröhrenkrebs zu erkranken. Andere Studien haben den gleichen Effekt bei einer Reihe weiterer Krebsarten nachgewiesen. Doch Aspirin hat eine noch weitreichendere Wirkung: »Wenn Sie im Internet nach Krebs und Genominstabilität suchen, bekommen Sie Tausende Treffer«, so Reid. »Suchen Sie nach Aspirin und Krebs, bekommen Sie auch Tausende Treffer, aber bei einer Suche nach Aspirin und Genominstabilität können Sie die Treffer an Ihren Händen und Füßen abzählen! Noch niemand hat sich gesagt: ›Hey, da besteht ja eine Verbindung!‹ Doch irgendwie verringert Aspirin die Genominstabilität. Außerdem reduziert es die Anlage neuer Blutgefäße in Karzinomen, fördert Apoptose und wirkt entzündungshemmend – da kann man von einem Wundermittel sprechen!«

Noch weiß niemand, wie Aspirin wirkt, doch hier ist eine bittere Ironie am Werk, und die Lacher sind nicht aufseiten der Pharmaindustrie, die Jahr für Jahr rund um Chemotherapeutika und Tumorimmunologie Milliarden Dollar investiert und wieder verdient. Das bislang bei Weitem vielversprechendste Resultat aus mehreren Jahrzehnten der Erforschung der Krebsevolution ist der Ansatz, Chemotherapie sparsamer einzusetzen und zuzulassen, dass Patienten mit ihrer Krankheit leben können, statt darauf zu setzen, sie auszumerzen. Dazu kommt, dass man eine vielversprechende Wirkung bei zwei der denkbar geläufigsten und billigsten Feld-Wald-und-Wiesen-Medikamente erkannt hat: Aspirin und Natron!

Inzwischen nimmt die Krebsforschung rund um die Theorie der »hoffnungsfrohen Monster« Fahrt auf und enthüllt neue Fakten darüber, zu welch diabolischen Mechanismen Krebsklone in der Lage sind, um ihre Ziele der Bösartigkeit und der Metastasenbildung zu verwirklichen. Es wird so viel zu der Evolution von Krebs aus darwinistischer Sicht geforscht, dass man heute allgemeingültige Aussagen über die Mechanismen treffen kann, die bei einigen Krebsarten übergreifend eine Rolle spielen. In dieser eigentümlichen Welt des Krebses, wo Klone von

Krebszellen im Innern von Tumoren gegeneinander um Sauerstoff und Nährstoffe ringen, vom Immunsystem des Wirts belagert werden und unter chemotherapeutischem Beschuss stehen, wirkt ein enormer Selektionsdruck auf jeden einzelnen Krebsklon, der auf der verzweifelten, eiligen Suche nach neuen Quellen für genetische Vielfalt tiefgreifend abnormale Krebsgenome erzeugt, um sich zur Wehr zu setzen. Es ist unser Unglück, dass Krebs noch immer eine biologische Nische ist, in der Goldschmidts Theorie der hoffnungsfrohen Monster regiert, die in der Lage sind, bösartige, metastasierende Tumoren hervorzubringen, die größtenteils unsere Möglichkeiten übersteigen, sie auszumerzen.

Verstopfte Leitungen

Warum uns die evolutionäre Entwicklung der Koronararterien anfällig für Herzinfarkte macht

Wir leben in einer Welt, in der es an Empfehlungen zur Prävention von Herz-Kreislauf-Erkrankungen nicht mangelt: nicht rauchen, gesättigte Fettsäuren meiden, auf das Gewicht achten, weniger Alkohol trinken, mehr Fisch, Obst und Gemüse essen, mehr Sport treiben. Eine endlose Liste von Ratschlägen. Trotzdem sind Herzkrankheiten in der gesamten westlichen Welt weiterhin die wichtigste Todesursache. In den Vereinigten Staaten erleiden jedes Jahr über eine Million Amerikaner einen Herzinfarkt, und 600 000 sterben daran. Herzerkrankungen kosten das US-Gesundheitssystem über 100 Milliarden Dollar jährlich. In Großbritannien sieht die Statistik ähnlich düster aus. Zwar ist die Herzinfarkthäufigkeit während der vergangenen zwanzig Jahre um die Hälfte zurückgegangen, doch noch immer sind Infarkte alle sechs Minuten für einen Todesfall verantwortlich – darunter 46 000 Fälle, die Patienten vorzeitig ereilen, ehe sie die siebzig erreichen. Da in Japan der Altersdurchschnitt steigt und Fast Food in der Ernährungskultur eine zunehmend bedeutende Rolle spielt, nimmt auch dort die Häufigkeit von Herzinfarkten zu. Sofern wir nicht mehr in jugendlichem Alter sind, weisen die Wände unserer Arterien höchstwahrscheinlich gewisse Anzeichen von Atherosklerose auf. Wir alle gehen mit Belägen in unseren Leitungen durchs Leben.

Unsere Koronararterien sind besonders empfänglich für Erkrankungen. Diese Adern haben ein winziges Kaliber, nur etwa 2 bis 4 Millimeter im Durchmesser, weshalb sie extrem leicht durch atheromatöse Plaques verstopft werden können. Gleichwohl haben sie die wichtigste Aufgabe im ganzen Körper, denn sie versorgen das Organ, das wiederum alles andere mit sauerstoffreichem Blut und Nährstoffen versorgt. Sie bilden die Selbstversorgung des Herzens. Bereits seit der Entstehung der Vorfahren aller Wirbeltiere, der Fische, vor Hunderten Millionen Jahren und der Entwicklung der ersten hochentwickelten Herzen ringt die Evolution mit der Aufgabe, wie unser wichtigster Muskel mit Blut zu versorgen ist. Dieses anatomische Problem kann man am besten an einem Aspekt des berühmten Barbier-Paradoxons beleuchten, das der britische Philosoph Bertrand Russell entwickelt hat. Der Barbier rasiert alle Männer des Dorfs, die sich nicht selbst rasieren – wer rasiert dann den Barbier? Das Herz versorgt alle anderen Gewebe und Organe des Körpers mit Blut, aber wie wird das Herz selbst mit genug Blut versorgt, sodass es ausreichend leistungsfähig ist?

Wie wir noch sehen werden, hat die Evolution das Problem mehrfach bei der Entstehung von Fischen, Amphibien und Reptilien auf ausgeklügelte Art gelöst, doch den Menschen macht diese »Rasur des Barbiers« unweigerlich anfällig für Herzinfarkte und damit für einen frühen Tod. Die Konstruktion der Blutversorgung des menschlichen Herzens ist ein typischer Kompromiss der Evolution, doch gleichzeitig ermöglicht sie uns eine Reihe spannender medizinischer Anwendungen, mit denen durch verstopfte Rohrleitungen geschädigte Herzen repariert werden können.

Peter Berry ist Ende siebzig und lebt seit 25 Jahren mit seiner Herzkrankheit. Er erinnert sich, wie er 1986 mit seiner Frau im Urlaub ans Meer fuhr – er muss also etwa 35 gewesen sein – und nur zwei Stunden nach der Ankunft einen schweren Herzinfarkt bekam. Wie er erzählt, hatte es nicht die geringste Vorwarnung gegeben, dass sich Herzprobleme anbahnten. »Ich saß da und entspannte mich gerade, als ich plötzlich schreckliche Schmerzen in der Brust bekam [...]. Die waren einfach auf einmal da.« Er war damals Kabelmonteur beim Elektrizitätswerk und trieb zwar Sport, rauchte aber auch. Er wurde eilig ins Krankenhaus gebracht, wo ihm der Arzt sagte: »Wenn ich Sie wäre, würde ich aufhören zu rauchen, sonst sterben Sie daran!« Sie behielten ihn ein paar Tage da und erstellten währenddessen ein EKG, stabilisierten seinen Zustand und verschrieben ihm Medikamente.

Er wurde an sein Krankenhaus zu Hause in Nordlondon überwiesen, wo man ihn erneut untersuchte und ihm sagte: »Machen Sie mal so weiter. Wir verschreiben Ihnen noch ein paar Medikamente. Sie hatten einen Herzinfarkt – damit sind Sie vorgewarnt.« Er erholte sich sechs Wochen, bevor er wieder mit leichten Tätigkeiten anfing, und arbeitete schließlich wieder Vollzeit. Er schlug sich weiter wacker durch: Es folgten regelmäßige Checks im Krankenhaus, wo man sein Herz abhörte und Routine-EKGs schrieb. Ab und zu hatte er kleinere Anfälle von Brustenge, besonders wenn er sich körperlich anstrengte. Er bemerkte nicht, wie die allmähliche Verstopfung seiner Arterien schleichend, aber zügig voranschritt. Irgendwann fertigte das Krankenhaus ein Angiogramm (eine Röntgenaufnahme des Herzens) an und stellte fest, dass eine seiner Koronararterien verstopft war. Also wurde ihm neun Jahre nach dem ersten Herzinfarkt ein Stent eingesetzt. Ein Stent ist ein Gittergeflecht in Form einer kurzen Röhre, die an der befallenen Stelle in die Koronararterie geschoben wird, um sie offen zu halten. Leider kam der Eingriff zu spät, um den Muskel seiner linken Herzhälfte zu retten, der einer jahrelangen Unterversorgung mit Sauerstoff zum Opfer gefallen war, und so erschien es den Ärzten ausreichend, einen Stent in einen weiteren Zweig seiner Koronargefäße einzusetzen, der ebenfalls Anzeichen einer fortgeschrittenen Atherosklerose zeigte. Er war inzwischen 62, und sein Arbeitgeber suchte nach Mitarbeitern, die freiwillig in vorzeitigen Ruhestand gehen wollten. Er nahm das Angebot an. »Jetzt können wir wenigstens viel Zeit miteinander verbringen und tun, was uns gefällt«, sagte er zu seiner Frau.

Der Herzspezialist Andrew Wragg lernt oft Patienten wie Peter Berry kennen. Seine Routinearbeit am London Chest Hospital besteht hauptsächlich aus Röntgenaufnahmen des Herzens und der Blutgefäße, die es versorgen, um die Lage von Gerinnseln in den Koronararterien genau zu bestimmen. Mit Angioplastieoperationen – also der Technik, bei der Koronararterien mit Stents versorgt werden – hält er sie anschließend offen. Die schlimmste Infarktform, die ihm dabei begegnet, trägt die Bezeichnung STEMI und wird durch den völligen Verschluss eines Astes der Koronararterie ausgelöst.

Das Herz ist im Grunde ein elektrisches Organ. Die einzelnen Herzmuskelzellen werden von einem übergeordneten Schrittmacher synchronisiert, sodass sie alle im Einklang miteinander die kräftigen Kontraktionen des Herzens erzeugen, mit denen es das Blut durch den Körper pumpt. Stellen Sie sich vor, die Armbanduhren aller New Yorker würden von der Uhr der Grand Central Station gesteuert! Bei jedem Herzschlag zeichnet ein EKG ein komplexes Wellenmuster auf, das durch fünf Abschnitte gegliedert wird, die mit den Buchstaben P, Q, R, S und T bezeichnet sind. Der Bereich zwischen S und T bildet den Vorgang ab, bei dem die Muskelzellen der Herzkammern sich nach ihrer Entladung repolarisieren, um die nächste Kontraktion vorzubereiten. Unmittelbar nach einem Komplettverschluss einer Koronararterie beginnt der ganze Herzmuskel, den sie versorgt, abzusterben, und es ist der Tod dieser Vielzahl von Zellen, der sich als charakteristische Hebung der ST-Strecke im EKG niederschlägt, daher das Akronym STEMI für *ST segment elevational myocardial infarction* (ST-Strecken-Hebungsinfarkt).

Wird ein Herzinfarktpatient mit dem Notarztwagen ins Krankenhaus gebracht, wird er in der Regel mit Sauerstoff und Aspirin versorgt, gefolgt von einem Medikament zum Auflösen des Blutpfropfens und Morphium. Zeigt das unmittelbar beim Eintreffen geschriebene EKG die typischen STEMI-Anzeichen, ist keine Zeit zu verlieren. Der Verschluss der Koronararterie muss rasch lokalisiert und der Blutfluss zum Herzen so schnell wie möglich wiederhergestellt werden. Man spricht von Reperfusion. Je mehr Herzmuskelgewebe gerettet werden kann, desto höher sind die Chancen, dass das Herz des Patienten weiter hinreichend gut arbeiten kann.

Die genaue Position der Blockade wird durch die Injektion eines für Röntgenstrahlen undurchlässigen Farbstoffs in die Arterie gefunden. Dann wird üblicherweise versucht, einen feinen Katheter durch diese Ader zu schieben. Er ist mit einem wasseranziehenden Stoff beschichtet, daher bleibt er nicht darin haften. Der Apparat zum Manövrieren des Katheters macht diesen Schritt relativ einfach. Anschließend wird ein Gerät zum Absaugen von Propfen durch den Katheter geschoben. Es folgt ein aufblasbarer Ballon, der die Arterie beim Auftreffen auf das Gerinnsel wieder öffnet und weitet. So kann der Chirurg einen Stent als bleibendes inneres Stützgerüst in der Ader platzieren. Stents sind zwar klein, aber auch unglaublich robust. Selbst wenn man sie mit Kraft an die richtige Stelle manövrieren muss, zerbrechen sie selten.

Ist der Stent korrekt platziert, halten blutverdünnende Medikamente das Risiko, dass sich neue Gerinnsel bilden, in Schach, während cholesterin- und blutdrucksenkende Mittel bei den meisten Patienten langfristig verhindern, dass sie mit neuen Komplikationen wieder eingeliefert werden müssen. 30 Prozent aller Patienten, die einem Herzinfarkt erliegen, sterben jedoch zu Hause, ehe die Nothelfer zu ihnen gelangen, und weitere 5 Prozent sterben trotz der Notfallmaßnahmen kurz nach ihrer Ankunft im Krankenhaus.

Das Herz und seine Koronararterien scheinen auf fast schon perverse Weise so konstruiert, dass der Blutfluss zum Herzen just dann eingeschränkt wird, wenn es frisches Blut am nötigsten braucht. Zieht sich eine Herzkammer in der Systole zusammen, um Blut in die Aorta zu pressen, werden die Verzweigungen der Koronararterie, die den ganzen Herzmuskel durchziehen, zusammengedrückt und können sich nicht mit Blut füllen. Daher empfangen die Koronararterien nur dann Blut, wenn sich das Herz während der Diastole entspannt. Das setzt die Koronararterien wortwörtlich unter Druck, da die Phase der Diastole mit zunehmender körperlicher Betätigung kürzer wird – die zum Wiederauffüllen vorgesehene Zeitspanne wird genau dann kürzer, wenn der Herzmuskel am meisten Sauerstoff braucht. Das ist der Grund, weshalb bei Menschen, die an etwas leiden, was den Blutfluss durch die Koronararterien verringert – etwa an Atherosklerose –, bei Anstrengung ein Engegefühl auftritt.

Noch wichtiger ist, dass die Koronararterien und ihre Verzweigungen, anders als die Gefäßsysteme der meisten anderen Organe, im Organ enden – sie sind wie Sackgassen, aus denen kein Weg zurückführt. Das bedeutet, dass es bei einer Blockade in einer Verzweigung einer Koronararterie keine Umleitung gibt, über die Blut das Hindernis »umfahren« könnte. Das Gewebe, das durch dieses Koronargefäß versorgt wird, kann dem Sauerstoffmangel nicht entgehen. Das Problem vieler Patienten ist, dass nicht alle Herzinfarkte traumatisierende STEMIs sind. Bei Infarkten anderer Art können kleinere Gefäße blockiert oder eine größere Koronararterie nur zum Teil verstopft werden, was zu chronischem Sauerstoffmangel und zur allmählichen Schädigung des Herzmuskels führt. Womöglich wird dieser Schaden weder von Patienten noch von Ärzten bemerkt, bis es für die Rettung eines bedeutenden Herzmuskelanteils zu spät ist.

Genau das ist Duncan Chisholm passiert. Er war 59, als er 1983 mit Verdacht auf einen leichten Herzinfarkt untersucht wurde, ohne dass es jedoch daraufhin zu einer medizinischen Behandlung kam. Er hörte aber sofort mit dem Rauchen auf. Als er im Jahr 2000 eine partielle Kniegelenkprothese bekommen sollte, stieß der Anästhesist während der Routineuntersuchungen vor dem Eingriff auf ein beunruhigendes Detail im EKG. Alles deutete auf eine Blockade von Chisholms rechter Koronararterie hin. Dennoch entschied der Narkosearzt, dass der Patient für die Operation ausreichend fit sei, und so wurde sie durchgeführt. Wenig später jedoch begann Chisholm an Brustenge zu leiden, und sein Hausarzt ordnete weitere Untersuchungen an. Ein Angiogramm zeigte neben der Blockade seiner rechten Koronararterie auch einen Befall der linken Seite. 2003 führte sein Herzchirurg eine dreifache Bypassoperation durch. Obwohl der Eingriff als erfolgreich galt, begann Chisholm vier oder fünf Monate später zu hyperventilieren, worauf weitere Untersuchungen ergaben, dass satte 60 Prozent seiner Herzmuskulatur abgestorben waren. Er hatte zwar nie bewusst einen

Herzinfarkt gehabt, doch ganz allmählich und fast im Stillen wurde sein Herz ausgehungert.

Peter Berrys Herzerkrankung entwickelte sich ähnlich traumatisch und fand ein vergleichbar düsteres Ende. »Ich wachte mit fürchterlichen Schmerzen in der Brust auf. Meine Frau schlief tief und fest. Ich war schweißgebadet, also ging ich nach unten und machte mir einen Tee. Mir ging es nicht besser, also bin ich wieder nach oben gegangen, habe mich aufs Bett gesetzt, meine Frau geweckt und gesagt: ›Du musst den Notarzt rufen. Ich hab Schmerzen und fühle mich gar nicht gut.‹«

Er kam ins Krankenhaus, und man sagte ihm, dass er eigentlich ein neues Herz bräuchte, man könne ihm aber keins geben, weil man nicht glaube, dass er die Transplantation überlebe – sein Herz sei in einem schlimmen Zustand, und es gebe keine Heilungsmöglichkeit, er müsse den Rest seines Lebens unter Medikamenten stehen.

»Mir ging schrecklich schnell die Luft aus – ich konnte nicht mal 50 Meter die Straße runtergehen. Aber am meisten Sorgen machte mir meine Frau …« Sie wurde gerade allmählich dement, und Berry – Herzprobleme hin oder her – betrachtete es als seine Pflicht, sie zu Hause zu pflegen, solange es ging. »Ich dachte: ›Ich muss auf sie aufpassen – ich muss für sie sorgen.‹ Und das habe ich getan – noch weitere sieben Jahre lang.« Er musste alle Bedürfnisse seiner Frau stemmen, und das mit einem Herzen, das nur noch zu 20 Prozent funktionierte. »Wenn ich darauf gedrängt hätte, hätte ich, glaube ich, mehr Hilfe bekommen können, aber das wollte ich nicht. Ich hatte vor dem Altar gelobt, bei ihr zu bleiben, bis wir getrennt würden, und zu diesem Schwur habe ich gestanden. So war das eben.«

Früher galten in der Medizin das Rauchen, ein Lebenswandel ohne ausreichende Bewegung und ungesunde Ernährung mit einem Übermaß an Salz und gesättigten Fettsäuren als bedeutende Risikofaktoren für koronare Herzkrankheiten. Doch in einer umfassenden Metaanalyse zum Zusammenhang zwischen Ernährungsumstellungen und einem reduzierten Herzinfarktrisiko konnte kein Effekt festgestellt werden. Es stellt sich gerade heraus, dass diese Faktoren weder ausreichen, um koronare Herzkrankheiten in ihrem ganzen epidemischen Ausmaß zu erklären, noch dass dahin gehende Verbesserungen im Lebenswandel ausreichen, um uns vor Belägen in unseren Adern zu schützen. Diese Erkenntnis hat zu einem grundlegenden Wandel der gängigen Meinung über die Auslöser von Herzkrankheiten geführt. Aus ganz unterschiedlichen Richtungen kommen inzwischen Hinweise, dass ein möglicherweise bedeutender Faktor bislang nicht beachtet wurde – das Immunsystem.

So hat Staffan Ahnve vom schwedischen Karolinska-Institut 2011 die Ergebnisse einer außerordentlichen Langzeitstudie veröffentlicht. Er hatte Daten zu allen zwischen 1955 und 1970 geborenen Einwohnern Schwedens gesammelt, dann all jene, die vor ihrem zwanzigsten Geburtstag entweder ihre Rachenmandeln oder ihren Appendix entfernt bekommen hatten, zu einer Untergruppe zusammengefasst und ihre Gesundheitsdaten während der folgenden 25 Jahre mit der Kontrollgruppe derjenigen verglichen, an denen keiner der beiden Eingriffe vorgenommen worden war. Die Datengrundlage war so groß, dass sogar eine nennenswerte Anzahl zusammenkam, die als Jugendliche bereits beides, Mandeln und Appendix, entfernt bekommen hatten. Ahnve berechnete, dass die Entfernung der Mandeln während der Kindheit das Risiko eines frühen akuten myokardialen Infarkts um 44 Prozent erhöhte, während die Blinddarmoperation das Herzinfarktrisiko im späteren Leben um 33 Prozent steigerte. Für Kinder, denen sowohl Mandeln als auch Appendix entfernt worden waren, war das Risiko sogar noch höher.

Mandeln und Appendix gehören zu den Lymphorganen, die für das Immunsystem von Kindern eine wichtige Rolle spielen. Zwar kommt ihnen nach dem zwanzigsten Lebensjahr allmählich weniger Bedeutung zu, doch der Schluss drängt sich auf – wenngleich sicher weitere Forschungen nötig sind –, dass ihre Entfernung die Entwicklung des Immunsystems bei Erwachsenen beeinträchtigen kann. Damit stiege die Wahrscheinlichkeit für Krankheiten, die auf ein schadhaftes Immunsystem zurückgehen. Einige Studien legen nahe, so Ahnve, dass die Entstehung von Morbus Hodgkin mit Appendix- und/oder Mandelentfernung zusammenhängt und dass beide Eingriffe Risikofaktoren für den

Ausbruch von rheumatoider Arthritis und Morbus Crohn, zweier ernster Autoimmunkrankheiten, sind.

Ahnve ist zwar vorgeworfen worden, er habe in seiner Arbeit versäumt, mögliche statistische Störfaktoren zu berücksichtigen, doch der Verdacht, dass die genannten Eingriffe während der Kindheit das Herzinfarktrisiko erhöhen, setzt Atherosklerose mit auf die ohnehin lange Liste der Krankheiten, bei denen ein abnormal entwickeltes Immunsystem eine Rolle spielt. Er legt nahe, dass es sich bei Atherosklerose um eine Entzündungskrankheit handelt, die Autoimmunerkrankungen stark ähnelt. Die Tatsache, dass mehrere dieser Autoimmunerkrankungen – vor allem rheumatoide Arthritis und Typ-1-Diabetes – mit einem erhöhten Risiko für Atherosklerose einhergehen, macht das umso plausibler. Interessant ist auch, dass die Entfernung eines weiteren Lymphorgans, nämlich der Milz, ebenfalls der Atherosklerose zuträglich ist. Die Wissenschaft ist sich noch nicht sicher, wie all das genau zusammenhängt. Vielleicht vermindert die Entfernung dieser Lymphorgane die körperliche Abwehrkraft gegen Atherosklerose, vielleicht schwächen diese Eingriffe aber auch die Immunabwehr gegen Krankheitserreger, die, sobald sie sich im Körper befinden, eine entzündliche Kettenreaktion in den Arterien in Gang setzen. Es ist auch möglich, dass durch die Operationen eine Autoimmunerkrankung ausgelöst werden kann, die dann die bekannten Begleitrisiken für Atherosklerose mit sich bringt, oder dass bereits der Anlass für die Entfernung der Organe auf ein abnormal entwickeltes Immunsystem hinweist. Die Tatsache, dass dieser Zusammenhang zwischen Rachenmandel- oder Appendixentfernung und Atherosklerose nur bei Menschen festgestellt wird, die bei diesen Eingriffen jünger als zwanzig waren, und sich der Effekt danach offenbar in Luft auflöst, verringert den möglichen Einfluss anderer Störfaktoren wie etwa die Belastung durch Rauchen oder Lebens- und Essgewohnheiten oder hebt ihn sogar ganz auf.

Vor Kurzem haben Maciej Tomaszewski und sein Team vom Department for Cardiovascular Science an der Universität Leicester die Ergebnisse einer Studie mit mehr als 3000 Männern veröffentlicht, bei der eine starke genetische Verbindung zwischen Vätern und ihren Söhnen im Hinblick auf Faktoren zeigt, die sie für Koronarerkrankungen anfällig machen. Die Forscher haben das Y-Chromosom genauer unter die Lupe genommen und herausgefunden, dass 90 Prozent der britischen Männer eine der beiden wichtigsten Varianten in ihrem Erbgut tragen: Haplogruppe I und Haplogruppe R1b1b2. Außerdem haben sie ermittelt, dass das Risiko für koronare Herzerkrankungen bei Männern mit Haplogruppe I im Gegensatz zu anderen Männern 50 Prozent höher ist. Dieses Risiko ist völlig unabhängig von anderen bedeutenden Risikofaktoren für koronare Herzerkrankungen wie Bluthochdruck, hohe LDL-Cholesterinwerte und Rauchen. Die Forscher glauben, dass diese Haplogruppe einen unmittelbaren Einfluss auf das Immunsystem hat. So zeigen sie, dass einige Gene, die für die Fähigkeit weißer Blutkörperchen, die Arterieninnenwände zu durchdringen, verantwortlich sind, ihre Aktivität ebenso steigern wie mehrere andere, die bei der Produktion bestimmter entzündungsfördernder Stoffe aus der Gruppe der Zytokine beteiligt sind. Gleichzeitig verringern andere Gene, die eine Immunreaktion dämpfen, ihre Aktivität. Verliert das Immunsystem aber seine Fähigkeit zur Steuerung der Immunreaktion, kann das eine Vielfalt von Autoimmunerkrankungen auslösen. Die Forscher aus Leicester stellen genau diese Verknüpfung heraus und erläutern: »Diese Schlussfolgerung bedeutet auch, dass bei Trägern der Haplogruppe I die ausgleichenden Mechanismen des erworbenen Immunsystems chronisch gestört sein können, möglicherweise unter erhöhter Entzündlichkeit des Herz-Kreislauf-Systems. Dieser Zusammenhang ist bei anderen komplexen Erkrankungen bereits gut dokumentiert, etwa bei entzündlichen Darmerkrankungen, wo eine Schwäche des Immunstatus zu erhöhter Entzündlichkeit des ganzen Körpers führen kann.«

Die medizinische Forschung weiß heute schon viel darüber, wie die allmählich im Stillen fortschreitende Zerstörung der Wände unserer Arterien zustande kommt. Bei den allermeisten Menschen haben sich wahrscheinlich bereits seit der späten Kindheit sogenannte Schaumzellen in der innersten Zellschicht der Gefäßwände gebildet. Sie bestehen hauptsächlich aus fettbeladenen Makrophagen, also Immunzellen. Bei vielen verschwinden sie mit der Zeit wieder, während sie sich bei anderen zu echter atheromatöser Plaque weiterentwickeln. Sobald sich solche Läsionen gebildet haben, entwickeln sie sich nach und nach, oft über Jahrzehnte, weiter, ehe sie bei einem von zwei Betroffenen zum Herzinfarkt führen. Göran Hansson vom schwedischen Karolinska-Institut schildert die Entwicklung von Atherosklerose anschaulich in allen schauerlichen Einzelheiten. Er erläutert, dass die anerkannte Lehrmeinung bis vor wenigen Jahren besagte, Atherosklerose sei eine lediglich passive Ansammlung von Cholesterin in der Gefäßwand der Arterien, und koronare Herzkrankheiten könnten, sobald man Bluthochdruck und den Cholesteringehalt im Blut in den Griff bekäme, irgendwann der Vergangenheit angehören. Wir müssen heute einsehen, dass das ganz offenkundig nicht stimmt. Koronare Herzkrankheiten sind recht eindeutig ein viel komplexerer chronischer Entzündungsprozess.

Normalerweise ist das Endothelium, die innerste Schicht unserer Arterien, glatt wie Teflon. Es bleibt nichts daran kleben. Es gibt jedoch eine Reihe von Faktoren, die das ändern können, indem sie das Endothelium der Arterien dazu bringen, Zelladhäsionsmoleküle abzusondern, die, wie der Name bereits verrät, das Endothelium klebrig machen. Jetzt kommt einer der wichtigsten Risikofaktoren für Herzkrankheiten, das Rauchen, ins Spiel. Nikotin und Kohlenstoffmonoxid aus dem Tabakrauch schädigen das Endothelium. Außerdem senkt das Rauchen die Konzentration der »guten« HDL-Cholesterine im Blut (HDL für *high-density lipoproteins*). Normalerweise schöpfen diese »guten« Cholesterine die »schlechten« LDL-Cholesterine (LDL für *low-density lipoproteins*) ab und transportieren diese wahren Bösewichter zur Leber, wo sie aufgespalten werden können. Rauchen torpediert also das Verhältnis zwischen gutem und schlechtem Cholesterin im Blut zugunsten des schlechten und verändert es überdies chemisch, sodass es stärker atherogene Eigenschaften bekommt. Durch Schäden an der inneren Gefäßwand der Arterien kann das LDL im Blut an ihnen haften bleiben und in sie vordringen. Rauchen fördert außerdem den Bluthochdruck (Hypertonie), der seinerseits zu Schädigungen der Gefäßwände führt. Der Blutfluss durch das Gefäßsystem folgt unterschiedlichen Mustern. In der Nähe von Verzweigungen und an den Innenseiten von Gefäßkurven können sich Störungen und Verwirbelungen bilden. Das kann Scherspannungen in den Gefäßwänden hervorrufen, die wiederum Gene in den Zellen des Endotheliums aktivieren, was zur Produktion von Adhäsionsmolekülen und entzündungsfördernden Zytokinen führt. Auf dieser Grundlage kann atherosklerotische Plaque gedeihen.

Die ersten Blutzellen, die dort anhaften, wo sich das Endothelium auf so klebrige Weise verändert hat, sind die Blutplättchen. Sie produzieren Glycoproteine, die weitere Blutplättchen zum Haften anregen, sodass sich ein Klumpen bildet. Interessanterweise finden sich Blutplättchen nur bei Säugetieren – dem einzigen Tierstamm neben den Vögeln, der ein Gefäßsystem besitzt, bei dem das Blut unter hohem Druck vom Herzen aus durch den Körper gepumpt wird. Wie die Forscher von der Pennsylvania University um Mark Kahn meinen, könnten sich Blutplättchen bei Säugetieren als Teil eines hocheffizienten Gerinnungsmechanismus entwickelt haben, der in der Lage war, durch Gewalteinwirkung entstandene Verletzungen solcher unter Druck stehenden Adern zu schließen. Die Kehrseite der Medaille ist, so sagen sie, dass Herz-Kreislauf-Erkrankungen den Preis für diesen innovativen Schutzmechanismus darstellen, weil sich Blutplättchen allzu leicht an aufgerauten Blutgefäßwänden anlagern.

Die aus den Endothelzellen strömenden Adhäsionsmoleküle lassen auch weiße Blutkörperchen nicht so einfach vorbeiströmen; sie bleiben ebenfalls haften. Sobald sie sich festgesetzt haben, bewirken weitere Botenstoffe, die Chemokine, dass die weißen Blutkörperchen in die Gefäßwand einwandern, wo sie sich in der zweiten Zellschicht, der Intima, anlagern. Hier regt ein Zytokin – der Monozytenkolonien stimulierende Faktor – die weißen Blutkörperchen dazu an, sich zu Makrophagen weiterzuentwickeln, also zu Fresszellen, die jeglichen Müll wie bakterielle Zerfallsprodukte oder Bruchstücke abgestorbener Zellen umfließen und zerstören. Diese Verwandlung ist ein Schlüssel zur Entstehung koronarer

Herzerkrankungen, und genau dieser Schritt findet, wie die Forscher aus Leicester festgestellt haben, bei männlichen Trägern der Haplogruppe I auf dem Y-Chromosom verstärkt statt. Die Makrophagen nehmen auch das LDL in seiner oxidierten Form auf, das ebenfalls durch das Endothelium nach innen gedrungen ist. Die aufgeblähten Makrophagen setzen wiederum eine Flut entzündlich wirkender Zytokine, Proteasen und freier Radikale frei und verwandeln sich in Schaumzellen, die Bausteine einer voll ausgebildeten atherosklerotischen Plaque. Die immunologischen Veränderungen in der Gefäßwand nehmen nun krankhafte Formen an. Die zu den Lymphozyten zählenden T-Helferzellen (benannt nach ihrem Ursprung, der Thymusdrüse oberhalb des Herzens, und zuständig für die Unterstützung anderer Immunfaktoren) werden während ihrer »Patrouille« von den Antigenen auf der Oberfläche der sich verändernden Makrophagen angelockt. Sie reagieren, als hätten sie einen größeren Infektionsherd ausgemacht, und sondern weitere Zytokine ab, die die Immunreaktion in eine Schieflage in Richtung einer Entzündung bringen.

Die Atherosklerose kommt nun in ihre akute Phase. Die atherosklerotische Plaque wölbt sich immer weiter in den Innenraum der Arterie hinein. In ihrem Inneren herrscht ein Chaos aus T-Zellen, Mastzellen, Schaumzellen, abgestorbenen und sterbenden Zellen und Cholesterinkristallen, die gemeinsam einen nekrotischen Kern voller entzündungsfördernder Zytokinmoleküle bilden. Zusammengehalten wird dieses Konglomerat – zumindest bis auf Weiteres – von einer fibrösen Kappe. Es gibt nun zwei Möglichkeiten für den weiteren Verlauf: Während die Plaque weiter wächst, wölbt sie sich weiter und weiter vor. Geschieht dies in einer der Koronararterien, wird der Blutfluss zum Herzen hin beeinträchtigt, sodass die Herzmuskelzellen Sauerstoffmangel erleiden. Das führt unweigerlich zu Herzschmerzen und Engegefühl. Manchmal bricht die fibröse Kappe, die die Plaque zusammenhält, auf, worauf Zellen aus dem Inneren der Plaque hinaus in die Arterie geschwemmt werden, was weitere Blutplättchen zu der beschädigten Stelle zieht. Blut gerinnt zu einem Thrombus, der die Arterie entweder ganz verstopft oder, als Embolus, weiter durch die Arterie gespült wird, bis er sich an einer Stelle festsetzt und den Blutfluss blockiert. So kommt es zum Herzinfarkt.

Sollten Sie je verängstigt und mit Schmerzen auf einer Intensivstation aufwachen, schwindlig vom Morphium und mit EKG-Elektroden verkabelt, dürfte man es Ihnen nachsehen, dass Sie sich fragen: Warum hängt ausgerechnet der wichtigste aller Muskeln, der den übrigen Körper mit Sauerstoff und Nährstoffen versorgt, bei seiner eigenen Blutversorgung von zwei engen Röhren ab – den Koronararterien mit ihren Verzweigungen, die offenbar so sehr zu todbringender Verstopfung neigen? Warum hat uns die Evolution so konstruiert, dass unsere Leitungen derart anfällig sind?

Kurz gesagt, hat sie das gar nicht. Allen jüngsten Forschungen zur Rolle des Immunsystems bei Herzerkrankungen zum Trotz sucht eine weit verbreitete Erklärung, die sich auf die Evolution stützt, die Schuld bei uns und nicht bei einem Konstruktionsfehler unserer Bluttransportleitungen. Dieser Theorie zufolge waren die Koronararterien noch ein effizienter, voll ausreichender und verlässlicher Versorgungsweg für unser Herz, bis vor rund hundert Jahren unser moderner Lebensstil mit seiner tödlichen Kombination aus Rauchen, einer reich mit gesättigten Fettsäuren versehenen Ernährung, wenig Sport sowie Stress im Arbeitsleben entstand. Diese sogenannte Mismatch-Theorie besagt, dass unsere Ernährung und unsere Lebensweise im Vergleich zu den Verhältnissen der steinzeitlichen Jäger und Sammler, die im Wesentlichen für die Evolution des Menschen verantwortlich ist, in eine gefährliche Schieflage geraten ist. Die Entstehung von Herzerkrankungen in unseren modernen Zeiten haben wir, so die Mismatch-Theorie, selbst zu verantworten. Gleichwohl wird die Mismatch-Theorie heute häufig hinterfragt, und zwar dank einer Kontroverse innerhalb des interdisziplinären Forschungszweigs der Paläopathologie. Es geht darum, wie die Anhaltspunkte über das historische Verhältnis zwischen menschlicher Ernährung und Herzkrankheiten zu interpretieren sind.

Vor vierzig Jahren brachte Rosalie David, die damalige Kustodin der Ägyptologischen Abteilung im Manchester Museum, Wissenschaftler aus den Spezialgebieten der Radiologie, der Computertomografie und anderen nicht invasiven medizinischen Bildgebungsverfahren in einem Vorhaben zusammen, das heute als »Mumienprojekt von Manchester« bekannt ist. Nach und nach legten sie ein Archiv von Gewebeproben ägyptischer Mumien aus Sammlungen aus aller Welt an. Seither untersuchen sie die Anatomie der Mumien, haben weit verbreitete Herz-Kreislauf-Erkrankungen bei den alten Ägyptern festgestellt und Hinweise aus einem breiten Spektrum antiker Texte gesammelt, die ihrer Ansicht nach Zusammenhänge zwischen Herzkrankheiten und Lebenswandel aufzeigen. Sie sind nicht die Ersten: »Verkalkungen« der Aorta (also atheromatöse Plaque) wurden bei einer ägyptischen Mumie zuerst 1852 vom österreichischen Physiologen Johann Nepomuk Czermak erkannt. Auch der englisch-deutsche Paläopathologie-Pionier Sir Marc Armand Ruffer stellte in seiner Zeit als Bakteriologieprofessor an der Cairo Medical School Anfang des 20. Jahrhunderts bei Hunderten Mumien aus der Zeit zwischen 1580 vor und 527 nach Christus Arterienschäden fest. Bei einer anatomischen Sektion konnte Ruffer eine riesige atheromatöse Läsion ausmachen, die die komplette Schlüsselbeinschlagader verstopfte. Solche Atheroma wurden von diesen Vorreitern der Paläopathologie auch in den Arterien der Könige Merenptah, Ramses II., III., V. und VI., bei Seth I. und vielen anderen gefunden.

Wie Rosalie David 2010 in der Zeitschrift *The Lancet* berichtete, hatte ihre Forschergruppe bei sechzehn Mumien ausreichende Überreste von Herz und Arterien vorgefunden, um sie untersuchen zu können. Bei neun wurden beträchtliche Verkalkungen festgestellt. Zur gleichen Zeit erstellte ein amerikanisch-ägyptisches Forscherteam unter der Leitung von Gregory Thomas von der University of California in Irvine und Adel Allam, Kardiologieprofessor an der Kairoer Al-Azhar-Universität, CT-Aufnahmen von 52 Mumien aus dem Ägyptischen Museum von Kairo. Mehr als die Hälfte ließ Anzeichen von Arterienverkalkung erkennen. Außerdem dokumentierte das Team den frühesten Fall von Atherosklerose der Koronararterien bei der Prinzessin Ahmose Meritamun, die 1580 v. Chr. geboren wurde und mit

Mitte vierzig starb. Alle Verzweigungen ihrer Koronararterien waren verstopft.

Was könnte im antiken Ägypten zu Herz-Kreislauf-Erkrankungen in diesem Umfang beigetragen haben? Hier gehen die Meinungen auseinander. Rosalie David und ihre Kollegen haben keine Zweifel, dass die gleichen Faktoren galten, von denen sie auch bei heutigen Atherosklerosefällen ausgehen, vor allem eine an ungesättigten Fettsäuren reiche Ernährung. Man bedenke, so David, dass nur Angehörige des Königshauses und anderer hochgestellter Familien einbalsamiert und mumifiziert wurden und dass es umfassende Hinweise gibt, dass sie sich weitaus üppiger ernährten als das gemeine Volk. Davids Forschergruppe hat auch die Hieroglyphen von Tempelmauern übersetzt, die Aufschluss über die täglich den Göttern dargebrachten Speiseopfer geben. Da Priester und ihre Angehörigen diese Speisen anschließend verzehrten, sagt sie, geben sie Aufschluss über die Essgewohnheiten der oberen Schichten. Demnach bestand deren Ernährung hauptsächlich aus Rind, Wildgeflügel, Brot, Obst, Gemüse, Kuchen, Wein und Bier. Viele dieser Speisen enthielten gesättigte Fettsäuren. Gans, so David, war weit verbreitet und speichert rund 63 Prozent der enthaltenen Energie in Form von Fetten, darunter 20 Prozent gesättigte Fettsäuren. Außerdem wurde ägyptisches Brot mit Fett, Milch und Eiern zubereitet. Was die Ägypter der Antike an gesättigten Fettsäuren zu sich nahmen, überstieg, so David, bei Weitem das Maß heutiger Ernährungsempfehlungen. Außerdem war ihre Ernährung salzreich, da Salz zur Konservierung verwendet wurde, und sie tranken gerne mal einen. David erwähnt den Befund der Mumie von Leeds, die ihre Gruppe untersucht hat. Es ist die Mumie eines Priesters, die im 19. Jahrhundert ins heutige City Museum von Leeds gelangt war. Er hatte ein mittleres Alter erreicht, und aus Inschriften in seinen Grabbeigaben geht hervor, dass er regelmäßig Opfergaben verspeiste, und zwar hauptsächlich solche, die von dem heiligen Vieh stammten, das im Tempelbezirk ausschließlich zu Opferzwecken gehalten wurde. Gewebeproben aus einer Oberschenkelarterie wiesen ausgeprägte atheromatöse Plaques auf.

Rosalie Davids Urteil ist eindeutig. Die heutige Häufung von Herz-Kreislauf-Erkrankungen ist nichts anderes als ein Rückfall in alte Sünden. Herzkrankheiten wurde immer schon durch eine leichtsinnige Ernährungsweise begünstigt. Nach Ansicht des Teams um Gregory Thomas ist die Sache differenzierter zu betrachten. Gegen antike Papyrusquellen, die von Tafeln zeugen, welche unter Honigkuchen und fettem Fleisch ächzten, haben die Forscher nichts einzuwenden. Gleichwohl hätten einige der hervorstechenden Risikofaktoren wie Bewegungsmangel und Rauchen bei den alten Ägyptern keine Rolle gespielt. Demnach waren sie offenbar in aller Regel nicht fettleibig und auch keine Stubenhocker. Aber sie waren gleichbleibend hohen Belastungen durch Krankheitserreger ausgesetzt, gegen die keine Gesellschaftsschicht immun war. Malaria und Bilharziose waren weit verbreitet. Möglicherweise waren ihre Immunsysteme im Versuch, diese Erreger zu bekämpfen, permanent auf Entzündungsabwehr eingerichtet, und wie wir bereits gesehen haben, ist ein Immunsystem, das in eine Schieflage Richtung Entzündung gerät, ein anerkannter Risikofaktor für die Entstehung von Atherosklerose.

Auch ein Fund in einem Gletscher an der österreichisch-italienischen Grenze stellt Rosalie Davids eindeutige Schlussfolgerungen infrage: Ötzi, der Mann aus dem Eis, der dort 1991 entdeckt wurde. Er war vor über 5000 Jahren in den österreichischen Alpen gestorben und im Eis erhalten geblieben. Ein Riss in der Gefäßwand einer Arterie hatte seinem Leben, das 35 bis 40 Jahre kurz und hart gewesen sein muss, wie die erhaltenen Narben bezeugen, ein Ende gesetzt. Da waren Pfeilwunden, und er hatte an fortgeschrittener Arthrose gelitten. Seine letzte Mahlzeit, nur wenige Stunden vor seinem Tod, hatte aus Hirschfleisch und Getreide bestanden. Sorgfältige computertomografische Untersuchungen ergaben, dass sein Gebiss volle Löcher war. Die weit fortgeschrittene Karies war wahrscheinlich das Ergebnis einer kohlenhydratreichen Ernährung und hatte ihm eine chronische bakterielle Infektion eingehandelt – einen weiteren Risikofaktor für Herzkrankheiten, da auch sie zu einer chronischen entzündlichen Immunreaktion führt. Seine Arterien waren stark mit atheromatöser Plaque besiedelt. Kürzlich ist es Wissenschaftlern vom italienischen Institut für Mumien und den Iceman gelungen, genug Ötzi-DNA zu isolieren, um ein umfassendes Bild seines Genoms zu erhalten. Sie haben darin bestimmte Genvarianten entdeckt, die sein Risiko für Herzerkrankungen stark erhöht haben.

Inzwischen haben Gregory Thomas und seine Kollegen Adel Allam und Mike Miyamoto sich mit einem großen interdisziplinären Team unter der Leitung von Randall Thompson vom Saint Luke's Mid-America Heart Institut in Kansas City zusammengeschlossen. Sie haben 173 Ganzkörper-Computertomografien von antiken Mumien aus vier sehr unterschiedlichen Weltregionen archiviert: aus Ägypten und Peru, von den Pueblo-Indianern aus dem Südwesten der heutigen USA und von den Unangan der Aleuten, einer Inselgruppe im nördlichsten Pazifik. In allen vier antiken Zivilisationen war Atherosklerose weit verbreitet.

Im Hinblick auf Rosalie Davids These über die Bedeutung der überaus fettreichen Ernährung der ägyptischen Oberschichten führen diese Forscher an, dass die Ernährungsweisen der anderen drei Zivilisationen sich sowohl von dieser als auch untereinander stark unterschieden. Die Peruaner bauten Mais, Kartoffeln, Maniok, Bohnen und scharfe Paprikaschoten an, während sie Proteine hauptsächlich aus dem Verzehr von Alpakas, Enten, Hirschen, Vögeln und Flusskrebsen bezogen. Die Pueblo-Indianer waren Sammler und Bauern, die sich von Mais, Kürbissen, Nadelbaumkernen und Grassamen ernährten und ihren Proteinbedarf mit der Jagd auf Kaninchen, Mäuse und Hirschwild sowie durch Fischfang stillten. Die Bewohner der Aleuten sammelten Beeren und gewannen nahezu alles Übrige aus Meerestieren wie Robben, Seelöwen, Walen und bestimmten Schalentierarten. Zum größten Teil folgten diese Menschen einem nach heutigem Maßstab vernünftigen Speiseplan, der überaus reich an ungesättigten Fettsäuren war; keine der genannten Kulturen kann auch nur entfernt als bewegungsscheu bezeichnet werden.

Das Forscherteam wies allerdings darauf hin, dass die Pueblo-Indianer und die Unangan häufig in geschlossenen Räumen am offenen Feuer kochten, sodass sich in ihren Lungen Anzeichen für eingeatmeten

Rauch fanden. Das hätte bei der Entwicklung von Atherosklerose wohl eine ähnliche Rolle gespielt, wie sie heute dem Zigarettenrauch zugeschrieben wird. Weit bedeutender für die Menschen war jedoch die immense Belastung durch Infektionen, die alle diese antiken Kulturen zu tragen hatten. Bei Jäger-Sammler-Ackerbauern des 20. Jahrhunderts gingen, wie die Forscher anführen, 75 Prozent der Todesfälle auf Infektionen zurück, während nur 10 Prozent der Menschen an Altersschwäche starben. Sie gelangen zu dem Schluss, dass die weite Verbreitung chronischer Infektionen in vormoderner Zeit so entzündungsfördernd gewesen sein könnte wie die schnell fortschreitende Atherosklerose, die heutige Patienten mit rheumatoider Arthritis erleiden – oder Menschen mit systemischem Lupus erythematodes, einer den ganzen Körper befallenden Autoimmunerkrankung, die Herz, Gelenke, Leber, Nieren und das Nervensystem angreifen kann. Die Forscher hoffen, dass sie die DNA der Mumien werden analysieren können, und spekulieren darauf, Genvarianten vorzufinden, die sich entwickelt haben, um ein widerstandsfähiges, entzündungsförderndes Immunsystem zu bilden, das all diese Infektionen in frühen Lebensjahren abwehren kann, dessen Preis jedoch weit verbreitete, durch Entzündungen hervorgerufene Herz-Kreislauf-Erkrankungen im späteren Leben sind.

Allem Anschein nach könnte es sich bei Atherosklerose um eine Erkrankung mit ungeregeltem und in eine Schieflage geratenen Immunsystem handeln, die die Menschen bereits befiel, als ausschweifende Ernährung, Bewegungsmangel und der Missbrauch unseres Körpers durch Tabak und Alkohol noch nicht zu den Zeichen der Zeit gehörten. Für diesen Krankheitsprozess waren unsere Koronararterien schon immer besonders anfällig. Um verstehen zu können, warum sich Koronararterien überhaupt entwickelt haben, müssen wir zuerst bei einem kleinen Rundgang durch das Reich der Wirbeltiere erfahren, welche unterschiedlichen Methoden die Evolution für die Blutversorgung von muskulären Herzen ersonnen hat.

Colleen Farmer, Biologieprofessorin an der University of Utah, hat nachgezeichnet, wie die Evolution das umfassende Problem, das Herz mit Sauerstoff zu versorgen, gelöst hat: angefangen bei den Urahnen der Wirbeltiere im Präkambrium vor 500 Millionen Jahren bis hin zu den höheren Wirbeltieren, zu denen auch wir gehören. Unsere frühesten Vorfahren, so erklärt sie, waren im Meer lebende Suspensionsfresser, die dort, wo später Fische Kiemen entwickeln sollten, Ansammlungen von Flimmerhärchen besaßen, mit denen sie ihre Nahrung aus dem Wasser filterten. Sie atmeten durch die Haut. Wie diese frühen Vorfahren ausgesehen haben mögen, kann man heute noch an den primitiven Larven der Neunaugen erkennen. Ihr einfach gebautes Herz pumpt Blut über die Flimmerhärchen in ihrem Rachen, und nährstoffreiches Blut zirkuliert im Körper in Richtung Haut, wo es Kohlenstoffdioxid absondert und Sauerstoff aufnimmt, ehe es zum Herzen zurückfließt. So ist das Herz, weil es im Blutstrom dem Hauptorgan für Sauerstoffaustausch – der Haut – nachgelagert ist, immer recht gut mit sauerstoffreichem Blut versorgt.

Während der Entwicklung der Knochenfische verloren die Kiemen jedoch ihre Funktion als Nahrungsfilter und wurden zu Gasaustauschorganen. Das Herz war nun der Sauerstoffquelle vorgeschaltet. Es pumpte sauerstoffarmes Blut über die Kiemen, die es mit Sauerstoff anreicherten und dann an die übrigen Körpergewebe weiterleiteten. Gelangte das Blut aber zurück zum Herzen, war sein Sauerstoffgehalt bereits so sehr erschöpft, dass nur wenig für die Versorgung des Herzens übrig blieb. Fischarten, die ohnehin zu einem relativ bewegungsarmen Leben neigten, waren dadurch zunächst nicht über Gebühr benachteiligt, doch viele Knochenfische entwickelten sich zu hochaktiven Räubern. Für sie wurde die Bauart ihres Kreislaufsystems bald zu einer ernsten Einschränkung. Je mehr sich Kiemenatmer bewegen, desto mehr Sauerstoff entzieht ihre Skelettmuskulatur dem Blut, und desto sauerstoffärmer wird das Blut, das zur Versorgung zum Herzen zurückgelangt – gerade dann, wenn es am meisten Sauerstoff braucht. Als wäre das nicht schon genug, wird es durch die Stoffwechselnebenprodukte, die bei der Atmung entstehen, übersäuert. Das verringert die Fähigkeit des Hämoglobins im Blut, über die Kiemen erneut Sauerstoff aufzunehmen. All dies zusammengenommen kann zum Tod führen. Wie Colleen Farmer schildert, kann man die tödliche Wirkung der Überanstrengung noch heute bei verschiedenen kiemenatmenden Fischarten beobachten, so bei Kabeljau, Kliesche, Schleie, Lachs, Barsch, Schellfisch oder Forelle. Vielleicht ist das der Grund, warum manche bei Angelwettbewerben gefangene Fische sterben, obwohl sie zwar erschöpft, nicht aber verletzt sind. Eine Sauerstoffunterversorgung des Herzens hätte demnach einen starken Selektionsdruck aufgebaut, sodass sich ein Mechanismus zur Linderung des Problems evolutionär entwickelte.

Colleen Farmer glaubt, dass dies zur Entwicklung von Lungen bei vielen Fischarten geführt hat. Nach der verbreiteten Lehrmeinung, sagt sie, sind Lungen als besondere Anpassungsmaßnahme bei kiemenatmenden Fischen entstanden, die in flachen Gewässern, im Brackwasser von Mündungsgebieten oder in Süßwassersümpfen lebten, wo an Sauerstoff häufig Mangel herrschte. Die Lungen ermöglichten ihnen, an der Oberfläche nach Luft zu schnappen. Eine Fortführung dieser konventionellen Theorie besagt, dass die Entwicklung der Lunge so zu einem ersten Schritt während der Evolution der frühen Amphibien auf ihrem Weg an Land wurde. Farmer bezweifelt das und führt an, dass die heute lebenden Fischarten, die dem letzten gemeinsamen Vorfahren der beiden Entwicklungslinien der Knochenfische (den Fleischflossern und den Strahlenflossern) am ähnlichsten sind, Lungen besitzen. Dieser gemeinsame Vorfahr lebte mindestens fünfzig Millionen Jahre vor den ersten Amphibien. Darüber hinaus wissen wir durch die Zunahme der Fossilienfunde im Lauf der Jahre heute mehr über den Lebensraum dieser Tiere, sodass inzwischen klar ist, dass diese frühen Fische das sauerstoffreiche Salzwasser der offenen Meere und Ozeane bevölkert haben. Ihre Lungen haben die Knochenfische der Abstammungslinie, die heute in Süßwassersümpfen lebt, also von ihren Vorfahren *geerbt*; sie haben sich nicht erst als Anpassung an die sauerstoffarmen Bedingungen entwickelt. Die Lungen sind ein ererbtes, kein in jüngerer Zeit durch Evolution entstandenes Merkmal. Darüber hinaus hat sich herausgestellt, dass die Lebensräume heutiger Arten – wie des australischen Lungenfischs und anderer Lungenatmer, etwa Knochenhecht oder Kahlhecht – sauerstoffreicher sind als bislang angenommen, was dafür spricht, dass Brackwasser keinen wesentlichen Selektionsdruck ausgeübt hat, um die Evolution von Lungen anzustoßen.

Betrachtet man den Bau des Kreislaufsystems eines typischen Lungenfischs, scheint es auf den ersten Blick sehr ineffizient. Das Blut wird zuerst vom Herzen zu den Kiemen gepumpt, wo Kohlenstoffdioxid abgegeben und Sauerstoff aufgenommen wird. Ein Teil des Bluts wird dann durch den Körper ins Gewebe gepumpt, während ein anderer Teil zu den Lungen umgeleitet wird. Statt nun direkt der Versorgung des Gewebes zugeführt zu werden, gelangt dieses Blut unmittelbar zurück zum Herzen und mischt sich unterwegs mit dem sauerstoffarmen, venösen Blut, das aus dem Körper zurückkommt. So schließt sich der Kreislauf. Das bedeutet, dass das systemische Blut, das zu den Körpergeweben strömt, immer eine Mischung aus sauerstoffreichem und -armem Blut ist. Diese offenkundige Ineffizienz ergibt nur dann einen Sinn, so Farmer, wenn der Lungenkreislauf sich gezielt zur Versorgung des Herzens und nicht des Körpers entwickelt hat. Ihre höchst unkonventionelle Theorie stützt Farmer durch die Untersuchung der Lebensräume und -gewohnheiten einer Reihe lungenatmender Fischarten, wobei sie festgestellt hat, dass Lungen keineswegs gut mit einem Leben in flachem, sauerstoffarmem Brackwasser korrelieren. Es geht vielmehr um den Energiebedarf für ausgiebige Bewegung. Der Knochenhecht etwa, so Farmer, ist keineswegs, wie lange angenommen, ein lauernder, abwartender Räuber, sondern ein sehr aktiver Wanderfisch, während zwei andere mit Lungen ausgestattete Arten, der Kahlhecht und der Tarpun, bei Sportanglern sehr gefragt sind. Den Kahlhecht, so erzählt sie, hat man schon als »einen der zähesten Kämpfer, die je am Haken hingen«, bezeichnet.

Aber warum haben dann nicht alle Fische Lungen? Die meisten heutigen Fische sind Knochenfische, die ihre Lunge zu einer Schwimmblase umgebildet haben – also einem Auftriebsorgan, das für eine stabile Lage beim Schwimmen in unterschiedlichen Tiefen sorgt. Die andere große Gruppe unter den heutigen Fischen bilden die Haie. Sie haben keine Schwimmblase, sondern sind beim Schwimmen auf ihre riesige Leber angewiesen, die große Mengen Squalen enthält, einen Stoff, der leichter als Wasser ist. Auch ihr Knorpelskelett ist vergleichsweise leicht, während sie durch konstantes Schwimmen zusätzlich für dynamischen Auftrieb sorgen. Hören sie auf zu schwimmen, sinken sie bald ab.

Ohne Lunge bleibt den meisten heutigen Knochenfischen und Haien nur die Kiemenatmung. Gleichwohl haben sich viele Arten im Verlauf der Evolution extrem verändert. Bedeutend ist etwa, dass bei Neunaugen und vielen anderen Fischarten (wie auch bei Amphibien und vielen Reptilien) der Herzmuskel, das Myokard, ganz anders aufgebaut ist als bei höheren Wirbeltieren. Anders als bei Säugetierherzen, die ein kompaktes Myokard aus fester Muskelmasse besitzen, bestehen die Herzen der meisten niederen Wirbeltiere aus einem lockeren Geflecht von Herzmuskelzellen, das zur Hauptkammer des Herzens hin offen ist. Man spricht von einem schwammigen Myokard. Blut, das in die Herzkammern strömt, kann daher auch durch Kanäle im Myokard, die Lakunen, fließen und so die Muskelzellen mit Sauerstoff versorgen. Die Sache hat jedoch einen Haken. Ein schwammiger Herzmuskel, wie er für viele eher inaktive Fischarten typisch ist und der so leicht aus dem Inneren der Herzkammern mit Sauerstoff versorgt wird, kann die nötige Kraft für Muskelkontraktionen, die eine ausreichende Blutversorgung für einen aktiveren Lebenswandel gewährleisten würden, schlicht nicht aufbringen. Je aktiver eine Art, desto mehr kompakte Herzmuskulatur muss sie haben. So macht kompaktes Myokard etwa beim Dornhai rund 10 Prozent der Herzmuskelmasse aus, während sie bei Forellen 30 bis 40 Prozent und beim überaus sportlichen Thunfisch satte 60 Prozent einnimmt.

Normalerweise bleibt die dem Zentrum der Herzens und den Herzkammern benachbarte Muskulatur schwammig und wird unmittelbar vom Blut in den Kammern mit Sauerstoff versorgt. Das dichte Myokard an den Herzrändern hingegen steht nicht mehr mit dem Blut aus den Herzkammern in Verbindung. Bei Arten mit einem so aufgebauten

Herzen lässt sich die Entwicklung eines Koronargefäßsystems beobachten, das das Herz von außen versorgt. Die Koronararterien bei Fischen unterscheiden sich von denen bei landlebenden Wirbeltieren und Säugetieren insofern, als sie von den Blutgefäßen abzweigen, die die Kiemen versorgen. Sie sind nicht für die gesamte Sauerstoffversorgung zuständig, sondern ergänzen sie. Nur für äußerst aktive Fische wie Thunfische oder Lachse ist der Koronarkreislauf offenbar lebenswichtig, und interessanterweise leiden die wandernden Lachsarten des Atlantiks und Pazifiks möglicherweise wie wir an Atherosklerose! Tony Farrell von der kanadischen Simon Fraser University berichtet von schweren Läsionen der Koronararterie bei Lachsen. Sie entstehen schon bei jungen Fischen und entwickeln sich mit fortschreitendem Alter weiter. Farrell vermutet, dass der ursprüngliche Schaden durch eine physische Überdehnung der Arterie bei anstrengendem Schwimmen entsteht. So könnte die Blutversorgung des Herzens besonders dann beeinträchtigt sein, wenn die Fische auf dem Weg zu ihren Laichgründen gezwungen sind, gegen den Strom und durch Wasser zu schwimmen, das immer sauerstoffärmer wird.

Amphibienherzen erinnern – in ihrer äußeren Form – ein wenig an die Herzchen, die man etwa auf Grußkarten zum Valentinstag findet. Das Herz verfügt über zwei Vorhöfe – einer rechts, einer links – oberhalb einer einzelnen Hauptkammer. Der Herzmuskel besteht aus schwammigem Myokard. Sauerstoffarmes Blut aus dem Körper gelangt über den rechten Vorhof ins Herz, sauerstoffreiches aus der Lunge durch den linken. Da es aber nur eine Herzkammer gibt, wird sowohl sauerstoffreiches als auch -armes Blut gleichzeitig hineingepresst. Das sauerstoffarme Blut verbleibt eher auf der rechten Hauptkammerseite, während sich das sauerstoffreiche in der gleichen Kammer eher links hält. Die beiden Blutströme, sauerstoffarm und sauerstoffreich, verhalten sich dabei wie wohlerzogene Verkehrsteilnehmer. Sie bleiben schön auf getrennten Spuren und mischen sich nicht. Sie werden gemeinsam aus der Hauptkammer ausgestoßen, wobei das sauerstoffarme Blut zu den Lungen abbiegt, während das sauerstoffreiche durch eine Aorta den

Weg in Richtung Körper einschlägt. Das bedeutet, dass das schwammige Myokard der rechten Herzseite nur sauerstoffarmes Blut erhält. Besonders wenn sie gerade aktiv sein müssen, gleichen Amphibien das offenbar aus, indem sie Sauerstoff über die Haut aufnehmen und das auf dem Rückweg zum Herzen befindliche Blut damit anreichern.

Auch bei allen Reptilien außer den Krokodilen und bei den Vögeln hat das Herz drei Kammern. Es besitzt einen linken und einen rechten Vorhof und eine Hauptkammer, die durch zwei Wände, die Septen, teilweise untergliedert ist. Fände innerhalb des Herzens keine Durchmischung von sauerstoffreichem und -armem Blut statt, wäre der Muskel auf der rechten Herzseite permanent von der Versorgung mit sauerstoffreichem Blut aus der Lunge abgeschnitten und müsste sich mit dem sauerstoffarmen aus dem Körperkreislauf zurück zum Herzen zufriedengeben. Tatsächlich schafft es das Reptilienherz im Allgemeinen, obwohl die Innenwand die Hauptkammer nur unvollständig unterteilt, den sauerstoffreichen Blutstrom auf der linken Seite und den sauerstoffarmen auf der rechten zu trennen, weshalb Wissenschaftler bei vergleichenden Anatomiestudien die Lücke im Septum oft naserümpfend als Anzeichen einer primitiven Bauweise abgetan haben; eine evolutionäre Zwischenstation, wenn man so will, auf dem Weg zu dem effizienter gebauten Säugetierherz. Colleen Farmer sieht das jedoch anders. Reptilien können in ihren aktiven Phasen, wenn die rechte Herzseite leicht unter erhöhte Belastung gerät, sauerstoffreiches Blut durch die Lücke in der Kammerwand von links nach rechts leiten und das schwammige Myokard der rechten Hauptkammerseite damit umspülen. Das entzieht ihrem Körper natürlich einen Teil des lebensnotwendigen Sauerstoffs, sichert dafür aber die Herzfunktion. Diese Bauweise ist keine Sackgasse der Evolution, sondern eine Anpassung, die den Reptilien seit Hunderten Millionen Jahren nützt.

Die Evolution der Krokodile, Vögel und Säugetiere geht Hand in Hand mit der Entstehung eines voll ausgebildeten Vierkammerherzens. Die strenge Trennung des Lungenkreislaufs vom Körperkreislauf ermöglicht es, dass dieser Körperkreislauf, der mit der Aorta beginnt, mit wesentlich höherem Druck betrieben werden kann, damit er den zunehmenden Energiebedarf solch hochaktiver Tiere besser zu decken vermag. Im Gegenzug kann der Lungenkreislauf mit geringerem Druck operieren, sodass Schäden an den feinen Kapillaren der Lunge vermieden werden. Der Preis dafür ist jedoch, dass die rechte Herzseite überhaupt keinen Zugang zu sauerstoffreichem Blut hat. Darüber hinaus besteht hier das gesamte Myokard aus der kompakten Bauweise und ist daher für das Blut aus den Herzkammern undurchlässig. Das Herz ist zwar zu einem kräftigen, effizienten Organ geworden, doch sein Muskel ist nun völlig von Blut abhängig, das ihm über das Netz der Koronararterien von außen zugeführt wird.

Die Herzforschung verwertet Erkenntnisse über die Evolution des Blutkreislaufs bei Wirbeltieren, über die Entstehung des Immunsystems und aus der Entwicklungsbiologie, um uns zu neuen medizinischen Technologien zur Reparatur beschädigter Herzen zu verhelfen. Manche sind geradezu lächerlich, manche großartig. In den sechziger Jahren wagte der indische Herzchirurg Profulla Kumar Sen einen Vorstoß mit der Technik, die Blutversorgung des Herzmuskels durch winzige, mit Akupunkturnadeln in die Herzwand gestochene Kanäle wiederherzustellen. Seine Idee hatte er beim Sezieren der Herzen von Kettenvipern bekommen, wobei er zeigen konnte, dass deren schwammiges Myokard weitreichend mit einem Geflecht aus Kanälen oder Lakunen durchzogen war, die es mit Blut tränkten. Sen nannte seinen Eingriff »Schlangenherzoperation«. Seine Idee wurde von amerikanischen Kardiologen aufgegriffen und modernisiert – unter ihnen der berühmte Denton Cooley vom Texas Heart Institute. Die Chirurgen schossen mit einem 800 Watt starken Kohlenstoffdioxidlaser eine Vielzahl Löcher in die geschädigten Bereiche des Myokards. Diese Löcher heilten auf der Außenseite des Herzens schnell ab. Zurück blieben Kanäle, die aus dem Inneren in den Muskel führten, sodass sich das Blut unter dem Druck der Herzkammern einen Weg hineinbahnen konnte. Mehrere Versuchsreihen ergaben, dass die Patienten nach der Operation eine gewisse Linderung ihrer Brustenge-Beschwerden verspürten, was aber auch auf einen Placeboeffekt zurückgehen könnte. Wie genau die angewendete Technik den Blutfluss durch den Herzmuskel – wenn überhaupt – verbessert, ist nicht bekannt. So ist sie inzwischen aus der Mode gekommen, was niemanden überraschen dürfte.

Aus dem Anhaltspunkt, dass Atherosklerose offenbar grundlegend mit dem Immunsystem zusammenhängt, hat die Medizinforschung jüngst den Schluss gezogen, dass es möglich sein sollte, einen Impfstoff dagegen zu entwickeln. Die treibende Kraft bei diesem Vorhaben ist Göran Hansson. Impfstoffe erkennen fremde Proteine auf der Oberfläche von Viren, sogenannte Antigene. Bei fortschreitender Atherosklerose erkennen die T-Zellen des Immunsystems die Antigene des »schlechten« LDL-Cholesterins und greifen es an. Es kommt zu der erwähnten außer Kontrolle geratenen Immunantwort. Normalerweise werden die T-Zellen von dieser Überreaktion abgehalten, solange sich das LDL nur im Blut, der Leber und in der Lymphe befindet. Wandert es jedoch durch das arterielle Endothelium in die Gefäßwand ein, lassen die T-Zellen es krachen. Hansson und seine Kollegen folgerten, dass man die übersteigerte Immunreaktion vielleicht stoppen könnte, indem man das Rezeptormolekül blockiert, mit dem die T-Zellen LDL erkennen, also indem man einen passenden Impfstoff entwickelt. In ersten Experimenten mit Mäusen, bei denen die Forscher Atherosklerose ausgelöst hatten, konnten sie den Befall bereits um 70 Prozent reduzieren. Jetzt arbeiten sie an einer Methode, wie die Therapie auch bei Menschen angewendet werden kann.

Wie wir im Kapitel »Abwesende Freunde« bereits gesehen haben, bilden die regulatorischen T-Zellen, kurz T_{reg}, eine Untergruppe der T-Zellen, die eine Immunantwort abschwächen kann. Dieser Mechanismus wird von den »freundlichen« Bakterien, die unseren Darm besiedeln, in Gang gesetzt, damit das Immunsystem sie nicht angreift. Bei dieser Einflussnahme auf die Immunreaktion geben sie sich sozusagen als Teil des Körpers aus. Die »T-Regs« tragen dazu bei, einen Ausbruch der vielen verschiedenen Allergien und Autoimmunerkrankungen, die uns heute plagen, zu verhindern, indem sie eine zügellose Ausbreitung von T1- und T2-Helferzellen eindämmen, die sie auslösen. Göran

Hansson und seine Kollegen vom European Vascular Genomics Network in Paris konnten zeigen, dass »T-Regs« auf die gleiche Weise, wie sie Allergien und Autoimmunerkrankungen verhindern, auch die Ausbreitung atherosklerotischer Plaques hemmen können. Sie injizierten regulatorische T-Zellen in die atherosklerotischen Läsionen, die sie in Mäusen hervorgerufen hatten, und beobachteten, dass sie die Ausbreitung der Atherosklerose stoppen konnten. Als sie jedoch Antikörper dazugaben, die die »T-Regs« hemmten, entwickelten sich bei den Mäusen noch größere Schädigungen.

Der lautstärkste und erfolgreichste Verfechter der Theorie über die Rolle von Entzündungen bei Herzkrankheiten ist fraglos Paul Ridker von der Harvard Medical School. Ridker erläutert, dass sich die Medizin vor fünfzig Jahren bereits ausführlich mit der Rolle von Entzündungen beschäftigt hat, was aber durch die Cholesterinhypothese und die Erforschung der Rolle von Blutfetten, insbesondere des schlechten LDL-Cholesterins, völlig ins Hintertreffen geraten ist. Die Entzündungstheorie steht jetzt kurz vor einem beeindruckenden Comeback, das einen wirkungsvollen Ansatz zur Früherkennung von Herzerkrankungen verspricht. Ridkers Ausgangspunkt war die Beobachtung, dass eigentlich zu viele Schlaganfall- und Herzinfarktopfer normale Cholesterinwerte hatten, als dass man Cholesterin zum Hauptrisikofaktor erklären könnte, und so hat er während der vergangenen zwei Jahrzehnte nach aussagekräftigeren Markern und frühen Anzeichen von Herzkrankheiten gesucht.

Ridker konnte zeigen, dass alle entzündungsfördernden Zytokine, die bei Allergien und Autoimmunerkrankungen eine Rolle spielen, etwa Interleukin-6 und Tumornekrosefaktor-α, auch bei Risikopatienten für koronare Herzkrankheiten erhöht sind. Es ist jedoch schwer und teuer, sie im Labor zu isolieren und zu analysieren. Gesucht war ein Markermolekül, an dem sich das Risiko exakt bestimmen ließ und dessen Vorkommen bei einem Standardbluttest einfach gemessen werden konnte. Er fand das C-reaktive Protein (CRP). Dank Ridker und seinen Kollegen wissen wir heute, dass das Herzinfarktrisiko anhand von CRP weit besser bestimmt werden kann als durch LDL-Werte und dass es die akute Gefahr, Schlaganfälle und Herzinfarkte zu erleiden, auch bei Männern ohne Herz-Kreislauf-Krankengeschichte und bei augenscheinlich gesunden Frauen mittleren Alters anzeigt. Statine werden weithin als Blutfettsenker verschrieben, doch wie Ridker nachgewiesen hat, sind sie darüber hinaus wirkungsvolle Entzündungshemmer, die die CRP-Werte im Blut reduzieren. Allerdings ist noch nicht abschließend bewiesen, dass eine Senkung des CRP-Spiegels Leben retten kann. Die Hypothese wird derzeit in zwei Mammutversuchsreihen in den USA überprüft, deren Resultate 2018 vorliegen sollen.

Jedes Jahr kommen jedoch alle Heilmethoden gegen die Verstopfung unserer Arterien durch Atherosklerose und alle Risikowarnungen für Hunderttausende zu spät. Es ist bereits zum Herzinfarkt gekommen, und ihr Herz ist weitgehend geschädigt. Zwar hat unser Herz rund vier Milliarden Herzmuskelzellen oder Kardiomyozyten, doch einem schweren Herzinfarkt kann mehr als ein Viertel davon innerhalb weniger Stunden zum Opfer fallen. Für viele Patienten führen die Vernarbung des Herzgewebes, das Absterben eines großen Anteils des Herzmuskels (fachsprachlich der eigentliche Infarkt) und die allmähliche Dehnung der geschwächten Herzwände trotz medizinischer Notfallversorgung letzten Endes zum Herzversagen. Die naheliegende Lösung bei solch ernsten Fällen wäre eine Herztransplantation, doch es wird nie ausreichend viele Spenderherzen geben. Daher haben sich während der vergangenen zehn Jahre große Forschergruppen auf dem Gebiet der regenerativen Medizin unterschiedlichsten Stammzelltechnologien in der Hoffnung zugewendet, dass sie sich zu einer Therapie weiterentwickeln lassen, bei der abgestorbene Kardiomyozyten durch neue ersetzt werden. Es ist das Traumziel der regenerativen Herzmedizin, einen Stammzelltyp zu finden, der direkt in ein geschädigtes Herz injiziert werden kann, wenn ein Patient sich entweder unmittelbar nach einem Herzinfarkt in intensivmedizinischer Behandlung befindet oder viel später, bei Patienten, die bereits seit Jahren mit einer zunehmenden Herzschwäche leben.

Wie Joshua Hare, Kardiologieprofessor an der Universität Miami, erläutert, lassen sich die Forscher grob in zwei Lager einteilen: je nachdem, ob sie die Chancen, dass sich ein Herz durch die Bildung neuer Herzzellen selbst reparieren kann, eher optimistisch oder eher pessimistisch sehen. Erstere Gruppe sucht nach Möglichkeiten, das Herz dazu zu bewegen, sich selbst zu heilen, während die andere annimmt, dass es keine ausreichenden Selbstheilungskräfte besitzt und deshalb eine gänzlich von außen greifende Stammzelltechnologie angewendet werden muss.

Das Emblem der British Heart Foundation, der mit Abstand größten britischen Förderorganisation für Herzforschung, ist der Zebrafisch, weil man bei ihm die spontane Regeneration von Herzmuskelzellen nach umfassender Schädigung seines Herzens im Experiment beobachten konnte. Die Forscher entfernten 20 Prozent seiner Herzkammer, indem sie deren Spitze abtrennten. Schon bald bildete sich ein Pfropf aus Fibrin und Kollagen und verschloss die Amputationswunde, und innerhalb weniger Tage konnten sie Anzeichen einer umfassenden Regeneration von Kardiomyozyten im ganzen Herzen feststellen. Die Verletzung hatte keineswegs einen Vorrat undifferenzierter Stammzellen plötzlich aktiviert, sondern zahlreiche reife Kardiomyozyten zur Dedifferenzierung angeregt, also zur Rückkehr in ein unreifes Stadium. Zuerst lösten sie sich voneinander, ehe die Sarkomere – die zum Zusammenziehen fähigen Elemente im Innern der Muskelzelle – abgebaut wurden. Dann begannen sich die Zellen zu teilen und mehrere Generationen Tochterzellen zu bilden, die anschließend zügig zu einer neuen Herzmuskelzellpopulation heranreiften. Dieser Regenerationsprozess hat sich natürlich nicht speziell zur Reparatur umfassender Herzschäden entwickelt. Wie Molche und Salamander besitzen Zebrafische weitreichende Regenerationskräfte.

Bei höheren Wirbeltieren ist diese Fähigkeit verloren gegangen. Erleidet eine einen Tag alte Maus einen Herzschaden, kann sie sich selbst heilen, doch das gilt nur innerhalb eines Zeitfensters von sieben Tagen. Danach bildet sich Narbengewebe und hinterlässt einen bleibenden

Schaden. Warum können Menschen nicht, was der Zebrafisch kann? Die Wissenschaft ist noch dabei, die Mechanismen der Geweberegeneration zu entwirren, und hat bereits eine Reihe Entwicklungspfade entdeckt, die bei höheren Wirbeltieren offenbar aufgegeben wurden – im Sinne der Evolution wahrscheinlich aus guten Gründen. Vielleicht wird für Tiere, die wie wir eine höhere Lebenserwartung haben, die Krebsgefahr zu groß, wenn ihre Zellen die Fähigkeit zu unbegrenzter Teilbarkeit behalten.

Viele Jahre galt das Herz als ein »postmitotisches« Organ, weil es alte oder beschädigte Zellen nicht durch Zellteilung ersetzen konnte. Kürzlich wurde jedoch bewiesen, dass es doch einen gewissen Austausch unter den Kardiomyozyten gibt. Bis zu 50 Prozent – oder zwei Milliarden – von ihnen werden während unseres Lebens ersetzt. Mit den heutigen Mitteln kann noch nicht entschieden werden, ob dies durch die Regeneration reifer Kardiomyozyten geschieht oder ob es einen latenten Vorrat an Herzmuskelvorläuferzellen gibt, die nur darauf warten, aktiviert zu werden, wenngleich die meisten Forscher letztere These für wahrscheinlicher halten. Es stellt sich die spannende Frage, ob dieses bescheidene – für ein ganzes Leben vorgesehene – Potenzial zur Erneuerung von Herzmuskelzellen im Notfall eines Herzinfarkts irgendetwas bringt. Es müssen immerhin bis zu zwei Milliarden Herzmuskelzellen so schnell wie möglich ersetzt werden.

In der Annahme, dass die bescheidenen Regenerationsmöglichkeiten angesichts eines Herzinfarkts völlig überfordert wären, versuchen einige Forschergruppen, ausgeklügelte Methoden zu entwickeln, um Ersatzkardiomyozyten aus ganz anderen Quellen zu erzeugen. Im Idealfall wären natürlich embryonale Stammzellen die naheliegende Wahl, weil diese Zellen tatsächlich totipotent sind und somit zu einer Differenzierung zu jedem Zelltyp des Körpers angeregt werden können. Es sind jedoch einige erhebliche Probleme zu bewältigen, ehe man sie nutzen kann. Embryonale Stammzellen müssen aus einem fünf Tage alte menschlichen Embryo gewonnen werden, wogegen in vielen Ländern der Welt ethische und religiöse Vorbehalte bestehen. Darüber hinaus lösen solche Stammzellen, da sie nicht aus dem Körper des Patienten stammen, wie andere Transplantate auch eine Abwehrreaktion aus, die durch Unterdrückung seines Immunsystems verhindert werden muss. Und drittens sind embryonale Stammzellen berüchtigt dafür, dass sie sich kaum über längere Zeit »linientreu« verhalten: Sie sind nur schwer über so viele Generationen zu kultivieren, wie es zur Zucht einer ausreichenden Menge nötig wäre, während dabei die Differenzierung zu einem bestimmten Zelltyp aufrechterhalten wird. Außerdem haben sie die verstörende Neigung, nach der Injektion ins Gewebe des Patienten Teratome zu bilden. Das sind verkapselte Tumoren, die zwar in der Regel gutartig sind, aber dennoch zur Plage werden, weil sich in ihnen Augen, Zähne oder Teile anderer Organe ausbilden können – entsprechend den vielfachen Entwicklungsmöglichkeiten embryonaler Zellen.

Aufgrund dieser Beschränkungen haben die Forscher ihr Augenmerk auf andere Stammzelltypen aus dem Körper des Patienten selbst gerichtet. Es gibt Fortschritte mit sogenannten induzierten pluripotenten Stammzellen (iPS-Zellen). Sie können aus der Mundschleimhaut oder sogar aus wenigen ausgezupften Haaren gewonnen und durch Injektion bestimmter Gene dazu angeregt – also »umprogrammiert« – werden, einen pluripotenten Zustand anzunehmen. So sind sie zu einem – im Vergleich zu totipotenten embryonalen Stammzellen – beschränkteren Differenzierungsrepertoire in der Lage. Forschungen in vitro und im Tiermodell haben gezeigt, dass man diese Zellen anregen kann, sich zu funktionierenden Kardiomyzoyten zu entwickeln. So hat etwa Lior Gepstein am israelischen Technion-Institut Herzinsuffizienzpatienten Fibroblasten, einen Zelltyp der Haut, entnommen und drei Gene, sogenannte Transkriptionsfaktoren, mittels eines Virus in die Zellkerne der Fibroblasten eingefügt. Auf diese Weise wurden die Zellen umprogrammiert und anschließend zur Differenzierung zu Kardiomyozyten angeregt. Dann brachten die Forscher die neuen Herzmuskelzellen mit Herzzellen von neugeborenen Ratten zusammen und konnten zeigen, dass die Zellen in der Lage waren, sich zu integrieren und ihre Aktivität mit den Rattenzellen zu synchronisieren, sodass sie gemeinsam kontrahierten. All das hat natürlich in vitro im Labor stattgefunden, und bis zu einer klinischen Versuchsreihe am Menschen können noch viele Jahre vergehen. Dieser Ansatz hat jedoch den Vorteil, dass er darauf hoffen lässt, dass ältere und gebrechliche Menschen eines Tages ihre eigenen umprogrammierten Hautzellen empfangen können. Zwar würde die Zellmanipulation und die Zucht der neuen Kardiomyozytenpopulation Wochen dauern, doch die Empfänger der neuen Zellen stünden nicht unter Zeitdruck. Sie würden schon seit Jahren mit ihrer Herzkrankheit leben – da sollten weitere zehn Wochen unkritisch sein. Inzwischen sind Deepak Srivastava und sein Team am Gladstone Institute in San Francisco bereits einen Schritt weiter, wenn auch nur im Mäusemodell. Sie haben erfolgreich Herzfibroblasten, die etwa 50 Prozent aller Herzzellen ausmachen, unmittelbar zu Kardiomyozyten umprogrammiert und dazu ebenfalls drei Gene eingefügt.

Der alternative Ansatz, dem zufolge das Herz dazu angeregt werden kann, sich selbst zu heilen, stützt sich auf zwei außergewöhnliche Erkenntnisse aus der Transplantationsmedizin, die eng zusammenhängen. So wurde beobachtet, dass bei Männern, denen das Herz einer Frau eingesetzt worden war und dessen Zellen somit eigentlich nur weibliche X-Chromosomen enthalten sollten, einige Herzmuskelzellen das männliche Y-Chromosom trugen. Gleichzeitig wurden bei Frauen, die Knochenmarksspenden von Männern erhalten hatten, ebenfalls Kardiomyozyten gefunden, die das Y-Chromosom trugen. Beide Funde legen nahe, dass es einen Nachschubweg vom Knochenmark zum Herzen gibt, auf dem Zellen eines bestimmten Typs mit dem Blutfluss ans Ziel transportiert und zu Kardiomyozyten werden können. Das Knochenmark enthält mehrere unterschiedliche Stammzelllinien. Es gibt hämatopoetische Stammzellen, die sich normalerweise zu roten Blutkörperchen, Lymphozyten und Makrophagen entwickeln, mesenchymale Stammzellen, die gewöhnlich zu Knochen- und Fettzellen werden, und endotheliale Vorläuferzellen, die üblicherweise die Zellen der Blutgefäßwände bilden. Auf dieses Wissen stützt sich ein Reihe jüngerer klinischer Studien, bei denen Patienten Knochenmarksstammzellen in der Hoffnung ins Herz eingesetzt wurden, dass sie eine Regeneration in Gang setzen werden.

So haben Forscher des Londoner University College, des dortigen Saint Bartholomew's Hospital und des London NHS Trust die klinische Studie REGENERATE-IHD ins Leben gerufen, bei der Patienten, die durch sonstige weitere medizinische Behandlung ihrer Herzerkrankung keine Aussicht auf Besserung haben, Knochenmarksstammzellen erhalten. Nach einem Infarkt ist das Herz bestrebt, den Verlust eines Großteils seines Muskels wieder auszugleichen. In einem vergeblichen Versuch, sein altes Herzschlagvolumen und seine Kraft wiederzuerlangen, wächst es, wobei die Herzwände immer dünner werden. Kardiologen verwenden häufig das Bild eines Rugbyballs, der zu einem fußballähnlichen Gebilde wird. Die Patienten werden zunehmend müder und geraten außer Atem, während ihre Knöchel durch Wassereinlagerungen anschwellen. Ein Medikamentencocktail zögert das Unvermeidliche lediglich hinaus. Wie es Anthony Mathur, der Leiter der Studie, formuliert: »Nach der landläufigen Vorstellung lautet die erste Frage an den Arzt nach einer Krebsdiagnose: ›Wie lange habe ich noch?‹, während die landläufige Fehleinschätzung von Herzerkrankungen besagt, dass kein Ende in Sicht ist. Also lautet die einleitende Bemerkung hier ungefähr: ›Welche tollen Medikamente und Technologien haben Sie denn, die mir weiterhelfen können?‹ Dabei haben viele Patienten mit Herzinsuffizienz heute eine geringere Lebenserwartung als viele Krebspatienten. Die Relation hat sich verschoben.«

Duncan Chisholm und Peter Berry sind zwei der Herzinsuffizienzpatienten im Endstadium, die als Teilnehmer der Studie angenommen wurden. Ein Drittel der Patienten wurde der Kontrollgruppe zugewiesen; ihnen wurde kein Knochenmark entnommen. Die übrigen zwei Drittel der Probanden bildeten die Interventionsgruppe. Sie erhielten an fünf Tagen eine Injektion des Hormons G-CSF (granulozytenkoloniestimulierender Faktor) in die Magenwand, um die Stammzellproduktion im Knochenmark anzuregen. G-CSF stimuliert die Stammzellen außerdem, in den Blutstrom einzuwandern und so im Körper zu zirkulieren – und damit natürlich auch zum Herzen. Die Interventionsgruppe wurde in drei Untergruppen aufgeteilt: Eine erhält nur das G-CSF, sodass festgestellt werden kann, was das Hormon allein bereits für das Herz leisten kann, bei einer weiteren Untergruppe wird Knochenmark abgesaugt und in die Koronararterie injiziert, wodurch es zum Herzen gelangt, während bei einer dritten Gruppe Knochenmarkszellen direkt in die Herzwand injiziert werden.

Man hatte Peter Berry gewarnt, dass die Knochenmarksentnahme wahrscheinlich keine angenehme Erfahrung sein würde: »Ich hatte gehört, dass Knochenmark absaugen eine der schmerzhaftesten Sachen ist, die dir passieren können. Also war ich auf das Schlimmste gefasst! Ich bin so einer, der immer genau nachfragt, was sie mit einem machen werden, und ob ich mal die Geräte sehen kann, die sie verwenden. Eine von den Schwestern hat gesagt: ›Das ist das Ding, mit dem sie in den Knochen reingehen!‹ Eine Riesennadel – wie ein T-Schlüssel! Aber ich hab überhaupt nichts gemerkt!«

Das entnommene Knochenmark wurde im Labor von Knochenfragmenten, die beim Punktieren entstanden sein konnten, und von roten Blutkörperchen gereinigt. Übrig blieben die weißen Blutkörperchen und verschiedene Stammzelltypen. Es wurde nicht versucht, bestimmte Stammzellen auszusondern. Stammzellen zeichnen sich durch bestimmte Markerproteine auf der Zelloberfläche aus, aber Mathur ist überzeugt, dass man anhand dieser Kennzeichen nicht verlässlich davon ausgehen kann, einen bestimmten Stammzelltyp isoliert zu haben, da sich die Marker, die diese Zellen exprimieren, mit der Zeit ändern. Man bekommt also möglicherweise nicht den Typ, mit dem man gerechnet hat. Daher entschieden sich die Londoner Forscher für eine »Stammzellsuppe«. Die im Labor aufbereiteten Stammzellen wurden dann durch einen Katheter über eine Öffnung in der Oberschenkelarterie in der Leiste des Patienten zum Herzen geleitet. Ohne dass sie damals davon wussten, waren Duncan Chisholm und Peter Berry beide in der Patientengruppe, die eigene Knochenmarkszellen ins Herz geleitet bekamen.

»Etwa sechs Wochen nach der Sache mit den Stammzellen sagten alle: ›Du siehst ja wunderbar aus! Dein Gesicht hat Farbe, und dir bleibt nicht mehr die Luft weg‹«, erzählt Peter Berry. Auch Duncan Chisholms Frau nahm eine Veränderung wahr. »Ich habe schon bald einen Unterschied bemerkt«, sagt sie. »Früher ist er immer morgens aufgestanden und hat Tee gekocht und ist dann wieder ins Bett gekommen, aber nach rund zwei Wochen ist er Tee kochen gegangen und kam nicht wieder ins Bett. Und dann, zwei, drei Wochen später, war er auch nicht mehr außer Atem, als er die Treppe hochkam. Nach und nach konnte er immer mehr machen, ohne dass er Probleme bekam.«

Wie Anthony Mathur sagt, haben die Knochenmarksinjektionen offenbar eine sehr greifbare positive Wirkung gebracht. Das Problem ist nur, dass keiner so recht weiß, warum. Als klassische Methode zur Überprüfung von Verbesserungen der Herzfunktion messen Kardiologen die Auswurffraktion, also die Leistung des Herzens beim Weiterpumpen von Blut. Nach diesem Maßstab jedoch zeigten Mathurs Patienten nur geringe oder keine Verbesserung. Auch subtile anatomische Veränderungen ihrer Herzen, die sich bei der Auswertung von Kernspinaufnahmen gezeigt hätten, waren nicht auszumachen. Da auf diese Weise messbare Erfolge fehlen, gelten Studien mit Knochenmarksstammzellen wie die am Saint Bartholomew's Hospital weithin als Fehlschlag.

Und doch hat sich die Lebensqualität bei einigen von Mathurs Patienten spürbar verbessert. Was ist also passiert? Mathur vermutet hinter alldem entweder einen kolossalen Placeboeffekt oder eine positive Auswirkung der Stammzellinjektion auf den Stoffwechsel des Herzens, den die Forscher erst noch genauer bestimmen müssen. Es könnte sich etwa um einen parakrinen Effekt handeln, bei dem die Stammzellen einen Cocktail aus Chemokin- und Zytokinmolekülen absondern, die entweder aus dem noch erhaltenen Herzmuskelgewebe mehr Kontraktionsfähigkeit herausholen oder den Heilungsprozess unterstützen. Vielleicht wecken sie auch im Herzen vorhandene Stammzell- oder Vorläuferzellenpopulationen, die dann mit der Bildung neuer Blutgefäße und einiger Kardiomyozyten beginnen. Anthony Mathur arbeitet inzwischen mit Forschern an schweizerischen und dänischen Herzzentren an einer zweiten, verwandten Studie, REGENERATE – AMI, deren Auswahlverfahren 2008 anlief. Trifft ein Herzinfarktpatient in einer der Kliniken des teilnehmenden Netzwerks ein, wird, sein Einverständnis vorausgesetzt, eine Knochenmarksprobe entnommen und innerhalb weniger Stunden durch eine Koronararterie, die zuvor durch Angioplastie wieder durchlässig gemacht wurde, ins Herz injiziert.

An der Universität Miami versucht auch Joshua Hare, erkrankten Herzen wieder mehr Lebenskraft zu geben. Dank eines Budgets in US-typischen Dimensionen konnte er seine vorklinischen Forschungen an Schweinen durchführen, die weit bessere Stellvertreter für den Menschen als Mäuse sind. Die Stammzellenforschung leidet seit jeher an der Tatsache, dass sich vielversprechende Ergebnisse im Tiermodell nur sehr schlecht auf den Menschen übertragen lassen. Hare hat sich bei seinen Forschungen auf eine einzige Knochenmarkszelllinie gestützt: die mesenchymalen Stammzellen. Nachdem die Forscher bei den Schweinen einen Infarkt verursacht hatten, injizierten sie üblicherweise 200 Millionen mesenchymale Stammzellen direkt in die an den Infarkt angrenzende Zone des Herzmuskels. Die Auswurffraktion der Schweineherzen verbesserte sich danach sogar, was darauf schließen ließ, dass die linke Herzkammer kräftiger geworden war, doch noch interessanter war, dass sowohl die Ausbreitung des Infarktgewebes als auch die Dehnung der Herzkammer zurückging.

Erste klinische Studien am Menschen zeigten ähnlich ermutigende Resultate. Nun vergleichen die Forscher die Ergebnisse der Knochenmarkstherapie aus den klinischen Studien in London mit den Resultaten der Studie mit mesenchymalen Stammzellen. Beim letzteren Ansatz konnte das vernarbte Infarktgewebe um 50 Prozent reduziert werden.

Barry Brown kann in jedem Fall als außerordentliches Aushängeschild für Joshua Hares Stammzelltechnologie gelten. Seit er erwachsen ist, arbeitet er als Fitnesstrainer – zuerst für die US Air Force, dann als Lehrer in Miami und schließlich in seinem eigenen Studio. Im Jahr

2007 allerdings begannen für ihn mit gerade einmal 37 Jahren die Probleme. Nach etwa 20 Minuten auf dem Laufband war er völlig erschöpft und litt an Schmerzen in der Brust. Die Ärzte entdeckten, dass drei Verzweigungen seiner Koronararterien verstopft waren und dass er bereits einen stummen Herzinfarkt erlitten hatte, der ihn 70 Prozent seiner Herzleistung kostete. Sie sagten ihm, er brauche dringend einen dreifachen Koronar-Bypass, fragten ihn aber auch, ob er an PROMETHEUS teilnehmen wolle, einer von Joshua Hare geleiteten Studie, bei der mesenchymale Stammzellen während des Eingriffs direkt ins Herz injiziert wurden. Vier Jahre später, nach einem langsamen und mühevollen Erholungsprozess, feierte er den Erfolg der Therapie mit einem Halbmarathon. Heute weiß er, dass er die Stammzellen erhalten hat und nicht zur Kontrollgruppe der Studie gehörte – was ihn nicht wundert. »Ich konnte tatsächlich spüren, wie mein Herz heilte«, sagt er.

Ein wichtiges praktisches Argument gegen jede Art Stammzelltherapie für das Herz sind die Kosten. Solange Stammzellen bei allen Herzpatienten entnommen und im Labor vermehrt werden müssen, ehe sie ihnen ins Herz injiziert werden, ist der finanzielle Aufwand in Relation zu der oft immer noch recht bescheidenen Zunahme an Herzfunktion – von Fällen wie Barry Brown einmal abgesehen – eigentlich untragbar. Diese Kosten könnten wesentlich reduziert werden, würde man das Verfahren industrialisieren und mesenchymale Stammzellen beliebiger Spender reinigen, vermehren und in einer Art Stammzellbank als Produkt von der Stange anbieten. Doch wäre das ebenso sicher und effektiv wie der Einsatz von Zellen des Patienten selbst? Joshua Hare führt gerade eine Studie durch, bei der autologe mesenchymale Stammzellen (also solche, die von dem Patienten selbst stammen) im direkten Vergleich mit allogenen (von anderen Spendern) stehen. Eine kleine einphasige Studie ist gerade mit dem Ergebnis zu Ende gegangen, dass allogene Zellen unkritisch sind und nicht vom Immunsystem des Patienten abgestoßen werden. Breiter angelegte Studien werden nötig sein, um nachzuweisen, dass sie ebenso gut abschneiden wie autologe Zellen, wenngleich alle Zeichen dafür sprechen, dass bei beiden Therapieformen Herzen wieder kleiner werden, Narben besser verheilen, linke Herzkammern kräftiger werden und die Lebensqualität sogar bei Patienten zunimmt, die bereits seit Jahrzehnten mit Herzschäden leben. »Wir hatten Probanden mit 35 Jahre alten Infarkten«, berichtet Hare. »Die Therapie scheint anzuschlagen, obwohl es eine Menge Patienten mit Herzinsuffizienz im Endstadium, weit fortgeschrittener Fibrose und weitreichender Remodellierung gab. Manche von ihnen waren siebzig oder achtzig, und selbst sie sprachen auf die mesenchymalen Zellen an.«

Als spannende Weiterentwicklung seiner Technik hat Hare – erneut bei Schweinen – versuchsweise Herzvorläuferzellen aus dem Herzen entnommen, im Labor vermehrt und zusammen mit mesenchymalen Zellen wieder in das Infarktgewebe injiziert. Die Forscher haben herausgefunden, dass die Injektion beider Zelltypen zu einem doppelt so großen Rückgang des Infarktgewebes geführt hat, was jedoch die Frage aufwirft, wie genau die mesenchymalen Zellen zum Erfolg beitragen. Hare glaubt, dass keiner der Faktoren allein für das Gelingen verantwortlich ist. »Vor zehn Jahren dachten alle, wir bräuchten Zellen als Ersatz für die Kardiomyozyten«, sagt er. »Auf dieser These beruht die Annahme, dass es am besten mit embryonalen Stammzellen klappen sollte. Ich glaube, dass wir heute durch die Studien mit mesenchymalen Zellen ein viel besseres Verständnis dafür haben, dass es mehrere Faktoren gibt, denn wir können beobachten, dass Zellen, die eine relativ niedrige Kapazität zur Differenzierung haben – gering, aber nicht gleich null –, trotzdem sehr effektiv wirken.«

Wenngleich die Anhaltspunkte, dass mesenchymale Stammzellen sich offenbar auf natürlichem Weg zu Herzmuskelzellen ausbilden, noch nicht beweiskräftig sind, so führt Hare doch an, dass die Zellen zumindest eine starke parakrine Wirkung haben müssen, indem sie Stoffe absondern, die das Wachstum neuer Blutgefäße und Kardiomyozyten stimulieren und fibröses Narbengewebe reduzieren. »Hier entstehen, glaube ich, Stammzellnischen im Herzen«, sagt Hare. »Einzelzellen reichen nicht aus; eine ganze Siedlung ist nötig. Viele Zellen müssen bei der Bildung von neuem Myokard zusammenarbeiten, und diese Zellen bilden Nischen, Gewebecluster, die eine bleibende Kapazität zur Erneuerung haben. Deswegen haben wir einen größeren Reparaturerfolg, wenn wir Herzvorläuferzellen mit mesenchymalen Zellen zusammenbringen, denn auf diese Weise liefern wir Nachschub für mehr Elemente dieser Nische.«

Es gibt umstrittene neue Erkenntnisse, die offenbar für Joshua Hares Ansatz sprechen, die herzeigenen Vorläuferzellen zu stimulieren. Sie stammen aus einer gemeinsamen Studie der Universität Louisville und der Harvard Medical School und drehen sich um kleine Populationen Herzvorläuferzellen, die im Herzen angesiedelt sind: c-Kit-Progenitorzellen, benannt nach dem Protein c-Kit, das sie an ihrer Zelloberfläche exprimieren können. Zuerst waren im Labor von Piero Anversa in Harvard Versuche an Mäusen durchgeführt worden, ehe die Technik im Rahmen der SCIPIO-Studie unter der Leitung von Roberto Bolli in Louisville auch am Menschen getestet wurde. Mike Jones war ein typischer Proband. Er hatte bereits seit Jahren mit kongestiver Herzinsuffizienz gelebt und gehörte zu der zwanzigköpfigen Patientengruppe. Er erinnert sich, wie ihm eines Tages im Laden um die Ecke die Lokalzeitung ins Auge sprang. In einer Schlagzeile war von Bollis Stammzell-Studie die Rede. Vier Jahre nach der Therapie spricht er von einer unglaublichen Lebensqualität.

Die in der Studie verwendeten c-Kit-Zellen wurden den Patienten während einer Routine-Bypassoperation entnommen. Anschließend wurde daraus eine Population von einer Million Zellen gezüchtet und zurück in das bei der Herzattacke entstandene Infarktgewebe injiziert. Insgesamt ergab die Studie, dass Narbengewebe sich zurückgebildet und die Auswurffraktion sich um rund 12 Prozent innerhalb eines Jahres verbessert hatte. Leider wurden die Forschungsarbeiten durch Kontroversen ausgebremst, und die Harvard-Universität forderte von Anversa, seinen Ergebnisbericht zurückzuziehen, während auch zu einigen Aspekten des Ergebnisberichts der SCIPIO-Studie Bedenken laut wurden.

In Großbritannien hat Paul Riley, inzwischen an der Universität Oxford, einen anderen Weg gefunden, um Vorläuferzellen im Herz »aufzuwecken«. Seine Forschergruppe hatte sich dem Problem gewidmet, wie man die Blutversorgung des Herzens erneuern kann, nachdem es einen Infarkt erlitten hat. Bei Mäusen fanden die Wissenschaftler eine kleine Population Vorläuferzellen in der äußersten Herzmuskelschicht, dem Epikard. Mithilfe des kleinen Proteins Thymosin β4 konnten sie einige dieser Zellen dazu anregen, neue Blutgefäße zu bilden, und andere, sich zu Fibroblasten (dem Hauptbestandteil des Bindegewebes) beziehungsweise zu Muskelzellen auszudifferenzieren. Als sie die Vielzahl verschiedener Zelltypen bestimmten, die bei dem Anregungsprozess entstanden waren, bemerkten sie auch Zellen, die einige Ähnlichkeit mit Herzmuskelzellen hatten. Konnte es sein, dass die verwendeten Herzvorläuferzellen nicht nur neue Koronararterien, sondern auch Herzmuskelzellen zu bilden vermochten? Wenn die Zellen bei Mäusen mit Thymosin β4 angeregt wurden, aktivierte es das klassische epikardiale Markergen Wt1. Doch das reichte noch nicht aus, um die Differenzierung auszulösen. Um den Prozess in Gang zu setzen, war eine echte Verletzung nötig. Sobald er jedoch ablief, konnten die Forscher die Entwicklung der betreffenden Zellen zu Kardiomyozyten verfolgen und erkennen, wie sie zu der verletzten Stelle wanderten und sich mit den noch funktionstüchtigen Kardiomyozyten verbanden, sodass sie auch elektrisch miteinander verkoppelt waren.

Woher kommen die Vorläuferzellen, die Riley entdeckt hat? Manche Forscher glauben, dass sie gar nicht ursprünglich aus dem Herzen stammen, sondern dass es weitgereiste Knochenmarksstammzellen sind, die an ihrem Entstehungsort angeregt wurden, durch das Blut zum verletzten Herzen zu wandern, wo sie entweder selbst zu Herzmuskelzellen differenzieren oder andere Zellen dabei unterstützen. Riley ist anderer Meinung. Er hat festgestellt, dass diese Vorläuferzellen besonders reichlich in Gewebeproben vorkommen, die bei erkrankten Patienten aus der rechten Vorhofwand entnommen wurden. Das brachte ihn sofort auf die akribische Arbeit von Kristy Red-Horse, die an der Stanford

University den Ursprung der Koronararterien während der embryonalen Entwicklung erforscht hatte. Wie Riley sagt, wurde, bereits seit Leonardo da Vinci das Herz und die umgebenden Blutgefäße skizziert hatte, angenommen, dass die Koronararterien von der Aorta abzweigen, sobald diese aus der linken Herzkammer austritt, um sich von dort auf der Oberfläche des Herzens auszubreiten; anders gesagt: dass die Koronararterien einen arteriellen Ursprung haben. Heute wissen wir, dass das völlig falsch ist, was die koronare Bypass-Chirurgie weitreichend verändern dürfte.

Kristy Red-Horse konnte eindeutig beweisen, dass die Zellen, aus denen sich die Innenwände der Koronararterien entwickeln, nicht aus arteriellem Gewebe entstehen, sondern aus dem Sinus venosus, einer riesigen Ader des Embryos, die das Blut zurück zum Herzen leitet. Während sie sich über die Herzoberfläche ausbreiten, werden sie wiederholt durch chemische Signale in die richtige Richtung geleitet, verlieren in diesem Prozess nach und nach durch Entdifferenzierung ihren Venenzellenstatus und werden anschließend zu Arterienzellen redifferenziert. Erreichen sie das Herz, graben sich manche der Zellen in das Epikard und dringen in das darunterliegende Myokard vor, wo sie ihre Differenzierung zu koronaren Arterienzellen abschließen, während die übrigen nahe der Oberfläche oder darauf bleiben, sich zu Koronarvenen ausbilden und so den Koronarkreislauf schließen. Zellen wandern schließlich zur Aorta, wo sie *ein*wandern und so die entscheidende Verbindung zum sauerstoffreichen, unter hohem Druck stehenden Blutkreislauf herstellen.

Kristy Red-Horse legt nahe, dass sich ihre Erkenntnisse noch als bedeutend für die Wiederherstellung von Herzen erweisen könnten. Dass koronare Bypässe oft keine dauerhafte Lösung sind, liegt meist daran, dass dabei Adern verwendet werden. Wenn wir die chemischen Prozesse verstehen, die die beschriebene Entdifferenzierung und die Umprogrammierung der Venenzellen in die Wege leiten, könnten daraus neue Methoden entstehen, bei denen entweder neue Koronararterien vor Ort gebildet werden oder durch Gewebezüchtung Arterienmaterial für Gefäßprothesen mit größeren Erfolgsaussichten hergestellt werden kann. Was Riley aber an der Arbeit von Kristy Red-Horse besonders spannend findet, ist die Tatsache, dass der rechte Vorhof, wo er besonders reiche Vorkommen von Herzvorläuferzellen vorfand, direkt aus der Stelle des Sinus venosus des Embryos hervorgeht, wo dieser sich mit dem sich entwickelnden Herzen verbindet. Könnte es sich bei dieser Vorläuferzellenpopulation und den von Kristy Red-Horse beschriebenen venösen Zellen um ein und dasselbe handeln? Sind die Vorläuferzellen vielleicht ein Restbestand entdifferenzierter Sinus-venosus-Zellen, der bereits seit Jahrzehnten im Herzen ruht?

Und wenn das stimmt – könnte man daraus eine Therapiemethode ableiten? Damit sie echte Rettungschancen für Herzinfarktopfer böte, müsste sie schnell wirken, doch wie Riley gezeigt hat, differenzieren sich seine Vorläuferzellen überhaupt erst bei einer tatsächlichen Schädigung aus. So hat er die Idee entwickelt, Risikopatienten zu identifizieren (Bluthochdruck, hoher LDL-Cholesterin-Spiegel und eine familiäre Veranlagung für Herzkrankheiten wären ideale Frühwarnzeichen) und ihnen anstelle der Statine, die Risikopatienten heute bekommen, ein von der US-Zulassungsbehörde freigegebenes, die Zellen vorprägendes Medikament zu geben, das ähnlich wie Thymosin β4 oder gar besser wirkt. Man könnte es Patienten geben, deren erhöhtes Herzinfarktrisiko bekannt ist, weil sie bereits in stationärer Behandlung waren, etwa um einen Stent zu erhalten, oder weil sie wegen Brustenge behandelt wurden. Die Vorläuferzellen in ihrem Herzen würden in vorgeprägtem Zustand in Wartestellung bleiben und im Fall eines Herzinfarkts in Aktion treten, in das mit Blut unterversorgte Gewebe einwandern und das Herz bei der Wiederherstellung seiner Funktion unterstützen.

Unser Herz ist ein außerordentlich robustes und zuverlässiges Organ. Wenn Sie achtzig Jahre alt werden, hat es in mehr als drei Milliarden synchronisierten Muskelkontraktionen Ihren Körper mit Blut versorgt. Wie gesagt ist es gleichzeitig ungeheuer verletzlich, weil seine eigene Blutversorgung von den weiten Verzweigungen zweier dünner Koronararterien abhängt. Das ist ein typisches Beispiel für die vielen

Kompromisse, die die Evolution eingehen musste, um den Anforderungen zu begegnen, die die Kräfte der natürlichen Selektion ihr auferlegt haben. Je mehr wir jedoch von diesen Kompromissen verstehen, desto eher werden wir in der Lage sein, sie für spannende neue Therapien zu nutzen und kranke Herzen zu heilen.

Gleichzeitig verdient die zähe Beharrlichkeit unserer Herzinfarktpatienten unsere Anerkennung. Duncan Chisholm, der 2014 seinen neunzigsten Geburtstag feierte, arbeitet wieder im Garten und geht auch wieder mit seinen Kumpels Golf spielen. »Beim Golf mache ich in letzter Zeit ein bisschen schlapp. Sechs Löcher, und ich bin fertig! Meine Jungs sagen immer: ›Du sollst doch nicht die schweren Schläger schleppen, Duncan.‹ Aber dann zeig ich ihnen den guten alten Harvey Smith (nach dem Springreiter, der für seine Zweifingergeste [V-Zeichen] berüchtigt ist) und mach einfach weiter!« Barry Brown ist wieder in Miami und versucht engagiert, aus Großstadtteenagern Topathleten zu machen.

Peter Berry verlor zuerst seine Frau, musste aber neben seinem Herzleiden mit weiteren ernsten Krankheiten kämpfen. Er hatte drei größere Operationen in weniger als einem halben Jahr mit 20 Prozent Herzleistung überstanden, lebte trotz einer Verletzung seiner Magenwand und einem Stoma allein und wartete, als ich ihn bei sich zu Hause besuchte, noch auf einen Termin beim Neurologen, weil ihm immer schwindelig war und er nicht mehr sicher gehen konnte. »Da denkt man: ›Warum sollte mich das jetzt umhauen?‹ Ich denke zwar nicht über Selbstmord nach, aber im Moment hab ich das Leben satt, weil ich nicht vor die Tür kann«, erzählte er mir. Hinter Berrys Haus in Waltham Cross, am Nordrand von London, erstreckt sich ein herrliches Naturschutzgebiet mit Radwegen und allem, was man braucht. Er wollte unbedingt bald wieder dorthin. Doch schließlich streckte sein Körper die Waffen, und er starb 2013, zwei Tage vor Weihnachten. Sein Tod hatte zwar nichts mit seiner Herzerkrankung zu tun, doch das Herz in seinem Körper hatte ihn oft sehr im Stich gelassen. Aber er hatte noch ein anderes – und das war so groß wie die ganze Erde.

Mit sechsundsechzig Jahren … und dann?

Wie die Evolutionsbiologie der dahinsiechenden Alzheimer-Forschung neues Leben einhaucht

Jamie Graham ist ein stattlicher, eins neunzig großer, sanfter Riese von 67 Jahren. Geistesabwesend wandert er durch sein Bauernhaus in Wiltshire, und hin und wieder pfeift er leise durch die Zähne, als könne er nicht glauben, in welch einer verwirrenden Lage er ist. Oder er sitzt da, den Kopf in seine Hände gestützt, und sieht aus, als könne er nicht fassen, was für eine ungeahnte Katastrophe sich gerade ereignet hat.

Bis 2003 war er noch ein IT-Experte, der die weite Welt bereiste und, ohne mit der Wimper zu zucken, frei vor 200 Fachleuten sprach, der ein anstrengendes Arbeitspensum auf die leichte Schulter nahm und reichlich Zeit fand, nicht nur ein vorbildlicher Vater, ein amüsanter Gast und Gastgeber und ein Heimwerker wie aus dem Bilderbuch zu sein, sondern auch ein versierter Gitarrist mit einer kräftigen Stimme und einem grenzenlosen Repertoire an Stücken von Bill Haley, den Everly Brothers und Elvis Presley bis hin zu Johnny Cash, die er alle aus dem Kopf auf Bestellung abrufen konnte – mit dem passenden Akzent, versteht sich. Seine Frau Vicki kennt ihn schon seit seinem fünfzehnten Lebensjahr. Es war die Stimme, die sie gefangen nahm: »Wir haben uns dann bei einer Hochzeit wiedergetroffen, als wir schon erwachsen waren. Da hat er die Gitarre ausgepackt, ich fand seine Stimme toll, wir haben gelacht und rumgealbert – und damit war's passiert.« Er war der sprichwörtliche *blythe spirit* aus Shelleys Gedicht. »Er war ein toller Vater und stand immer hinter mir. Ich weiß noch, wie wir bei einem Urlaub in Amerika durch die Wüste fuhren und seine Fantasie auf einmal mit ihm durchging. Er machte den Kindern weis, dass gleich die Indianer angreifen würden – sie wären vor Angst fast aus dem Wagen gesprungen. Dann hat er losgelacht – der alte Abenteurer.«

Eines Morgens verschwamm der Text seiner PowerPoint-Präsentation vor seinen Augen, und er hatte mitten im Satz einen Aussetzer. Immer öfter erschien er zu Sitzungen am falschen Tag und wirkte gestresst und erschöpft, wenn er nach Hause kam, ärgerte sich über Kleinigkeiten, war angespannt und leicht gereizt. Seine Frau hörte ihn in der Werkstatt vor sich hin fluchen, weil er eine einfache Reparatur vermasselt hatte. »Er konnte keinen Nagel mehr in einen Pfosten schlagen. Schon wenn er den Anhänger ans Auto kuppeln wollte, ging das schief.« Sein Fahrstil wurde unruhig, er schnitt immer häufiger entgegenkommende Autos und reagierte nicht mehr, wenn ihm Vicki sagte, welche Ausfahrt aus dem Kreisverkehr er nehmen sollte. Er hatte immer weniger Gespür für Entfernungen, sodass seine Frau auf dem Beifahrersitz immer häufiger auf die imaginäre Bremse trat.

Im Jahr 2003 verlor Graham, mit erst Ende fünfzig, seinen Job in London, konnte aber seinen Arbeitgeber in seiner Verzweiflung dazu überreden, ihm eine auf drei Jahre befristete Stelle als Repräsentant der Firma in den USA zu geben. Die Familie packte alles zusammen, vermietete das Haus und zog nach Connecticut. Statt sich aber in die Arbeit zu stürzen und Geschäftsverträge abzuschließen, vertrödelte er Stunde um Stunde, wie Vicki feststellen musste, und spielte am Computer Karten. Sein Arzt glaubte, es läge am Stress, und verschrieb ihm Antidepressiva, doch seine Frau war davon nicht zu überzeugen. Eine vorzeitige Rückkehr nach Großbritannien schien ihr bereits unvermeidlich, doch zuvor schleppte sie ihn, einer Eingebung folgend, noch nach Nashville, dem Mekka für Musiker wie ihn. »Irgendwie wusste ich, dass ich die Gelegenheit beim Schopf greifen musste, und ich habe noch ein Foto, wie er auf der Bühne des Grand Old Opry Gitarre spielt, und wir haben das Studio besucht, wo Elvis all seine Aufnahmen gemacht hat, er stand an dem Mikro, in das Elvis gesungen hat, und er saß auf seinem Klavierhocker.«

Zurück in England, schien Graham im Dauernebel zu versinken. Noch immer spielte er ab und zu Gitarre, doch er vergaß die Texte von oft gespielten Songs, die er eigentlich in- und auswendig kennen sollte. Im Jahr 2005 stand er kurz davor, sich mit seiner geliebten Tochter zu überwerfen, weil sich der Stress bei der Organisation ihrer Hochzeit, eine Aufgabe, die er früher freudig mit links erledigt hätte, als zu viel des Guten erwies. »Sie und mich hat das völlig aufgeregt, weil er ständig über ›diese Scheißhochzeit‹ geflucht hat. Er war gar nicht er selbst«, erzählt seine Frau. Grahams Schwiegertochter Roz, die Psychologin ist, begriff schließlich, was los war. Sie war mit ihm draußen im Hof gewesen und hatte ihn nach der Zeit gefragt. Da sah er auf die Uhr, konnte aber mit Zeigern und Ziffernblatt nichts anfangen.

Noch im selben Jahr fuhr jemand mit ihm nach London, wo eine SPECT-Tomografie ans Tageslicht brachte, dass sich Amyloidplaques in seinem Gehirn abgelagert hatten. Die Diagnose »Alzheimer« wurde gestellt. »Jamie hat ein paar Wochen lang überhaupt nichts dazu gesagt. Dann war er total niedergeschlagen und sagte: ›Ich sterbe.‹ Ich sagte: ›Nein, das stimmt nicht. Genau das tust du nicht.‹ Aber ich wusste, dass sein Gehirn starb …«

Eine Zeitlang ging es Graham besser. Das Paar ging weiter unter Leute. »Wenn er mal in einem Satz hängenblieb, sagte er: ›Ja, wissen Sie, ich habe Alzheimer.‹ Da verhielten sich die Leute gleich offener – sie waren verblüfft, dass das ein Gesprächsthema sein konnte.« Vicki unternahm mit ihm, so viel sie schaffte. Sie gingen zu Konzerten, fuhren zum Skilaufen und trafen sich 2011 mit einem alten Freundeskreis zu einer Wohltätigkeits-Ruderregatta zugunsten der Alzheimer-Forschung auf der Themse. Damals konnte er noch – auf berührende Weise – schildern, wie man sich mit Demenz fühlt. »Du fühlst dich einfach ausgeschlossen. Mir kommt etwas in den Sinn, und ich würde es Ihnen wirklich gern mitteilen – das versuche ich auch –, aber man kriegt es nicht zu fassen. ›Alzheimer‹ nennen sie das. Fürchterlich. Ach, verschwinde …«

Nach der Ruderregatta ging es mit Graham steil bergab. Seine Welt wurde unerbittlich kleiner. Er konnte nicht mehr lesen, und auch sein Blackberry und seinen Laptop konnte er nicht mehr gebrauchen. Er war einmal ein meisterhafter Schütze gewesen, doch nun musste seine Frau seine Schrotflinten verschwinden lassen, sie ihrem gemeinsamen Sohn anvertrauen und ihm seinen Waffenschein entziehen lassen. Auch der Führerschein wurde ihm fortgenommen.

Er war zuletzt Mitglied einer Wandergruppe, bei der jeder eine leichte Form von Demenz oder kognitiver Beeinträchtigung hatte. Gemeinsam stapften sie unter Betreuung über die Wanderwege von Wiltshire. Doch damit war nun Schluss, denn Graham bestand irgendwann darauf, allein loszuziehen, und bei seiner Kraft konnte ihn niemand davon abhalten. Er war immer mit dem Rad hinüber ins Dorf gefahren, um Zeitungen zu kaufen, doch irgendwann ließ er sein Fahrrad liegen – vielleicht nachdem er knapp einem Unfall mit einem Auto oder einem Traktor entgangen war, wie Vicki vermutet. Er kann sie nicht mehr zum Supermarkt begleiten, weil er andere Leute belästigt, indem er ihre Einkaufswagen mit Sachen vollpackt, und auch mit dem Tennis war es aus, als er anfing, nach dem Ball wie nach einer Fliege zu schlagen, und seinen Trainer in einem Anfall von Frustration und Wut mit dem Schläger bedrohte.

»Er hat mich geschlagen – aus Versehen –, aber bei jemandem mit so viel Kraft tut es richtig weh. Ich breche also in Tränen aus und sag zu ihm: ›Ich bin doch deine Frau! Ich bin's doch, deine Vicks! Was machst du denn da? Warum hast du mich geschlagen?‹ Dann nimmt er mich in die Arme und sagt: ›Oh! Liebes! Arme Vicks!‹« Graham kann noch immer Mitgefühl zeigen, wenn er sieht, dass jemand traurig ist, aber er begreift nicht mehr, dass er der Grund ist.

Was Vicki irritiert, sind die Momente, in denen ihr alter Jamie wieder aufblitzt – wie eine optische Täuschung. Für sie ist es, als würde der Mond kurz durch die Wolkendecke brechen. Einmal kam ein alter Freund zum Mittagessen, den sie drei Jahre nicht gesehen hatten. Er hatte einen Schlaganfall erlitten und lernte gerade erst wieder gehen und sprechen. Graham dämmerte nur vor sich hin, sprach kaum etwas und erkannte niemanden. Dann beschlossen sie, einen kurzen Spaziergang zu machen. »Jamie kam zurück in die Küche, betrachtete diesen Mann und rief plötzlich: ›Bill! Ja! Bill! Ja!‹ Bill sah ihn überglücklich an, und sie haben sich umarmt. Dann nannte Jamie noch seinen Nachnamen! Wir konnten es kaum fassen.«

Zum großen Erstaunen ihrer Frauen schlurften die beiden Männer wenig später Arm in Arm durch den Garten, der eine gerade dabei, seine Sprache wiederzuentdecken, der andere kurz davor, sie für immer zu verlieren, aber es sah ganz so aus, als seien sie vollkommen in ihr Gespräch vertieft. Es war bewegend und todtraurig zugleich. »Ich war so glücklich, dass er wusste, wer Bill war. Das blieb auch so, während sie spazieren gingen, und auch noch nachdem sie wieder gefahren waren. Da kamen auf einmal Sätze, eher wie zufällig: ›Lange … nicht mehr gesehen …‹ Eine Weile war es so, als wäre ein Damm gebrochen … aber irgendwann waren die Wolken wieder da.«

Die Statistiken zur Alzheimer-Krankheit sind genauso erschreckend, wie erleben zu müssen, wie von einem früher liebenswürdigen, intelligenten und wortgewandten Mann mit jedem Tag weniger übrig ist. Schätzungen zufolge leiden 35 Millionen Menschen weltweit an Alzheimer. In den USA alleine gibt es über fünf Millionen Fälle, alle 68 Sekunden wird wieder die Diagnose »Alzheimer« gestellt. Die Kosten für das US-Gesundheitssystem belaufen sich auf über 200 Millionen Dollar pro Jahr, dazu kommt noch einmal die gleiche Summe für die private Pflege. Da die Menschen in allen westlichen Ländern zunehmend älter werden, steht uns eine medizinische Katastrophe bevor. Alle bedeutenden Studien über die Entwicklung der Alzheimer-Krankheit zeichnen das düstere Bild, dass sich die Anzahl der Fälle bis 2050 verdreifachen wird, sofern keine wirksamen Vorsorgemaßnahmen und Therapien entdeckt werden. Wenn Sie die fünfzig überschritten haben, verdoppelt sich mit jedem Jahrzehnt Ihr Risiko, an Alzheimer zu erkranken.

Evolutionsbiologen, die sich mit der Alzheimer-Krankheit beschäftigt haben, vermuten, dass ein Blick auf die Evolution nur wenig Licht ins Dunkel bringen kann. Der Grund ist, dass Alzheimer bei den allermeisten erst mit Ende sechzig oder später zum Ausbruch kommt, also im hohen Alter. Selbst wenn man davon ausgeht, dass bestimmte Gene eine Prädisposition für Alzheimer darstellen, ist es sehr unwahrscheinlich, dass sie durch natürliche Selektion ausgesondert werden, weil ihre Auswirkungen sich erst im hohen Alter zeigen, wenn die aktive Zeit der Fortpflanzung längst vorbei ist. Die Evolution stützt sich nämlich auf den unterschiedlichen Fortpflanzungserfolg der Individuen einer Population, woraus sich ergibt, wie häufig jedes Gen oder jede Genvariante in zukünftigen Generationen dieser Population auftritt. So gesehen »interessiert« sich die Evolution nicht für die Spätfolgen im hohen Alter. Wenn Gene späte Erkrankungen wie etwa Alzheimer hervorrufen, sind sie gleichwohl kein Hindernis für eine erfolgreiche Fortpflanzung früh im Leben des Individuums, und es kann sogar sein, dass die gleichen Gene sich in jungen Jahren positiv auf dessen Überlebens- und Fortpflanzungsfähigkeit ausgewirkt haben und damit die negativen Effekte im Alter aufwiegen. Selektionsdruck kann also nicht greifen, um solche mutmaßlich verantwortlichen Gene auszumerzen, weil ihre negativen Effekte sich erst spät zeigen. Selektionsdruck kann uns nicht vor »Hirnfäule« schützen, wie mir ein bekannter Forscher gesagt hat.

Ich hingegen glaube, dass der Wert der Evolutionsbiologie für die Medizinforschung darin besteht, dass sie uns einen Ermittlungsansatz liefert, der uns verstehen helfen kann, was genau vor sich geht: indem wir nachforschen, ob Mechanismen, die sich vor Urzeiten evolutionär entwickelt haben, eine Rolle spielen oder nicht, selbst wenn die Erkrankung diese Mechanismen lahmlegt, oder indem wir Strukturen, Physiologie oder Stoffwechsel betrachten und dabei grundlegende suchende Fragen stellen, warum dieses und jenes so ist, wie es ist. Die Alzheimer-Forschung hat sich in den letzten Jahren beunruhigend festgefahren, und noch immer ist kein Heilmittel gegen Alzheimer bekannt. Alle bisher verfügbaren Behandlungsmethoden sind rein palliativ. Ich möchte zeigen, wie sich manche Forscher – sei es ausdrücklich oder implizit – auf Erkenntnisse aus der Evolutionsbiologie stützen und so in der Lage sind, frischen Wind in diese Fachrichtung zu bringen, uns zu einem umfassenderen theoretischen Überblick der Krankheit Alzheimer zu verhelfen und neue Potenziale für ihre Heilung zu erschließen. Doch zuerst müssen wir erfahren, wie die konventionelle These zur Entstehung der Alzheimer-Krankheit, in Fachkreisen »Amyloid-Kaskaden-Hypothese« genannt, entstand und welche Rolle sie bis heute spielt.

Alois Alzheimer entdeckte die Krankheit 1901, als er in einer Frankfurter Klinik die Patientin Auguste Deter untersuchte. Bei ihr waren eine Reihe psychiatrischer Symptome aufgetreten, darunter fortgeschrittene kognitive Beeinträchtigung, Halluzinationen und Verfolgungswahn. Sie fantasierte und litt an einer wahnhaften Eifersucht gegenüber ihrem Mann. Im Jahr 1903 wechselte Alzheimer an die Königlich Psychiatrische Universitätsklinik München, damals unter der Leitung von Emil Kraepelin. Kraepelin wurde für die Leistung berühmt, der Psychiatrie ein solides biologisches Fundament gegeben zu haben, und er differenzierte als Erster die Symptomkonstellationen, um die beiden wichtigsten Psychosen zu unterscheiden: manisch-depressive Erkrankung, heute »bipolare Störung« genannt, und Dementia praecox, heute als »Schizophrenie« bezeichnet. Als Auguste Deter 1906 starb, ließ sich Alzheimer ihr Gehirn zur histologischen Untersuchung nach München schicken. In einer Vorlesung zu seinen Erkenntnissen beschreibt er die Anwesenheit zahlreicher Fibrillen in augenscheinlich normalen Nervenzellen und »miliare Foci«, Ablagerungen eines eigenartigen Stoffes in den oberen Schichten der Hirnrinde. Heute wissen wir, dass diese Fibrillen aus abnormal stark phosphorylierten τ-Proteinen bestehen. Diese Proteine sind wesentliche Bausteine der Mikrotubuli, die im Inneren von Nervenzellen, entlang ihrer Axone, lebensnotwendige Stoffe transportieren. Außerdem wissen wir heute, dass die »miliaren Foci«, die Alzheimer entdeckt hat, Ablagerungen – oder Plaques – des Proteins β-Amyloid in seiner unlöslichen Form sind. Phosphorylierte τ-Proteine und Amyloidplaques gelten seither als die typischen Symptome der Alzheimer-Krankheit.

Kraepelin beeilte sich, diese neu erkannte Form der Demenz nach Alzheimer zu benennen, und es gibt einige Theorien, die versuchen, diese Eile zu begründen. Manche führen an, dass er das Fachgebiet der Psychiatrie dringend den Psychologen entreißen wollte, während andere auf die Konkurrenz einiger Forschungslabore hinweisen, die gerade ihrerseits bei Demenzfällen ähnliche mit Amyloid zusammenhängende Befunde zutage brachten. Von Alzheimer wird berichtet, er habe leicht verlegen reagiert, als ihm diese Ehrung übergestülpt wurde, die seinen Namen berühmt machen sollte. Und so notierte er ein Jahr später seinen eigenen Namen als Bezeichnung der Diagnose, die er nach der Untersuchung des Gehirns von Johann Feigl stellte. Der 56-jährige Demenzpatient war zuvor in die psychiatrische Klinik eingewiesen worden, weil er sich ständig verlaufen hatte, einfachste Aufgaben nicht mehr erledigen konnte, keinen Antrieb, Nahrung zu sich zu nehmen, mehr verspürte und sein Leben ganz allgemein nicht mehr bewältigen konnte. Interessanterweise hatte Alzheimer zwar zahlreiche Plaques in Feigls Gehirn vorgefunden, aber keine Anzeichen von Fibrillenbündeln, die bei Auguste Deter so auffällig gewesen waren und seither als eines der beiden Hauptanzeichen für die Diagnose der Alzheimer-Krankheit gelten.

Alzheimer befällt zuerst die entorhinale Rinde an der Unterseite des Gehirns und den benachbarten Hippocampus, der für das Lernen und das Gedächtnis eine wichtige Rolle spielt. Die Krankheit lässt in beiden Hirnteilen eine riesige Anzahl Neuronen absterben. Dann greift sie auch auf andere Teile der Hirnrinde über, die β-Amyloid-Plaques werden immer größer und breiten sich weiter aus, das Gehirn schrumpft, und die Ventrikel – weite, mit Hirn-Rückenmark-Flüssigkeit gefüllte Hohlräume in der Gehirnmitte – vergrößern sich.

Wie Rudolph Tanzi und Lars Bertram, beide damals an der Harvard Medical School, in ihrer kurzen Geschichte der Alzheimer-Forschung erläutern, unterschieden Ärzte noch bis in die achtziger Jahre zwischen allgemeiner Senilität und der spezifischen neurodegenerativen Erkrankung »Alzheimer« anhand der – per Autopsie festgestellten – charakteristischen Plaques und Fibrillenbündel, die Alzheimer ursprünglich beschrieben hatte. Weder bei der Suche nach den Ursachen noch bei der Beschreibung des Krankheitsverlaufs hatte es Fortschritte gegeben, und auch die Suche nach einem möglichen genetischen Auslöser war fruchtlos geblieben. Dann berichtete Leonard Heston von der University of Minnesota 1981 von einem hohen Aufkommen von Demenz unter den Verwandten von 125 Individuen, die alle nachweislich (durch Autopsie) an der Alzheimer-Krankheit gelitten hatten. Alles sprach also für eine genetische Vererbung. Außerdem konnte Heston zeigen, dass das Downsyndrom, das durch eine zusätzliche Kopie (Trisomie) von Chromosom 21 ausgelöst wird, in diesen Familien häufig auftrat. Menschen mit Downsyndrom erkranken oft schon früh an Alzheimer, und ihre Gehirne weisen die typischen Befunde auf.

Im Jahr 1984 isolierten und identifizierten George Glenner und Caine Wong ein Peptid, dem sie den Namen »β-Amyloid-Protein« gaben. Wenig später wurde auf dem Chromosom 21 das Gen entdeckt, das zu seiner Entstehung führt. Das Gen, das den Code für das β-Amyloid-Vorläuferprotein APP enthält, wurde von mehreren Forschern ermittelt, darunter Dmitry Goldgaber, heute an der Stony Brook School of Medicine, und Rudolph Tanzi. So kam die »Amyloid-Hypothese« zustande, die bis heute die vorherrschende Theorie in der Alzheimer-Forschung ist. Bei weiteren Recherchen wurde eine Anzahl Mutationen des APP-Gens erkannt, die eine Veranlagung für die früh einsetzende, familiäre – also erbliche – Form der Alzheimer-Krankheit darstellen, gefolgt von der Entdeckung von Mutationen zweier weiterer Gene, Präsenilin-1 und -2. Wird APP durch das Enzym α-Sekretase gespalten, entstehen nicht amyloide Stoffe. Wird es jedoch zuerst durch β-Sekretase gespalten und durch γ-Sekretase weiter aufgetrennt, entsteht β-Amyloid. Die Präseniline sind Teil dieses entscheidenden Enzymkomplexes und vervollständigen den Signalweg von APP zu β-Amyloid.

Die Amyloidhypothese basiert auf der früh einsetzenden, familiären Form von Alzheimer, die genetisch veranlagt ist. Wer eine der Mutationen aufweist, erkrankt. Doch diese Alzheimer-Form liegt nur bei weniger als 1 Prozent der diagnostizierten Fälle vor. Die überwiegende Mehrzahl fällt unter den Alzheimer-Typ mit spätem Beginn, der sporadisch auftritt und nicht familiär vererbt wird. Es müssen also äußere Einflüsse im Spiel sein. Gleichwohl haben Forscher wie Rudolph Tanzi, Dennis Selkoe in Harvard und John Hardy vom Londoner University College, drei bedeutende Wissenschaftler auf diesem Fachgebiet, nachdrücklich argumentiert, dass das auslösende Moment und die treibende Kraft bei jeder Form von Alzheimer die Ansammlung von neurotoxischem β-Amyloid im Gehirn sei und dass die darauffolgende Bildung pathologischer Neurofibrillenbündel aus phosphoryliertem τ-Protein innerhalb von Neuronen durch ein Ungleichgewicht im Verhältnis zwischen β-Amyloid-Produktion und -Abtransport begünstigt sei. Aus diesem Grund müssten Erfolg versprechende Ansätze für eine Alzheimer-Therapie entweder versuchen, die β-Amyloid-Produktion zu drosseln, indem man auf die Enzyme einwirkt, die es bilden, oder man müsste darauf abzielen, seinen Abtransport aus dem Gehirn zu beschleunigen, um seine Ansammlung zu verhindern, ehe Plaques entstehen.

Diese Vorgehensweise hat mehr als ein Jahrzehnt der pharmazeutischen Forschungsarbeit bestimmt, mit dem Ziel, auf Basis der Amyloidhypothese eine medikamentöse Alzheimer-Therapie zu entwickeln. Mehr als 200 klinische Studien wurden bislang durchgeführt, um die Wirksamkeit von Medikamenten zu testen, die entweder die Amyloidproduktion eindämmen oder den Abtransport des Proteins beschleunigen sollen. Bis heute ist keine erfolgreich gewesen.

Die Eheleute Patrick und Edith McGeer, zwei Veteranen der Alzheimer-Forschung, haben die vielleicht vernichtendste Kritik an dem ganzen Amyloidansatz geübt. Beide sind über achtzig und forschen noch immer aktiv an der University of British Columbia. Bei einer der ersten klinischen Studien wurde 2003 AN 1792, ein Impfstoff gegen β-Amyloid, eingesetzt. Dabei handelt es sich um ein Fragment von β-Amyloid, in das ein chemischer Wirkungsverstärker eingebaut worden war, der das körpereigene Immunsystem dazu anregen sollte, Antikörper gegen β-Amyloid zu bilden. Zwar hatte sich der Wirkstoff in vorausgegangenen Experimenten an Mäusen als effektiv erwiesen, doch musste die klinische Studie am Menschen abrupt abgebrochen werden, weil 6 Prozent der Probanden gestorben waren oder einen Schlaganfall oder eine Enzephalitis erlitten hatten. Eine Folgestudie mit weiteren achtzig Patienten, so die McGeers, zeigte weder Anhaltspunkte, dass der Krankheitsverlauf gestoppt worden wäre, noch, dass die Neuronen von τ-Protein gereinigt worden seien.

Anschließend entwickelte Novartis den Impfstoff Avagacestat, um mit γ-Sekretase das letzte in der Entstehungskette von Amyloid beteiligte Enzym ins Visier zu nehmen. Ein Fehlschlag. Es folgten groß angelegte Studien mit Tausenden Patienten, bei denen weitere Medikamente gegen β-Amyloid eingesetzt wurden – Bapineuzumab und Solanezumab. Vereinzelt wurde eine Verringerung von τ-Protein und phosphorylierten τ-Proteinen festgestellt, doch alles in allem erwiesen sich die Präparate sowohl zur Entfernung von β-Amyloid als auch zur Verbesserung der kognitiven Fähigkeiten der Probanden als nutzlos. Eine groß angelegte internationale Studie mit Semagacestat, einem weiteren γ-Sekretase-Inhibitor, wurde abgebrochen, weil es den Patienten, denen das Medikament verabreicht worden war, schlechter ging als denen, die ein Placebo bekommen hatten, während einige unter ernsten Nebenwirkungen wie Infektionen oder der Entstehung von Hautkrebs zu leiden hatten. Die Forschung hat ihre Aufmerksamkeit nun zu Inhibitoren verlagert, die das verbleibende Enzym auf dem Weg zwischen APP und Amyloid zum Ziel haben: β-Sekretase oder BACE1. Bereits die ersten Ergebnisse, so die McGeers, sind enttäuschend. Schließlich haben manche Pharmaunternehmen Medikamente entwickelt, die darauf abzielen, zu verhindern, dass sich β-Amyloid im Gehirn ablagert und Fibrillen bildet, woraus dann Plaque entstehen würde. Doch den McGeers zufolge hat sich Tramiprosate, von dem man sich erhofft hatte, es würde die

Verklumpung von β-Amyloid-Molekülen und so die Fibrillenbildung verhindern, als wirkungslos erwiesen, während Scyllo-Inositol, ein Mittel zum Neutralisieren von β-Amyloid, entweder (hochdosiert) bei Patienten zum Tode führte oder (in geringeren Dosen) keinen Effekt erkennen ließ. Doch die internationale Pharmaindustrie drängt weiter mit neuen Milliarden Dollar teuren Studien zu einer neuen Generation von Enzym-Inhibitoren und Wirkstoffen gegen Amyloid vorwärts – ungeachtet der Tatsache, dass die Amyloidhypothese durch diese Fehlversuche, aus einer Theorie eine Therapie zu entwickeln, schwer erschüttert ist.

Die Schwierigkeit besteht den McGeers zufolge zum Teil darin, dass die Patienten in all diesen Studien bereits an der Alzheimer-Krankheit im fortgeschrittenen Stadium leiden und schon ausgeprägte Hirnschäden haben. Vielleicht ist es für eine medikamentöse Behandlung schlicht zu spät. Es wäre hilfreich, wenn man die Krankheit in ihren frühesten Stadien zu fassen bekäme, doch bislang erweist sich das als unmöglich, weil sich β-Amyloid wenigstens zwanzig Jahre ehe Patienten von kognitiven Problemen berichten und die Erkrankung erkannt werden kann, bereits im Gehirn abzulagern beginnt. Wenn man, wie Jamie Graham, immer mehr vergisst, Stimmungsschwankungen bekommt und mit vielen Aufgaben überfordert ist, haben sich Amyloid und τ-Proteine bereits abgelagert, sind zahllose Synapsen bereits zerstört und die Möglichkeiten einer Behandlungen auf ein Minimum geschrumpft, sodass der Schaden nicht mehr reparabel und die Krankheit nicht mehr aufzuhalten ist.

In mehreren groß angelegten Studien wird die Amyloid-Kaskaden-Hypothese gerade auf Herz und Nieren geprüft: Es wurden Gruppen von Probanden gebildet, die Mutationen in jenen Genen tragen, die die β-Amyloid bildenden Enzyme codieren. Unter der Leitung von Eric Reiman hat die Alzheimer's Prevention Initiative in der Nähe der kolumbianischen Stadt Medellín ein Cluster von Familien gefunden, in denen alle Mitglieder die gleiche Mutation von Präsenilin 1 tragen. In diesen Familien treten Alzheimer-Symptome in der Regel früh auf – ab dem fünfzigsten Lebensjahr. Die Wissenschaftler behandeln die Probanden eines Arms der Studie mit dem neuen monoklonalen Antikörper Crenezumab, der eingesetzt wird, noch ehe sich Symptome zeigen. So soll festgestellt werden, ob eine frühe Eindämmung der β-Amyloid-Produktion als Vorsorgemaßnahme greift.

Die Studie des Dominantly Inherited Alzheimer Network (DIAN) hat ähnliche Ziele. Hier wurde eine weltweite Probandengruppe zusammengestellt, deren Mitglieder Träger der dominanten Mutationen von entweder Präsenilin 1, Präsenilin 2 oder APP sind, und auch hier werden die Patienten eines Arms der Studie mit einem Medikament behandelt, das die Enzymwirkung blockieren soll – ebenfalls in der Hoffnung, dass frühzeitige Prävention die Alzheimer-Krankheit verlangsamen oder ganz aufhalten kann. Vielleicht können diese Studien dazu beitragen, eine Alzheimer-Prävention zu entwickeln, oder aber, sollten sie scheitern, Argumente für einen gerade aufkommenden alternativen Ansatz liefern – dass nämlich die Medikamente mit β-Amyloid und den Enzymen, die es herstellen, die falschen Ziele ins Visier nehmen. Ein weiteres Problem besteht darin, dass all diese Forschungsarbeit sich nur auf die früh einsetzende Form von Alzheimer konzentriert, die wie erwähnt nur bei 1 Prozent der Patienten vorliegt. Es könnte sich herausstellen, dass sie für die spät einsetzende Form bedeutungslos ist, weil es sich dabei um eine ganz andere Erkrankung handelt. Versagen Therapien, die die Amyloidproduktion hemmen also, weil sie nicht früh genug angewendet werden oder weil Amyloid nicht der – alleinige – Hauptauslöser der Alzheimer-Krankheit ist? Oder könnte es sogar sein, dass es sich bei Amyloid gar nicht um einen echten Auslöser, sondern vielmehr um eine Auswirkung handelt?

Die klassische, eindimensionale Amyloidhypothese steckt voller Probleme und Widersprüche. Erstens, so erläutern die McGeers, ist die toxische Wirkung von Amyloid keineswegs eindeutig erwiesen. In Laborexperimenten, die seine tödliche Wirkung für Nervenzellen beweisen sollen, werden üblicherweise Amyloidkonzentrationen eingesetzt, die millionenfach höher sind als im Gehirn. Außerdem wird bei

25 Prozent der mit Ende achtzig bei wachem Geist Verstorbenen in der Autopsie ein beträchtlicher Befall durch Plaques und Fibrillenbündel festgestellt. Auch klare Zusammenhänge zwischen der Ausprägung des Amyloidbefalls und dem Fortschreiten der Krankheit lassen sich nicht herstellen. In mehreren Alzheimer-Versuchsreihen an Mäusen, denen auf gentechnischem Weg die gleiche Mutation zur Überproduktion von Amyloid übertragen wurde, die auch zu familiärer Alzheimer-Krankheit führt, fanden sich die typischen starken Amyloidablagerungen, aber ohne dass dies mit einem Verlust an Nervenzellen oder einer Bildung von Neurofibrillenbündeln einherging. Außerdem ist Amyloidbefall keineswegs nur ein Alzheimer-Symptom. Bei Unfallopfern mit Hirnverletzung, bei durch Schläge benommenen Boxern oder bei Verwundeten auf dem Schlachtfeld gehen die Amyloidwerte rasant in die Höhe. Morbus Parkinson, Morbus Pick und die Lewy-Körper-Demenz – bei der es zur Ansammlung von α-Synuclein und anderen Proteinen in Nervenzellen kommt –, sie alle stehen mit Amyloidablagerungen im Zusammenhang. Und auch bei erhöhter HIV-Viruslast, bei Gehirnentzündung und bei einer Reihe weiterer ernster Hirnkrankheiten wie Lyme-Borreliose oder der als »Rinderwahn« bekannten Prionenerkrankung sowie bei Leiden, die durch verschiedene Gehirntoxine hervorgerufen werden, steigt der Amyloidwert. Besonders vielsagend ist jedoch, dass man trotz Amyloidplaques und τ-Protein-Bündeln nicht an Alzheimer erkrankt, solange nicht auch eine erhebliche Entzündung im Gehirn vorliegt. Demnach ist also auch das Immunsystem involviert.

Sue Griffin ist Professorin für geriatrische Forschung an der University of Arkansas. Sie erinnert sich noch, dass zu ihrer Zeit als junge Forscherin in den achtziger Jahren die gängige Lehrmeinung galt, dass das Gehirn ein immunologisch privilegiertes Organ sei – das Immunsystem des Körpers und das zentrale Nervensystem also völlig voneinander getrennt seien. Davon war sie nicht überzeugt, wie sie sagt, und es überraschte sie nicht im Geringsten, als Roger Rosenberg von der Southwestern Medical School an der University of Texas in den Plaques erkrankter Gehirne neben Nervenzellen auch große Mengen der beiden Gehirnzelltypen Mikroglia und Astrozyten nachwies. Mikroglia erfüllten nach damaliger Überzeugung Stütz- und Ernährungsfunktionen für Nervenzellen, doch Griffin und andere Forscher erinnerten sie verdächtig an Makrophagen, die Fresszellen des angeborenen Immunsystems. Makrophagen umfließen Krankheitserreger und sondern Zytokine, entzündungsfördernde Botenstoffe wie Interleukin-1 (IL-1), ab, um eine Immunreaktion einzuleiten. »Ich habe schon damals gesagt, dass diese Mikroglia sicher IL-1 herstellen würden und dass IL-1 wiederum bei einem anderen Zelltyp etwas bewirkt, wahrscheinlich bei den Astrozyten. Beide zusammen würden dann auf beschädigte Neuronen einwirken – um ihnen zu helfen.«

Sie stellte die Hypothese auf, dass beschädigte oder belastete Nervenzellen die Mikroglia zum Absondern von IL-1 anregen, was wiederum die Astrozyten dazu anregt, als Teil eines Reparaturmechanismus der Neuronen S100 freizusetzen, ein weiteres lösliches entzündungsförderndes Zytokin. Um ihre Forschungen weiter voranzutreiben, untersuchte sie das Downsyndrom als Modell für früh einsetzende Alzheimer-Krankheit. Aufgrund ihres zusätzlichen Chromosoms 21, auf dem das Gen für APP sitzt, produzieren Menschen mit Downsyndrom mehr APP als Nichtbetroffene und entwickeln bereits im frühen mittleren Alter die typischen Alzheimer-Symptome: Plaques und Fibrillenbündel. Griffin entdeckte jedoch, dass in den Gehirnen von Säuglingen mit Downsyndrom viele Jahre vor der Entstehung von Plaques große Mengen S100 und IL-1 gebildet wurden, was darauf hindeutete, dass die Zytokine tatsächlich von Nervenzellen unter Stress freigesetzt wurden. Und tatsächlich fanden die Forscher, als sie die weiter verstreut vorkommenden Plaques bei früher Alzheimer-Krankheit untersuchten, dass sie von Mikroglia und Astrozyten umgeben waren, die S100 und IL-1 absonderten.

Griffin erinnert sich, wie feindselig die von den Befürwortern der Amyloidhypothese dominierte neurowissenschaftliche Fachwelt auf ihre frühen Arbeiten reagierte. Ihre Aufsätze wurden mit dem Kommentar »Das ist Unsinn« bekritzelt zurückgeschickt. Die große Frage der Skeptiker lautete: Gibt es eine echte Verbindung zwischen neuronalem Stress, Reparatur von Nervenzellen und spät einsetzender Alzheimer-Krankheit? Die Amyloidlobby, so Griffin, war außer sich, als diese Verbindung schließlich hergestellt wurde, indem sie zufällig Dmitry Goldgaber traf, einen der Forscher, denen zuerst die Isolation des APP-Gens gelungen waren. »Wir waren wie füreinander geschaffen, denn meine Arbeit gab seiner Entdeckung einen Sinn. Und seine Arbeit war für mich das fehlende Verbindungsstück zwischen APP und IL-1. Natürlich wollten es die Amyloidleute immer noch nicht einsehen.« In seinem Essay mit dem Titel »Meine Geschichte: Die Entdeckung des Alzheimer-Amyloid-Gens und seine Verortung auf dem Chromosom 21« erläutert Goldgaber, dass er die Verbindung zwischen Amyloid und IL-1 bereits in den achtziger Jahren hergestellt hatte. »Wir stellten fest, dass die Expression des APP-Gens durch den Entzündungsmarker IL-1 verstärkt wurde, was nahelegte, dass diese APP-Überexpression durch äußere Einflüsse zustande gekommen war. Entzündung wurde als wichtiger Aspekt der Alzheimer-Krankheit erkannt, da sie mit erhöhter IL-1-Produktion im Gehirn einhergeht.«

Griffin konnte auch zeigen, dass eine Beziehung zwischen Entzündung und »Tau« (τ) bestand – dem Protein, das für die Stabilisierung der Mikrotubuli zuständig ist, die sich durch die Axone der Nervenzellen ziehen. Im Rattenmodell demonstrierte sie, dass IL-1 im Gehirn die Produktion des τ-Proteins in seiner phosphorylierten Form steigerte, indem es die Konzentration des Enzyms MAPK p38 erhöht, das die Phosphorylierung steuert. Dieses Enzym wiederum trat verstärkt auch in Neuronen aus den Gehirnen von Alzheimer-Patienten auf, die gleichzeitig erhöhte Werte bei phosphoryliertem τ-Protein aufwiesen. Die Verbindung war erkannt.

Patrick und Edith McGeer sagen, dass bereits 2001 die Schlüsselrolle von Entzündungen beim Ausbruch von Alzheimer in aller Klarheit zu erkennen war. »Eine Vielzahl Stoffe, die als entscheidende Mediatoren bei peripheren Immunreaktionen definiert sind, sind auch in hohen

Konzentrationen im Gehirn von Alzheimer-Patienten nachgewiesen worden.« Das heiße nicht nur, sagen sie, dass die Alzheimer-Krankheit eine bedeutende neuroentzündliche Komponente besitzt, es war außerdem der – damals ganz erstaunliche – Beweis dafür, dass Gehirnzellen selbst die Quelle einer Vielfalt von Molekülen sind, die bei Immun- und Entzündungsprozessen eine Rolle spielen, darunter auch entzündungsfördernde Zytokine, entsprechende Rezeptoren und Komplementproteine. Das Komplementsystem besteht aus kleinen Proteinen, die die Wirkung von Antikörpern und Makrophagen beim Zerstören von Krankheitserregern ergänzen, also »komplementieren«. Im peripheren Blutkreislauf bildet es den Membranangriffskomplex, oder MAC, der eindringende Bakterien und Viren zerstört, indem er ihre Zellmembran aufbricht und die Erreger regelrecht zerfetzt. Es ist ein wichtiger Bestandteil des angeborenen Immunsystems.

Für Griffin ist klar, dass eine Entzündung im Gehirn der Amyloidanreicherung vorausgeht und ihrerseits eine Reaktion auf eine Belastung der Neuronen ist. Für die McGeers wiederum ist die Entzündung des Gehirns – bei manchen Menschen – eine Reaktion auf eine Anreicherung von Amyloid und τ-Proteinen. »Die Entzündungsreaktion, die von den aktivierten Mikrogliazellen gesteuert wird, nimmt mit fortschreitendem Krankheitsverlauf zu. Therapeutische Ansätze zur Krankheitslinderung haben bislang versagt, was sich wohl nicht ändert, solange die entscheidende Rolle der Entzündung nicht beachtet wird«, sagen sie.

Warum also wurde angesichts der Studien der achtziger und neunziger Jahre, die Entzündungen und das angeborene Immunsystem als Schuldige beim Ausbruch der Alzheimer-Krankheit benannten, der naheliegende Umkehrschluss ignoriert, dass man durch Bekämpfung der Gehirnentzündung Alzheimer lindern kann? Tatsächlich hatten einige rückblickende Studien durchaus überzeugende Nachweise für die positive Wirkung entzündungshemmender, nicht steroidaler Antirheumatika (NSAR) wie Aspirin und Ibuprofen erbracht. Bereits 1994 berichtet John Breitner von der Johns Hopkins University, dass er eine kleine

Gruppe eineiiger Zwillingspaare beobachtet hatte, die alle Träger der Genmutationen waren, die die Veranlagung für Alzheimer bilden, bei denen die Krankheit aber in unterschiedlichem Alter ausbrach. Er entdeckte, dass die Zwillinge, bei denen der Ausbruch einige Jahre verzögert war, zuvor Entzündungserkrankungen, die nichts mit Demenz zu tun hatten, mit NSAR behandelt hatten. Später führte er eine klinische NSAR-Studie – mit dem Titel ADAPT – an älteren Patienten durch. Er wollte dabei Aspirin einsetzen, berichtet Griffin, doch die Ärzte der Ethikkommission gestatteten es ihm nicht, da sie fürchteten, die Patienten könnten »ausbluten«; und so war er gezwungen, zwei erst kurz zuvor im Markt eingeführte NSAR zu verwenden: Naxopren und Celecoxib. Leider hatten sie unerwünschte Nebenwirkungen, sodass die Studie abgebrochen werden musste. Die Zwischenergebnisse brachten jedoch zutage, dass Naxopren, wenn es vor dem Einsetzen erster Symptome zwei Jahre lang genommen wurde, die Anzahl der Fälle verringerte, bei denen Alzheimer ausbrach.

Kurz nach Breitners Erhebung folgte die Rotterdam-Studie, bei der 74 Patienten mit Alzheimer-Diagnose einer 232-köpfigen Kontrollgruppe mit vergleichbarer Geschlechts- und Altersstruktur gegenübergestellt wurden. Die Forscher werteten alle Aufzeichnungen über vorausgegangene NSAR-Einnahmen in den Patientenakten der betreuenden Hausärzte aus und fanden heraus, dass das Alzheimer-Risiko sank, je länger die Einnahme gedauert hatte. NSAR-Einnahmen über ein Jahr oder länger halbierten das Risiko. Schließlich verglich eine umfassende rückblickende Studie in den USA Daten des Kriegsveteranenministeriums von 50 000 ehemaligen Militärangehörigen, die an Alzheimer erkrankt waren, mit denen von 200 000, die nicht von Demenz befallen wurden. Ibuprofen-Einnahme über mindestens fünf Jahre hatte das Erkrankungsrisiko halbiert. Sue Griffin beeilt sich klarzustellen, dass all dies zwar deutliche Beweise für die präventive Wirkung von NSAR sind, die Medikamente aber keinesfalls Heilmittel sein können – dafür ist die Alzheimer-Krankheit viel zu komplex. Tatsächlich haben sich die Medikamente in den wenigen NSAR-Studien an Patienten mit

Alzheimer im fortgeschrittenen Stadium nicht als wirksam erwiesen. Sie wirken präventiv, nicht kurativ. Griffin glaubt, dass das mangelnde Interesse an der Erforschung der Möglichkeiten einer NSAR-Therapie zynischerweise damit zu tun hat, dass die Pharmaunternehmen an alltäglichen Medikamenten wie Aspirin oder Ibuprofen nicht viel verdienen. Das ist eine Tragödie, sagt sie, denn falls NSAR bei nur 10 Prozent der Bevölkerung die Alzheimer-Krankheit verzögern, ihre Symptome abschwächen oder den Ausbruch sogar verhindern könnte, würden die jährlichen Einsparungen eine Höhe von mehreren Milliarden Dollar erreichen.

Die Rolle von Entzündungen bei der Alzheimer-Krankheit blieb ein Nebenschauplatz, ehe in rascher Folge – 2009, 2010 und 2011 – die Ergebnisse von drei genomweiten Assoziationsstudien (GWAS) zur spät einsetzenden Alzheimer-Krankheit erschienen. Eine Studie war in Frankreich von Philippe Amouyel und seinem Team durchgeführt worden, während die anderen beiden unter der Leitung von Julie Williams von der Universität Cardiff standen. In GWAS-Studien wird, wie der Name schon sagt, das ganze menschliche Genom nach Genen durchsucht, die einzelne kleine Beiträge zum Fortschritt einer Krankheit leisten. Indem man sich bei solchen Studien auf Tausende Probanden stützt, wird es möglich, auch subtile, aber statistisch bedeutsame Zusammenhänge zwischen Genom und Erkrankung herauszuarbeiten. Zum Entsetzen der Alzheimer-Fachwelt gehörten die Gene, die sich bei diesen sich gegenseitig ergänzenden Studien als am stärksten mit der spät einsetzenden Alzheimer-Krankheit verbunden erwiesen, zu zwei Gruppen – Gene mit starkem Bezug zum Immunsystem und Gene, die mit dem Cholesterinstoffwechsel im Zusammenhang stehen.

Zu den Genen der »Immunsystemgruppe« gehörten CR1, das für den Komplementrezeptor 1 codiert (ein Protein, das wiederum die Komplementkaskade des angeborenen Immunsystems reguliert); des Weiteren Klusterin, das mit Entzündungen und dem Immunsystem zusammenhängt; PICALM, das mit der Wirkungsweise von Zellen des angeborenen Immunsystems zu tun haben könnte – also wie etwa Makrophagen (und Mikrogliazellen des Gehirns) Abfallstoffe und Krankheitserreger umfließen; sodann BCL3, das Entzündungen regulieren kann; HLA-DRB1, das den Immunzellen körperfremde Proteine präsentiert; MS4A2, ein Antikörperrezeptor; SERPIN B4, das Immunreaktionen moduliert – und viele Gene, die mit dem Hauptgewebeverträglichkeitskomplex des Immunsystems im Zusammenhang stehen. Zu den mit dem Cholesterinstoffwechsel in Verbindung stehenden Genen gehörte eine Variante des Apolipoproteins oder ApoE 4, ein bekannter Risikofaktor für die spät einsetzende Alzheimer-Krankheit, der das Risiko einer Erkrankung um das bis zu Sechzehnfache erhöhen kann.

Die große Überraschung für die Anhänger der Amyloidhypothese war laut Julie Williams weniger, welche Gene in den Ergebnissen der GWAS-Studien dominierten, sondern welche Gene überhaupt nicht zutage traten. »Aus der Sicht solcher Leute, die sich ganz auf β-Amyloid und ›Tau‹ als Hauptauslöser der Alzheimer-Krankheit konzentrieren, war all das völlig unerklärlich, denn wenn man sich die üblichen Gene ansieht – die, die spät einsetzendes Alzheimer auslösen –, gab es keine direkten Anhaltspunkte, dass das APP-Gen oder das τ-Gen MAPT oder auch nur die Gene für BACE1 oder die Präseniline dazugehören. Da war gar nichts – überhaupt keine Variation bei diesen Genen.«

Je mehr Gene sie fanden, so Williams, desto mehr waren darunter, die das Immunsystem als wichtigen Auslöser der Alzheimer-Krankheit entlarvten. Die GWAS-Studien, sagt sie, haben ein für alle Mal unser Verständnis von Immunreaktionen verändert. Sie sind nicht lediglich die Antwort auf die Anwesenheit von Amyloid und τ-Proteinen im Gehirn – wie es die McGeers postulieren –, sondern sie spielen beim Ausbruch der Erkrankung eine tragende Rolle. Wir müssen uns noch weiter öffnen, sagt Williams. Zu lange haben wir uns zu sehr auf Amyloid und τ-Proteine konzentriert. Die Gene, die sich bei der familiären Form der Alzheimer-Krankheit als so bedeutend erwiesen haben, spielen bei der vorherrschenden spät einsetzenden Form, die die allermeisten Patienten erleben werden, keine Rolle, und das erklärt auch das Versagen der amyloidsenkenden Medikamente bei der Linderung der Erkrankung.

»Ich will nicht sagen, dass an der Amyloidhypothese gar nichts stimmt, denn das weiß ich nicht«, sagt Williams. »Aber ich habe nie verstanden, warum alles, was wir zustande bringen, durch die ›Amyloid-Tau-Brille‹ begutachtet wird. Wir brauchen eine andere Brille, die das weitere Spektrum der Dinge, die da vor sich gehen, abdeckt. Wir dürfen nicht vergessen, dass manche Menschen mit einem Gehirn voller Amyloid ganz zufrieden leben. Es geht also um mehr als nur Amyloid und ›Tau‹. Das angeborene Immunsystem und neuronale Entzündungen – das sind die wichtigen Gebiete, auf die wir uns jetzt konzentrieren müssen.«

Es erscheint zunehmend unwahrscheinlich, dass Amyloidplaques zwischen Nervenzellen und darin enthaltene Ablagerungen von τ-Protein-Bündeln die Auslöser der Alzheimer-Krankheit sind. Es könnte, so Sue Griffin, sich vielmehr um den Schrott handeln, der sich während des Krankheitsverlaufs dort ablagert. Alzheimer ist eine Erkrankung der Nervenzellen, und Amyloid ist nicht ihr Auslöser. Diese Verwechslung des wahren Schuldigen, sagt sie, ähnelt der allegorischen »Airbagtheorie« – einem bekannten Gedankenspiel zum Unterschied von Ursache und Wirkung an einem Beispiel aus der Kfz-Industrie: Forscher entdeckten, dass immer, wenn ein modernes Auto in einen Unfall verwickelt war, der Airbag aufgeblasen ist, während er im normalen Verkehr im Lenkrad verstaut bleibt und sich nicht aufbläst. Daraus schlossen sie, dass Autounfälle durch aufgeblasene Airbags verursacht würden …

Einige kleinere über die ganze Welt verteilte Forschergruppen sind bereits seit Jahren nicht mehr von der Amyloidhypothese überzeugt und versuchen herauszufinden, was die Alzheimer-Krankheit tatsächlich auslöst. Ihre Arbeit findet seit Jahrzehnten abseits der großen Bühnen statt, ist schlecht finanziert, wird oft verspottet und im Endeffekt an den Rand gedrängt. Zwar würde sich keiner dieser Forscher in erster Linie als Evolutionsbiologe bezeichnen, doch sie stellen – mal ausdrücklich, mal implizit – Fragen, die jeder erfahrene Evolutionsbiologe zum Thema Alzheimer stellen würde. Welche Rolle spielt das angeborene Immunsystem normalerweise im Gehirn? Warum wirkt es im Gehirn, wenn das Gehirn doch ein steriles Organ ist, das durch die Blut-Hirn-Schranke vor den Krankheitserregern geschützt ist, die den übrigen Körper befallen? Wie können Nervenzellen überhaupt geschädigt werden? Was bewirkt Amyloid im Gehirn? Ist es schlicht ein abnormales Nebenprodukt des Hirnstoffwechsels und damit ein Krankheitszeichen, oder erfüllt es im gesunden Gehirn eine physiologische Aufgabe? Angesichts der aktuellen Krise der Amyloidhypothese und der erfolglosen Ansätze für eine medikamentöse Behandlung von Alzheimer scheint es an der Zeit, die Amyloidlobby von der großen Bühne zu vertreiben und andere Akteure ins Rampenlicht zu stellen. Das könnte dazu beitragen, die Alzheimer-Forschung auf eine breitere, Erfolg versprechendere Grundlage zu stellen, auf der sie schnellere Fortschritte macht, um tatsächlich wirksame Therapien gegen diese schreckliche Krankheit zu entwickeln.

Brian Ross ist heute Anfang siebzig und war früher leitender Ingenieur bei der britischen Luftwaffe, wo er Wartungsteams überwachte und an der Einführung neuer Technologien beteiligt war. So hatte er großen Anteil an der Beschaffung und der Anpassung des französischen Hubschraubertyps »Gazelle« für die britischen Streitkräfte. Er ging 2004 in Ruhestand und bemerkte etwa zur gleichen Zeit leichte kognitive Beeinträchtigungen. Vor Kurzem wurde sein Leiden als Alzheimer-Krankheit diagnostiziert, und er nimmt an einer klinischen Studie zur Wirkung des entzündungshemmenden Medikaments Etanercept teil, das eigentlich die Schmerzen in Verbindung mit rheumatoider Arthritis lindern soll. Seine Frau Maree erinnert sich noch genau an den Tag, an dem offenkundig wurde, dass etwas mit dem Gedächtnis ihres Mannes nicht stimmte. Er hatte beim Aufhängen von Küchenregalen gemerkt, dass er noch Metallwinkel brauchte. Also sprangen sie ins Auto und fuhren zum Baumarkt. »Wir gingen hinein, und Brian drehte sich um und fragte mich: ›Waren wir hier schon mal?‹ Und ich sagte: ›Ja, schon oft – wir wollen doch schnell die Winkel kaufen.‹ Da fragte er: ›Was denn für Winkel?‹ Er wirkte völlig verwirrt, das machte mir Angst. Ich fragte mich: ›Wie kann er denn beim Losfahren noch wissen, was wir vorhaben, und in der nächsten Minute ist alles weg?‹«

Wenig später ergriff sie eine Gelegenheit, ihre Sorgen ihrem Hausarzt anzuvertrauen, worauf Ross nach Southampton zum Test seiner kognitiven Fähigkeiten und einem Gehirnscan fuhr, bei dem früh einsetzende Demenz diagnostiziert wurde. Seither nimmt er Aricept, ein verbreitetes Medikament, mit dem der kognitive Verfall bei früh einsetzender Demenz gebremst wird. »Wir fragten: ›Was passiert denn jetzt?‹ Der Arzt sagte: ›Teile Ihres Gehirns beginnen zu schrumpfen, und die Hohlräume füllen sich mit Flüssigkeit.‹ Nach genaueren Informationen haben wir nicht weiter gefragt, denn wir konnten ihm nicht folgen und hätten ja ohnehin nichts tun können.«

Heute, zehn Jahre nach dem Ausbruch der Erkrankung, fällt Brian Ross vieles zunehmend schwerer. Er kann noch immer sicher Auto fahren, doch sich an den Weg zum Ziel zu erinnern ist zum Problem geworden. »Würde mir Maree einen Einkaufszettel in die Hand drücken und mich bitten, bei Sainsbury's einkaufen zu fahren, könnte ich das schaffen – sobald ich Sainsbury's gefunden habe!«, scherzt er. Der Stadtplan im Kopf ist weg. Er sieht sich immer noch gern Dokumentationen im Fernsehen an, aber eine halbe Stunde später hat er den Inhalt völlig vergessen. Er hat immer gern gelesen, doch jetzt hat er es aufgegeben, weil er so frustriert darüber ist, dass er beim Weiterlesen nach einer Pause den Handlungsfaden nicht wiederfindet. »Wenn Brian beim Zeitunglesen etwas interessant findet, liest er es mir vor. Dann ruft er eine Viertelstunde später: ›Hör dir das mal an!‹ – und liest mir dann exakt denselben Absatz wieder vor, als wäre es eine ganz andere Stelle«, erzählt Maree Ross. Die täglichen Aufgaben im Haushalt fallen ihm zunehmend schwer. Zwar beteuert er das Gegenteil, doch seine Frau erzählt, dass ihn etwas, was er wohl schon tausendmal getan hat, etwa eine Sicherung auswechseln, jetzt überfordert. »Letztens hatte Brian etwas verloren, also schlug ich vor, er solle doch mal in seiner Manteltasche nachsehen. Er fragte: ›Wo ist denn mein Mantel?‹ Ich antwortete: ›Im

Hausarbeitszimmer‹, und er fragte: ›Wo ist das?‹ Das macht ihn wahnsinnig, dann fasst er sich an den Kopf und sagt: ›Was passiert denn da mit mir?‹«

Maree Ross schmerzt besonders, dass es ihrem Mann inzwischen sehr schwerfällt, sich an wichtige schöne Erlebnisse zu erinnern. Sie kämpft mit den Tränen, weil sich schließlich, wenn man zusammen durchs Leben geht, vieles um den Schatz gemeinsamer Erinnerungen dreht – und diese Erinnerungen fehlen ihm. Doch er ist ein Kämpfer und weigert sich, sich allein zu Hause zurückzuziehen. Sie gehen bewusst einmal am Tag entweder zum Mittagessen oder unternehmen etwas, und Ross ist am Ort zwei Chören beigetreten, wo er beherzt mitsingt, wenngleich er sich schämt, dass er sich nie an die Namen seiner Mitsänger erinnern kann. »Ich versuche immer, dagegen anzukämpfen, doch das macht mich oft sehr gereizt. Und es deprimiert mich auch. Ich sage mir: ›Ich will da nicht hin‹ oder ›Ich will das nicht machen‹, aber man muss dagegen ankämpfen. Man muss sich zwingen.«

Die Etanercept-Studie, an der Brian Ross seit Kurzem als Proband teilnimmt und die noch ausgewertet werden muss, ist eine Idee von Clive Holmes, Professor für biologische Psychiatrie an der Universität Southampton. Die dahinterstehende Theorie stützt sich auf den Gedanken, dass leichte oder akute Infektionen oder die Belastung durch verschiedene entzündliche Erkrankungen – etwa Atherosklerose, Diabetes oder rheumatoide Arthritis – die Blutwerte für verschiedene entzündungsfördernde Zytokine erhöhen, die dann mit dem Gehirn kommunizieren und dort parallel eine entzündliche Reaktion auslösen. Und dass auf diese Weise eine primäre Infektion die Mikroglia im Gehirn dazu anregen könnte, als Antwort auf ein späteres entzündliches Ereignis oder eine chronische niedergradige Entzündung eine übersteigerte entzündungsfördernde Reaktion einzuleiten, die Nervenzellen schädigt und so zu einem Hauptauslöser der Alzheimer-Krankheit wird.

Alles nahm seinen Anfang, erzählt Holmes, als er in den frühen neunziger Jahren in den USA einen Vortrag von Patrick McGeer hörte, der über die Verbindungen sprach, die er zwischen Entzündungen und

Alzheimer sah. »Damals konzentrierten sich noch alle auf Ablagerungen von Amyloid im Gehirn – alles andere war zweitrangig. […] Ich kam aus dem Vortrag und dachte: ›Meine Güte, das ist wirklich von Bedeutung!‹« Zwar hatte McGeer nur Mechanismen innerhalb des Gehirns beschrieben, doch Holmes erkannte gleich die Verbindung zur Körperperipherie, weil er als Klinikarzt viele Alzheimer-Patienten erlebt hatte, die von einer Verschlechterung ihres Zustands bei Infektionen berichteten. Konnten Entzündungen in der Peripherie des Körpers den Krankheitsverlauf von Alzheimer irgendwie beeinflussen?

Wenig später bekam Holmes aus heiterem Himmel einen Anruf von Hugh Perry, der gerade aus Oxford nach Southampton gekommen war, um dort den Lehrstuhl für experimentelle Neuropathologie zu übernehmen. Perry hatte eine Reihe Experimente begonnen, um die als »Rinderwahn« bekannt gewordene Prionenkrankheit an Labormäusen zu erforschen. Er unterzog die Mäuse einem Provokationstest mit einem Lipopolysaccharid (LPS), also einem Stoff, der wie ein Stellvertreter für eine periphere Bakterieninfektion wirkt, weil er auf der Außenhülle von Bakterien vorkommt. Perry stellte fest, dass die vorgetäuschte Infektion bei Mäusen mit der Prionenkrankheit – die also bereits eine deutliche Anzahl Nervenzellen eingebüßt hatten – ein übersteigertes Neuronensterben auslöste, und zwar weit ausgeprägter als beim Krankheitsfortschritt der Prionenkrankheit ohne weitere Einflussnahme. Perry wollte wissen, ob sich der Zustand von Alzheimer-Patienten durch niedergradige Infektionen verschlechtert. Das konnte ihm Clive Holmes bestätigen, wenngleich eine Recherche in der Forschungsliteratur auf die Schnelle keine Ergebnisse lieferte, die das bestätigt hätten.

Sie vereinbarten ein gemeinsames Experiment mit einigen wenigen Patienten, deren Zytokinwerte sie bestimmten und die sie zu Infektionen in ihrer Krankengeschichte befragten. Da zwischen beidem ein Zusammenhang zu bestehen schien, erhielten sie eine Förderung für eine größere Untersuchung mit 300 Patienten. »Als ich all diese Daten analysierte«, berichtet Holmes, »wurde mir plötzlich klar, dass Menschen natürlich keine Versuchstiere sind. Ältere Leute haben bereits eine Vielfalt entzündlicher Erkrankungen durchgemacht. Sie sind am Anfang eines solchen Experiments auch ohne die Provokation einer Infektion nicht unbelastet.« Zwei Tendenzen ließen sich beobachten: andauernde niedergradige Entzündungen bei den älteren Patienten, von denen viele bereits an einer Herz- oder Kreislauferkrankung oder Diabetes litten, und gelegentliche akute Infektionsspitzen vor einem solchen niedergradigen Entzündungshintergrund. Die Forscher fanden heraus, dass Patienten mit einer chronischen Entzündungserkrankung viermal wahrscheinlicher von der Alzheimer-Krankheit befallen wurden als gesündere Menschen. Bei denjenigen mit Entzündungserkrankungen und einer greifbaren Vorgeschichte mit Infektionen wiederum war eine Erkrankung zehnmal so wahrscheinlich.

Durch diese Ergebnisse fühlten sich Holmes und Perry in ihrer Annahme bestätigt, dass periphere Entzündungs- und Infektionszustände mit ihren erhöhten Blutwerten bei den entzündungsfördernden Zytokinen auf irgendeine Weise in der Lage sind, sich dem Gehirn mitzuteilen. Damals galt es jedoch als pures Ketzertum zu behaupten, dass das Gehirn (neben Neurotransmittern wie Dopamin oder Serotonin) empfänglich für andere Stoffe sei oder dass das Immunsystem sich direkt mit dem Gehirn »unterhalten« und auf dessen Chemie und dessen Verhalten Einfluss nehmen könne. So etwas überschritt die Grenzen des in den etablierten Neurowissenschaften Erlaubten. »Psychoneuroimmunologie, so der damalige Begriff, war eine an den Rand gedrängte Wissenschaft«, stichelt Perry, »weil alle glaubten, dass man als Neuroimmunologe entweder ein beschissener Neurowissenschaftler oder ein beschissener Immunologe sein musste! Kam dann noch ›Psycho-‹ dazu, hieß das im Klartext, dass man von nichts Ahnung hatte!«

Doch dann traf Perry zufällig Robert Dantzer, den wichtigsten europäischen Vertreter dieses »beschissenen« Wissenschaftszweigs, auf einer Fachkonferenz in Frankreich. Dantzer erzählte ihm von einer 35 Jahre alten Theorie zur Evolutionsbiologie namens »Sickness Behaviour«, die versuchte, die Zusammenhänge zwischen Fieber und Erkrankung und dem fast schon winterschlafähnlichen Verhalten von Tieren, die gegen

Infektionen oder Vergiftungen ankämpfen, zu erklären. Die Theorie war in den frühen achtziger Jahren von dem Veterinärwissenschaftler Benjamin Hart von der University of California in Davis formuliert worden. »Zu dem verbreitetsten anerkannten Verhaltensmuster bei Tieren und Menschen angesichts einer einsetzenden fiebrigen Infektionskrankheit gehören Lethargie, Niedergeschlagenheit, Appetitlosigkeit und verringerte Körperpflege«, so Hart. »Dieses Verhalten kranker Tiere und Menschen ist keine schlecht angepasste Reaktion oder ein Anzeichen nachlassender Kräfte, sondern eine planvolle, durch Evolution entstandene Verhaltensstrategie, um die Funktion des Fiebers bei der Bekämpfung von viralen und bakteriellen Infektionen zu unterstützen. Das erkrankte Individuum scheint dem Tod nahe, und sein Verhalten ist eine uneingeschränkte Anstrengung, um die Erkrankung zu besiegen.«

Hart bezog sich auf die Forschungen von Matthew Kluger aus den siebziger Jahren. Vor dem Hintergrund, dass Krankheitserreger in der Regel am besten gedeihen, wenn die Körpertemperatur ihres Wirts möglichst gering ist, habe sich demnach seit Urzeiten im ganzen Tierreich die Anpassung durchgesetzt, dass sich die Körpertemperatur zur Bekämpfung von Infektionen erhöht, dass also Fieber die Lebensbedingungen für die Krankheitserreger im Körper so feindlich wie möglich macht. Gleichzeitig dämpfe diese Anpassung die Aktivität des Individuums durch Schläfrigkeit, Niedergeschlagenheit, Appetitlosigkeit und reduzierte Wasseraufnahme dramatisch, sodass das Tier die wertvollen Körperressourcen zum Anheizen des Fiebers einsetzen könne. Kluger hatte Kaninchen mit Pasteurella multocida infiziert, dem Erreger einer Lungenkrankheit. Er fand heraus, dass diejenigen Kaninchen, denen er ein Antipyretikum, also einen Fiebersenker, verabreicht hatte, mit höherer Wahrscheinlichkeit starben als die der Kontrollgruppe, bei denen Fieber zugelassen wurde. Das gleiche Prinzip war bereits in den dreißiger Jahren von Julius Wagner-Jauregg an Menschen angewandt worden, wofür er später den Nobelpreis erhielt. In einer Zeit vor der Entdeckung der Antibiotika hatte er herausgefunden, dass er Neurosyphilis heilen konnte, wenn er die Patienten mit Malaria infizierte, was zu hohem Fieber führte. Die Wahl war auf den Malariaerreger gefallen, weil er als besonders empfindlich gegen Chinin bekannt war, was den Patienten nach dem Abklingen der Syphilis verabreicht wurde. Diese Fiebertherapie wurde auch auf Gonorrhöe ausgeweitet und blieb bis zur Erfindung des Penicillins die einzige wirksame Behandlungsmethode gegen diese beiden sexuell übertragbaren Krankheiten.

Hart benennt insbesondere drei entzündungsfördernde Zytokine: Interleukin-1 (IL-1), Tumornekrosefaktor-α (TNF-α) und IL-6. Sie lösen gleichzeitig Fieber aus und stimulieren Immunzellen wie etwa Makrophagen dazu, die Krankheitserreger zu bekämpfen. Diese »endogenen Pyrogene«, wie Hart sie nannte, drehen am Thermostat des Körpers, sodass das Tier oder der Mensch bei milden Temperaturen Kälte verspürt, was den Körper veranlasst, Blut von der Peripherie zu den inneren Organen umzuleiten, die Körperbehaarung aufzurichten, sich zusammenzurollen und eine wärmere Umgebung wie den Bau oder das Bett aufzusuchen. Vorausschauend verwies er bereits auf die Mikrogliazellen des Gehirns und vermutete, dass diese Reaktion in der akuten Krankheitsphase – Fieberentwicklung, Appetitverlust und gesteigerte Schläfrigkeit – vom Zentralnervensystem gesteuert sein könnte, genauer gesagt von den neuralen Elementen des Gehirns, die IL-1 enthalten.

Robert Dantzer aktualisierte Harts Theorie, indem er präzisierte, wie Signale einer Infektion in der Körperperipherie das Gehirn erreichen, um Abgeschlagenheit, das Bedürfnis, sich zurückzuziehen, Appetitlosigkeit, Müdigkeit und Gelenkschmerzen herbeizuführen. »Zytokine«, so Dantzer, »informieren das Gehirn über eine Infektion in der Peripherie, und das können die Zytokine entweder auf dem üblichen endokrinen Weg über das Blut oder per Direktübertragung über die afferenten Fasern des Vagusnervs tun.« Und wie als Antwort auf Clive Holmes und Hugh Perry führt er aus: »Sickness Behaviour als angepasste Reaktion des Wirts auf Infektionen durch Mikroorganismen zu begreifen führt zu einer weiteren wichtigen Frage: Was passiert, wenn die akute Reaktion auf eine Erkrankung nicht mehr auf diese angepasst ist – entweder weil sie in Relation zu den auslösenden Faktoren überdimensioniert ist oder weil sie länger als nötig wirkt? Das passiert tatsächlich bei einer Vielzahl chronisch entzündlicher Krankheiten.« Ausdrücklich nennt er in diesem Zusammenhang chronische Depression und die Alzheimer-Krankheit als zwei wahrscheinliche Auswirkungen, wenn Sickness Behaviour aus dem Ruder läuft.

Sickness Behaviour bildet für Clive Holmes und Hugh Perry einen soliden Kontext, in den sie ihre Theorie einbetten können, wonach Infektionen und Entzündungen im Körper die Zytokinwerte in die Höhe treiben, eine Entzündung des Gehirns einleiten, Nervenzellen schädigen und so zur Alzheimer-Krankheit führen können. Sie sind der Ansicht, dass es sich um eine graduelle, chronische Erkrankung mit gelegentlich deutlich erhöhten Infektionssignalen handelt und dass verlässliche Anzeichen, dass etwas nicht in Ordnung ist, nur schwer wahrzunehmen sind, weil sich kurzfristig keine dramatischen Symptome zeigen. Holmes fiel auf, dass viele der typischen Demenzsymptome – Antriebslosigkeit, Niedergeschlagenheit und das Bedürfnis, sich zurückzuziehen – auch Aspekte von Sickness Behaviour sind und dass sich diese Symptome bei Patienten mit chronisch niedergradigen Zytokinwerten ausgeprägter zeigten. Er beobachtet nun in einem Fünfjahreszeitraum Patienten mit leichter kognitiver Beeinträchtigung, die damit ein etwa 50-prozentiges Risiko haben, an Alzheimer zu erkranken. Er möchte herausfinden, ob chronischer Stress, etwa durch widrige oder traumatische Ereignisse wie den Verlust eines Kindes oder des Lebenspartners, durch Langzeitarbeitslosigkeit, körperliche Erkrankung, eine ernste Infektionskrankheit oder chronische Schmerzen, die Weichen zwischen günstigem und ernstem Krankheitsverlauf stellt. Seine Patienten sind gebeten, die Ereignisse ihres Lebens genauestens zu dokumentieren, sodass diese Aufzeichnungen in Relation zu regelmäßig kontrollierten Blutwerten für Cortisol und entzündungsfördernde Zytokine sowie zu ihren abnehmenden kognitiven Fähigkeiten gesetzt werden können.

Die Etanercept-Studie, an der Brian Ross teilnahm, stützt sich auf die gleiche Überlegung. Etanercept lindert Arthritis, weil es ein Hemmstoff gegen TNF-α ist, eines der wichtigsten entzündungsfördernden Zytokine. Man hofft, dass man durch eine einschneidende Verringerung der Entzündungssignale im peripheren Blutkreislauf auch die entsprechenden Signale im Gehirn reduzieren kann. Zwei jüngere Studien heben Holmes' Stimmung, denn sie belegen offenbar, dass Etanercept uns vor Alzheimer bewahren kann, wenn man es verabreicht, bevor die Krankheit sich durchsetzen kann.

Aber was passiert eigentlich, dass wir, sobald wir die sechzig erreichen, wahrscheinlicher an Alzheimer erkranken? Clive Holmes glaubt, es könne etwas mit den Sexualhormonen zu tun haben. Mit dem Sinken der Testosteronwerte bei Männern und der Östradiolwerte bei Frauen werden Entzündungen häufiger. Die chronischen niedergradigen Entzündungsreaktionen, die dabei im Gehirn in Gang gesetzt werden, reichen, so Holmes, nicht aus, um die normalen negativen Rückkopplungen auszulösen, und so rumort der entzündliche Prozess auf Dauer weiter. Dadurch können reaktive Sauerstoffmoleküle freigesetzt werden, die Nervenzellen schädigen können, sodass sie absterben. Gleichzeitig wird die Produktion von Amyloid angeregt. Ab welchem Zeitpunkt im Leben also zeigen sich laut Clive Holmes' Theorie die Amyloidplaques und Neurofibrillenbündel? »Leider schon jetzt«, sagt Holmes und deutet auf sein Gehirn und meins. »Bei uns gibt es sicher schon welche. Es könnte sein, dass sich β-Amyloid nach und nach als Reaktion auf eine chronische niedergradige Entzündung anlagert. Vielleicht beginnt es dann, Mikrogliazellen so anzuregen, dass sie verstärkt auf sekundäre Entzündungsauslöser reagieren. Und dann schaukelt sich die Sache hoch.«

Hugh Perry teilt diese Ansicht. Die Probleme beginnen, wenn der evolutiv entstandene anpassungsfähige homöostatische Prozess Sickness Behaviour im erkrankten Gehirn aus dem Ruder läuft, sodass die Mikrogliazellen dem strengen Kontrollmechanismus der negativen Rückkopplung entgleiten. »Da die Evolution sich so viel Mühe gegeben hat, diese Zellen des angeborenen Immunsystems im Gehirn zu regulieren«, so Perry, »muss es dafür einen guten Grund geben: nämlich, dass sie potenziell gefährlich sind und Schaden anrichten können, wenn sie nicht streng reguliert werden.« Neue Mikroglia, so erklärt er, werden nicht außerhalb des Gehirns gebildet, sondern entstehen vor Ort. Möglicherweise haben sie daher eine Art Erinnerungsvermögen für frühere Entzündungsfälle, das aus den unterschiedlichen Entzündungsgeschichten der Menschen mit den entsprechenden Entzündungsreaktionen ihre Anfälligkeit für Alzheimer bestimmt. Der Gedanke, dass Mikroglia auf diese Weise »angeregt« werden, stammt aus einem Laborversuch, bei dem gezeigt werden konnte, dass man eine übersteigerte Reaktion verursacht, wenn man Zytokine auf Makrophagen wirken lässt, anschließend diesen Stimulus zuerst entfernt und dann erneut anwendet.

Untersuchungen an Mäusen, die Irene Knuesel und Dimitrije Krstic (früher an der Universität Basel) durchgeführt haben, untermauern Holmes' und Perrys Alzheimer-Modell. Sollte sich erweisen, dass ihr Ansatz auf den Menschen übertragbar ist, würde aus ihrer Arbeit deutlich hervorgehen, dass das Fundament für die Alzheimer-Krankheit bereits sehr früh gelegt werden kann. Knuesel wendete den Stoff Poly I:C, der eine Virusinfektion vortäuscht, bei trächtigen Mäusen im fortgeschrittenen Stadium der Schwangerschaft an. Er führte zu chronisch erhöhten Werten für entzündungsfördernde Zytokine im Gehirn der Mäuseföten, zu verringertem Wachstum und verringerter Entwicklung von Nervenzellen beim Heranreifen der Föten und später zu deutlich erhöhten Werten für APP und einige seiner Zerfallsprodukte im Hippocampus der jugendlichen Mäuse (also in dem Teil ihres Gehirns, der für das Lernen und das Gedächtnis verantwortlich und bei Alzheimer-Kranken stark angegriffen ist). Außerdem entdeckten die Forscher im Hippocampus aktivierte Mikrogliazellen und vermehrt auftretende phosphorylierte τ-Proteine in den Nervenzellen dieser Hirnregion, was ihrer Ansicht nach zur Fehlfunktion der Synapsen – also der Verbindungsstücke der Nervenzellen – führen kann. Wie erwartet, schnitten die Mäuse beim Test ihres räumlichen Erinnerungsvermögens im Y-Labyrinth schlecht ab. Die Forscher schlossen daraus, dass bereits die erfolgte pränatale Provokation ihres Immunsystems »ausreicht, um eine Folge krankhafter Ereignisse in Gang zu setzen, die zu einer langsamen, aber stetigen Zunahme der Amyloidproduktion, zu Hyperphosphorylierung von τ-Protein und zu kognitiven Beeinträchtigungen führen und potenziell eine erhöhte Anfälligkeit des Gehirns für die Alzheimer-Krankheit darstellen.«

Noch interessanter wurde es, als sie Mäusen, die bereits im Mutterleib eine simulierte Infektion erfahren hatten, als adulten Tieren eine zweite Dosis Poly I:C verabreichten. So wurde eine systemische Infektion im Erwachsenenalter simuliert. Die Forscher stellten weitreichende Veränderungen sowohl in der Größe als auch in der Morphologie der Mikrogliazellen fest, vor allem bei denen im Hippocampus, was darauf hindeutete, dass sie angeregt worden waren. Außerdem beobachteten sie im Umfeld geschädigter Neuronen die abnormale Wanderung und die Ansammlungen von Astrozyten, des zweiten Immunzelltyps des Gehirns. Darüber hinaus fanden sie bei denjenigen Mäusen, die zwei simulierte Infektionen erlitten hatten, im Vergleich zur Kontrollgruppe deutlich ausgeprägtere Amyloidplaques, vor allem im piriformen und im entorhinalen Kortex – also in Hirnregionen, die auch bei Alzheimer-Patienten zuerst befallen werden. Sie hatten bei Mäusen ein umfassendes Alzheimer-Modell mit der folgenden Ereigniskette konstruiert: Infektion → Entzündung des Gehirns → übersteigerte Reaktion von Mikroglia und Astrozyten → Schädigung von Neuronen → Anreicherung von phosphoryliertem τ-Protein innerhalb der Neuronen → Anreicherung von Amyloid-Plaques zwischen Neuronen. Die klassische Amyloidhypothese geht seit jeher von der umgekehrten Reihenfolge aus, nämlich dass Mutationen in den Genen des Amyloidsignalwegs phosphoryliertes τ-Protein entstehen lassen, was zu erhöhtem APP-Stoffwechsel, β-Amyloid und schließlich zur neuronalen Entzündung führt. Knuesels Tiermodell der spät einsetzenden Alzheimer-Krankheit hat diese Ereignisfolge umgedreht. Hier ist die Entzündung der Auslöser, der Schädigungen an Neuronen und eine Zunahme von phosphoryliertem τ-Protein sowie β-Amyloid bewirkt.

Gäbe es ein zur Vorsicht mahnendes Motto für Alzheimer-Forscher, es könnte lauten: »Man ist immer nur so schlau wie das jüngste Gen, das man entdeckt hat!« Das könnte auch für Rudolph Tanzi, den Neurologieprofessor aus Harvard, gelten. Unter anderem in seinem Labor wurde 1986 die entscheidende APP-Genmutation entdeckt, die der familiären Alzheimer-Krankheit zugrunde liegt, und bis heute verteidigt er die Amyloidhypothese eisern. In den letzten Jahren hat er sie allerdings auf eine breitere Basis gestellt und die Rolle, die Entzündungen spielen, integriert. Wie wir bereits gesehen haben, spielt das Verhalten der Mikrogliazellen des Immunsystems augenscheinlich eine Schlüsselrolle beim Fortschritt der Alzheimer-Krankheit. Vor Kurzem sind zwei Gene, CD33 und TREM2, entdeckt worden, von denen es abhängt, ob Mikroglia eine gutartige, schützende Wirkung oder eine aggressive entfalten, die zu Alzheimer führen kann. In Tanzis Labor wurde zuerst nachgewiesen, dass das Protein CD33 eine Funktion im Gehirn hat und dass sein Blutwert wie auch die Anzahl der CD33 produzierenden Mikroglia bei einer entstehenden Alzheimer-Erkrankung erhöht waren. Mikroglia produzieren nicht nur Zytokine für Entzündungsreaktionen, sie sind außerdem die Fresszellen des angeborenen Immunsystems des Gehirns. Sie verschlingen Zellbruchstücke, beschädigte oder absterbende Neuronen und β-Amyloid – der Vorgang wird »Phagozytose« genannt. Auf diese Weise helfen gesunde Mikrogliazellen bei der Eindämmung von Amyloidplaques. Im Jahr 2013 konnte Tanzi zeigen, dass das CD33-Protein nicht nur gebraucht wird, um Mikroglia daran zu hindern, einen der am stärksten toxisch wirkenden β-Amyloid-Typen zu verschlingen und so zu beseitigen, es ist sogar eigenständig dazu in der Lage. Auch das Gegenteil konnten die Forscher nachweisen: dass Mäuse-Mikroglia, denen CD33 fehlte, größere Mengen Amyloid verschlangen und dass eine Mutation des Gens CD33, die eine Verringerung der CD33-Protein-Produktion bewirkte, vor der Alzheimer-Krankheit schützte.

Rita Guerriero, die im Labor von John Hardy am Londoner University College forscht, hat TREM2 entdeckt: das zweite Gen, das die Funktion der Mikroglia beeinflusst. Es hat die gegenteilige Wirkung von CD33. Die Expression von TREM2 stimuliert die Mikroglia dazu, zellulären Müll und β-Amyloid aufzusaugen, und bewahrt sie gleichzeitig davor, bei Entzündungssignalen überzureagieren, senkt ihre Produktion von entzündungsfördernden Zytokinen und lenkt ihr Verhalten in gutartige Bahnen, sodass sie ihren entzündungshemmenden Hausarbeitspflichten nachkommen. »TREM2 und CD33 sind Signale, die wie Yin und Yang ineinandergreifen«, sagt Tanzi. »Hat CD33 ein Hoch und/oder TREM2 ein Tief, hören die Mikrogliazellen mit dem Beseitigen von Amyloid auf. Dann rotten sie sich zusammen, lösen diesen entzündlichen Zustand aus, fangen an, freie Radikale und Zytokine zu produzieren, und schon werden aus fürsorglichen Hausmeistern angriffslustige Soldaten. Sie werden also genau in dem Moment neurotoxisch, wenn sie aufhören, Phagozytose zu betreiben.«

Der Schlüssel zu einer Alzheimer-Prävention ist laut Tanzi, dafür zu sorgen, dass die Mikrogliazellen in ihrem gutartigen Zustand verbleiben, in dem sie weniger entzündungsfördernd sind und Amyloid effektiver aus dem Gehirn entfernen. Und wie wir bei CD33 und TREM2 gesehen haben, hängt, ob wir an Alzheimer erkranken oder nicht, wohl auch davon ab, welche Immungenvarianten wir in uns tragen. Man mag noch so sehr mit Plaques und Fibrillenbündeln belastetet sein: Solange im Gehirn alles ruhig bleibt, wird es mit uns nicht bergab in Richtung Demenz gehen – anders als bei einer Überreaktion des gehirneigenen Immunsystems.

Die entwicklungsbiologische Geschichte um die Alzheimer-Krankheit hat erst kürzlich wieder eine neue Wendung bekommen. Wie sich herausgestellt hat, ist β-Amyloid mehr als nur ein aberrierendes Nebenprodukt, das bei der Aufspaltung von APP durch Enzyme entsteht: nämlich eine aktive Komponente des gehirneigenen Immunsystems. Rudy Tanzi erinnert sich, wie er vor einigen Jahren in seinem Büro saß und darüber nachsann, dass immer mehr Gene des angeborenen Immunsystems in der Alzheimer-Literatur erwähnt wurden. Es war ein Freitagabend im Labor in Harvard – Bierabend: Also ging er mit ein paar gut gekühlten Flaschen Corona in der Hand seinen jüngeren Kollegen Rob Moir nebenan besuchen. »Ich sagte: ›Ich begreife nicht, warum hier all diese Immunsystemgene auftauchen.‹ Da sagt er: ›Echt? Dann schau dir das mal an.‹« Moir hatte eine Reihe evolutionsbiologisch sehr alter Moleküle erforscht, die gegen Bakterien, bestimmte Viren, Pilze und Urtierchen wirken. Man fasst sie unter der Bezeichnung »antimikrobielle Proteine« zusammen, und sie sind im gesamten Tierreich verbreitet. Beim Menschen gibt es nur LL-37, und Moir hatte auf vier Excel-Tabellenseiten die Gemeinsamkeiten zwischen β-Amyloid und LL-37 zusammengefasst, das genau wie Amyloid kleine Klumpen – Oligomere – sowie unlösliche Fibrillen aus Polymeren bilden kann.

Da LL-37 eine hochwirksame antimikrobielle Substanz ist, fragten sich die Forscher, ob β-Amyloid nicht ähnlich wirkte, und so testeten Stephanie Soscia und Rob Moir die Wirksamkeit von Amyloid gegen eine Vielfalt verbreiteter Erreger, darunter Candida albicans, ein Pilz, der Infektionen des Mundes, der Nägel und der Geschlechtsorgane hervorruft, Escherichia coli, Listerien und Enterococcus, alle drei bakterielle Krankheitserreger, sowie einige Streptokokkenarten, unter anderem Streptococcus pneumoniae, der Haupterreger der bakteriellen Meningitis. Gegen alle erwies sich β-Amyloid als wirksam – manchmal sogar ausgeprägter als LL-37. Sie veröffentlichten 2010 einen Artikel in der Fachzeitschrift *PLoS 1*, der in der Fachwelt hier und da auf großes Interesse stieß, der inzwischen jedoch, wohl aus Mangel an Folgeveröffentlichungen, weitgehend in Vergessenheit geraten ist. Gleichwohl hat Rob Moir seine Forschungen zwar vorangetrieben, doch nichts weiter veröffentlicht. »Rob ist sehr genau, aber auch sehr langsam mit seinen Veröffentlichungen!«, so Tanzi. »Zu meinen Aufgaben gehört es, ihm in den Hintern zu treten, damit er endlich seine Papers rausbringt! Wir haben inzwischen genug Daten für drei Fachartikel, und daraus soll er jetzt ein großes Paper machen.«

Moir experimentierte als Erstes mit menschlichen Neurogliomzellen in der Zellkultur. Manche waren genetisch so verändert, dass sie β-Amyloid exprimierten, andere waren gewöhnliche Zellen, wie sie auch im

Menschen vorkommen. Dann infizierte er sie mit Hefebakterien. Die amyloidproduzierenden Zellen erwiesen sich als immun. Unter dem Rasterelektronenmikroskop konnte er erkennen, dass das Amyloid Fibrillenkugeln gebildet hatte (die er »Nanonetze« nennt), um die Hefezellen einzufangen. Dann reagierte es mit Metallionen wie Kupfer und setzte eine Wolke toxischer freier Radikale frei, die die Hefezellen angriffen und ihre Zellmembran wortwörtlich durchlöcherten und die Hefe so zerstörten.

Bei ihrem nächsten Infektionsmodell attackierten die Forscher den Fadenwurm Caenorhabditis elegans mit Hefebakterien. »Das Ergebnis sieht unter dem Elektronenmikroskop ziemlich brutal aus«, sagt Tanzi. »Die Hefebakterien wandern in den Caenorhabditis elegans, und dann sieht es aus wie in dem Film ›Alien‹, sie treten aus seinen Eingeweiden wieder aus und töten ihn von innen.« War das Genom der Würmer jedoch so verändert, dass sie Amyloid produzierten, blieben sie unversehrt.

Schließlich setzten die Forscher einen Mäusestamm ein, der genetisch so verändert war, dass die APP- und Präsenilin-Gene mit den für die familiäre Alzheimer-Krankheit typischen Mutationen exprimiert wurden, was – wie wir wissen – zu Ablagerungen von Amyloid führt. Dann injizierten sie Salmonellen in den Hippocampus der Mäusegehirne. Während genetisch unveränderte Mäuse innerhalb weniger Tage starben, lebten die »Alzheimer-Mäuse« noch doppelt so lange weiter. Die Evolution hat mit β-Amyloid einen äußerst mächtigen antimikrobiellen Wirkstoff im menschlichen Gehirn eingesetzt. Der Nachteil dabei ist, dass sie gerade durch die toxischen Eigenschaften von β-Amyloid – das in der Lage ist, Mikroorganismen im netzförmigen Klumpen einzufangen, ehe es sie durch freie Radikale abtötet – gleichzeitig einen Mechanismus geschaffen hat, der potenziell stark schädigende Nebenwirkungen hat. Geht etwas schief, lässt sich nicht verhindern, dass das Amyloid Neuronen attackiert.

Sie haben hoffentlich schon zwei und zwei zusammengezählt und fragen sich jetzt: »Warum sollte sich die Evolution ein hässliches Mikrobenbekämpfungsprogramm ausdenken, das mit seinen potenziell für Neuronen todbringenden Nebenwirkungen zur Alzheimer-Krankheit führen kann, wenn doch das Gehirn ohnehin durch die undurchdringliche Blut-Hirn-Schranke als steriles Organ vor Infektionen geschützt ist?« Zur Antwort auf diese Frage kommen wir gleich, doch zuerst müssen wir einen anderen durch evolutionäre Entwicklung entstandenen Mechanismus des menschlichen Gehirns mit unerwünschten Nebenwirkungen erläutern, der ebenfalls der Alzheimer-Krankheit den Weg ebnen kann.

Schon vor unserer Geburt beginnt ein Prozess, der sich während unserer Kindheit fortsetzt: Unser Gehirn wächst mit hoher Geschwindigkeit und entwickelt eine schnell wachsende Zahl Nervenzellen, die über Synapsen miteinander verbunden werden und so komplexe neuronale Netze bilden. Das führt zu einem Überfluss an Neuronen und Querverbindungen. Während der Pubertät wird dieser Überfluss selektiv zurückgestutzt (man spricht von »Pruning«), leistungsschwache Synapsenverbindungen werden gekappt, und zurück bleiben präzise arbeitende, effiziente neurale Schaltkreise. Es gibt Anhaltpunkte, wonach diese neuronale Formbarkeit bis ins Erwachsenenalter erhalten bleibt und dass wenig verwendete oder relativ inaktive Nervenschaltkreise nach dem Prinzip »Was nicht benutzt wird, fliegt raus« abgetrennt und im Gegenzug andere Nervenverbindungen gestärkt werden. Die Evolution hat für dieses Zurechtstutzen der Synapsen das angeborene Immunsystem des Gehirns zweckentfremdet:

Wir wissen, dass im ganzen Körper eine Signalkaskade aus Komplementproteinen zum Einsatz kommt, um »Zellschutt« und eindringende Krankheitserreger zu kennzeichnen, sodass sie von Makrophagen erkannt und verschlungen werden können. Auch im Gehirn ist diese Komplementkaskade bei angeborenen Immunprozessen im Spiel. Besonders stark ist sie außerdem bei der Bildung neuer Nervenzellen aus Vorläuferstammzellen – und zwar beim heranwachsenden Menschen ebenso wie als Reaktion auf Verletzungen, bei der Wanderung von Nervenzellen zu ihrem Bestimmungsort im Gehirn oder bei der Ausbildung von Synapsen. Beim Umbau des Gehirns werden zur Zerstörung vorgesehene Synapsen ummantelt, wodurch Mikrogliazellen und später Astrozyten angelockt werden, die sie umfließen und zerstören. Die Synapsen werden zuerst mit dem Komplementprotein C1q überzogen, das mit den Oberflächenproteinen von Zellen und Zellschutt reagiert, wobei C3 entsteht. C3 wiederum wird von den C3-Rezeptoren der Mikroglia erkannt, worauf sie zur Tat schreiten.

Beth Stevens von der Harvard University und ihr Kollege Ben Barres, der inzwischen in Stanford forscht, glauben, dass dieser Mechanismus in späteren Jahren wiedererwachen kann und dann für die krankhafte Zerstörung von Synapsen und damit für den Verlust von Nervenzellen verantwortlich ist, und zwar Jahrzehnte bevor sich die ersten Symptome kognitiver Beeinträchtigung durch die Alzheimer-Krankheit zeigen. Die meisten Körperzellen sind vor unerwünschten Angriffen durch Komplementproteine durch ein Heer starker Hemmstoffe geschützt. Neuronen fehlen solche Hemmstoffe. Die evolutionäre Entwicklung hat sie unter bestimmten Umständen für Komplementproteine und Mikroglia angreifbar gemacht, da sonst das erwähnte Pruning nicht stattfinden könnte. Wir leben also als Erwachsene mit einer entblößten Achillesferse und können der pathologischen Wirkung von Komplementproteinen nichts entgegensetzen.

Barres konnte vor Kurzem zeigen, dass sich C1q bei älteren Menschen mit einer bis zu 300-fachen Konzentration im Gehirn anreichern kann, und zwar zum größten Teil in der Nähe von Synapsen, doch es ist ein »zweiter Schlag« nötig, um es zu aktivieren und so die Zerstörung von Synapsen in Gang zu setzen. Was könnte ein solcher zweiter Schlag sein? Gehirnverletzungen sind ein typisches Beispiel, sagt Barres. Nach einem solchen Trauma läuft das angeborene Immunsystem auf Hochtouren, und außerdem kann ein Schädeltrauma die Blut-Hirn-Schranke zeitlich beschränkt durchlässig machen, wodurch Komplementproteine aus äußeren Quellen ebenso eindringen können wie jegliche Art von Mikroorganismen, die zuvor in den Blutkreislauf gelangt sind. Eine andere wahrscheinliche Möglichkeit sind systemische Infektionen. Barres und seine Kollegen sind sehr angetan von Clive Holmes' und Hugh Perrys Arbeit über den Grad des kognitiven Verfalls bei Alzheimer-Patienten als Folge peripherer Infektionen. Das Ergebnis entspricht genau ihren Voraussagen, denn sie glauben, dass eine periphere Infektion Mikroglia und Astrozyten im Gehirn anregt, die daraufhin C3 absondern, was wiederum die Zerstörung von Synapsen vorantreibt. Barres und sein Team haben solche peripheren oder systemischen Bakterieninfektionen bei Versuchstieren durch Lipopolysaccharidinjektionen simuliert und konnten eine stark erhöhte C3-Produktion nachweisen. Sie glauben, dass eine solche durch Komplementproteine vorangetriebene Neurodegeneration bereits unfassbar früh einsetzen kann. Patienten können über Jahre keine Symptome einer kognitiven Beeinträchtigung zeigen, da das Gehirn den Verlust von Synapsen so schnell, wie sie zerstört werden, wieder ausgleichen kann. Erst wenn die Zerstörung durch Komplementproteine wie ein Buschfeuer weiter und weiter um sich greift, so die Wissenschaftler, macht sich eine kognitive Beeinträchtigung bemerkbar.

Wenn also ein Trauma oder eine periphere Infektion eine umfangreiche Komplementproteinproduktion im Gehirn auslösen kann – was veranlasst dann diese Proteine, bestimmte Synapsen anzugreifen? Der wahrscheinlichste Kandidat ist β-Amyloid. Synapsen stehen unter ständiger homöostatischer Kontrolle. Bleibt der Strom der Nervenimpulse, der sie und das gesamte neuronale Netzwerk durchläuft, ungebremst, kann das eine Überaktivität auslösen, die zu einem Krampfanfall führen kann. Auf der anderen Seite des Spektrums beruhen Lernen und Erinnerung auf anhaltender Übertragung von Nervenimpulsen entlang eines bestimmten Netzwerks aus Nervenzellen. Man spricht in diesem Zusammenhang von Langzeitpotenzierung (LTP). Wir wissen heute, dass das in Nervenzellen produzierte β-Amyloid bei den negativen Rückkopplungen, die LTP hemmen, eine bedeutende Rolle spielt. Rudolph Tanzi hält es für möglich, dass, sobald etwas diesen empfindlichen Rückkopplungsmechanismus stört – etwa β-Amyloid-Ablagerungen in Neuronen –, die auf diese Weise beeinträchtigte Nervenimpulsübertragung entlang der betreffenden Synapse ein Signal an benachbarte Mikrogliazellen sendet, dass sie geschwächt ist und »dass diese Synapse gefressen werden muss«.

Tanzis Arbeitshypothese besagt, dass β-Amyloid in normaler physiologischer Konzentration im Gehirn eine doppelte Schutzfunktion erfüllt. »Nehmen wir an, Sie bekommen einen Schlag auf den Kopf – ein Trauma«, führt er aus, »dann gehen die β-Amyloid-Werte als Teil der akuten Reaktion an der verletzten Stelle hoch und bewirken zweimal Gutes. Erstens fährt das Amyloid das Netz runter: Die Aktivität des Nervennetzwerks wird ausgeschaltet oder reduziert. Zweitens könnte Ihre Blut-Hirn-Schranke Schaden genommen haben, sodass Krankheitserreger ins Gehirn gelangt sind. Dann bekämpft der gleiche Stoff – β-Amyloid – diese Erreger. Daher glauben wir, dass sich β-Amyloid als Akute-Phase-Protein entwickelt hat – nämlich, um genau diesen doppelten Zweck zu erfüllen.«

Tanzi findet, dass die Evolution bei der Entwicklung von β-Amyloid als schützendes Protein für solche akute Phasen mit dem Feuer gespielt hat. Evolutionsbiologen sprechen von antagonistischer Pleiotropie: Was die Überlebenschancen des jungen Menschen erhöht, kann in fortgeschrittenem Alter zu seinem Ableben beitragen – jetzt leben, später bezahlen. Mit allem, was die Ablagerung von β-Amyloid begünstigt, so Tanzi, steigt das Risiko, dass das Feuer außer Kontrolle gerät. Tatsächlich hat bereits 1992 Joseph Rogers gezeigt, dass β-Amyloid an das Komplementprotein C1q bindet, es aktiviert und so das letztlich für die angegriffene Zelle tödlich wirkende Endprodukt der Komplementkaskade bildet: den bereits erwähnten Membranangriffskomplex, kurz MAC. Er kann fehlerhaft arbeitende Nervenzellen angreifen, sie tödlich verwunden und dann Mikroglia und Astrozyten anlocken, die ihnen den Rest geben.

Es ist ganz erstaunlich, dass vor zwanzig oder gar dreißig Jahren bereits gründlich erforscht wurde, wie Synapsen und neuronale Netze arbeiten und wie sie von den physiologischen Konzentrationen von APP sowie einer ganzen Familie von APP-Stoffwechselzwischenprodukten abhängen, darunter auch β-Amyloid. Diese Forschungsarbeit wurde völlig von der Amyloidhypothese in den Hintergrund gedrängt. So zeigte etwa 1991 R. D. Terry, dass die Schwere einer Alzheimer-Erkrankung mit einem hochgradigen Verlust von Synapsen in Korrelation stand. Seine Forschergruppe war die erste, die Techniken entwickelte, um die Synapsen der Hirnrinde in Gewebe aus normal gealterten Gehirnen sowie in Hirnen von Alzheimer-Patienten zu zählen. Terry stellte eine nur äußerst geringfügige Wechselbeziehung zwischen dem Abschneiden der Patienten bei psychometrischen Intelligenztests und der Dichte von Alzheimer-Plaques und -Fibrillenbündeln fest – fand dafür aber viel stärkere Korrelationen zur Synapsendichte. Für seine wegweisenden Forschungen erhielt er 1988 den Potamkin-Preis. Andere konnten zeigen, dass der Körper APP benötigt, um Synapsen überhaupt erst zu bilden und ihre Übertragungssicherheit zu regulieren und dass APP unter normalen Bedingungen zum größten Teil gar nicht den Weg Richtung Amyloid einschlägt, sondern von dem bereits erwähnten Enzym α-Sekretase gespalten wird, wobei eine Gruppe nicht amyloider Stoffe entsteht, die entscheidende Bedeutung für den Schutz von Nervenzellen haben, ihre Erregbarkeit steuern und das Wachstum und die Verzweigung ihrer Axone regulieren.

β-Amyloid ist ein Stoff mit vielen Facetten und komplexen Zusammenhängen. Es kommt nicht nur im Gehirn, sondern im gesamten Körper vor und gehört laut Caleb »Tuck« Finch, einem Gerontologen von der University of Southern California, zu einem aus evolutionärer Sicht uralten Entzündungs- und Wundheilungsmechanismus, der bereits lange vor dem erworbenen Immunsystem mit seinem Immungedächtnis und der Produktion spezialisierter zielgerichteter T-Lymphozyten existierte. Entzündungen, so Finch, gab es schon in den frühesten Anfängen; man kann sie im ganzen Spektrum der wirbellosen Tiere beobachten: etwa bei Insekten, Krebstieren, Ringelwürmern und Stachelhäutern. Warum offenbar nur Menschen die typischen Alzheimer-Symptome der Nervendegeneration wie Plaques, Fibrillenbündel und ein Absterben von Neuronen entwickeln, liegt laut Finch weiter im

Dunkeln. Es gibt auch keine vernünftige Erklärung dafür, warum das Gehirn kein erworbenes Immunsystem besitzt, sondern sich auf die uralten Stoffe des angeborenen Immunsystems – wie β-Amyloid und Komplementproteine – stützt und sie in so wichtige neue Rollen beim Aufbau und zum Schutz des Gehirns gedrängt hat; Rollen, die das Gehirn im späteren Leben auf so grausame Weise anfällig für die Nebenwirkungen von Komplementproteinen und Amyloid werden lassen: eine von der Evolution schnell zusammengeschusterte Lösung mit dem Potenzial für verheerende Folgen.

Schlussendlich ist β-Amyloid – wie es Daniela Puzzo von der Universität Catania ausgedrückt hat – ein Stoff wie Dr. Jekyll und Mr. Hyde und dabei abhängig von seiner Form und seiner Konzentration. Bei geringen Konzentrationen hat es eine positive Wirkung und könnte sogar eine entscheidende Rolle bei der Langzeitpotenzierung spielen, von der unser Lernen und unser Gedächtnis abhängen. In höheren Konzentrationen schützt es die Synapsen womöglich vor Schäden durch selbstverursachte Übererregung, indem es LTP hemmt, doch in noch stärkerer Konzentration kann es den Informationsfluss durch die Synapsen zu stark hemmen, sie dabei schwächen und so ihre Existenz aufs Spiel setzen. All diese Forschungen zur angestammten physiologischen Funktion von β-Amyloid mahnen zur Vorsicht bei der Anwendung von Medikamenten, die seine Produktion drosseln sollen: Statt den Körper vor der Alzheimer-Krankheit zu schützen, könnten sie ihm mehr schaden als nutzen.

Inzwischen sind wir zu einer Theorie der Alzheimer-Krankheit gelangt, die eine Funktionsstörung der Synapsen als Ausgangspunkt betrachtet. Diese Störung breitet sich über sehr empfindliche Gehirnbereiche aus und führt zu weitreichendem Verlust von Synapsen und Nervenzellen, zum Verfall der kognitiven Fähigkeiten, zur Anlagerung von Amyloidplaques zwischen Neuronen sowie von Bündeln aus phosphorylierten τ-Proteinen in deren Innerem, zur Diagnose »Alzheimer«, zunehmender Verwirrtheit, Invalidität und schließlich zum Tod. So haben wir die gängige Lehrmeinung weitgehend auf den Kopf gestellt.

Die verschiedenen Theorien, die den anfänglichen Verlust von Synapsen erklären wollen, haben verschiedene mögliche Auslöser genannt: Kopfverletzungen, bei denen zudem die Blut-Hirn-Schranke für Krankheitserreger in Richtung Gehirn durchlässig geworden sein könnte, normale Alterung, die die Wirkung der Blut-Hirn-Schranke verringert, oder periphere Entzündungssignale, die, wenn sie das Gehirn erreichen, die Alarmglocken der Mikrogliazellen schrillen lassen: »Vorsicht! Feind im Anmarsch!« Doch um *eine* naheliegende Antwort auf die Frage nach dem auslösenden Faktor der Nervenschädigungen, die zur Alzheimer-Krankheit führen, haben wir uns bislang herumgedrückt. Demnach beginnt die Alzheimer-Krankheit tatsächlich mit einer Langzeitinfektion des Gehirns durch Bakterien, Viren oder andere Erreger. In ihrem Artikel über die Rolle von Amyloid als antimikrobielles Protein nennen Stephanie Soscia, Rob Moir und Rudy Tanzi verschiedene Studien, bei denen Infektionen des Zentralnervensystems mit Chlamydia pneumoniae, Borrelia spirochetes, dem Bakterium Helicobacter pylori und einer Reihe Viren nachgewiesen wurden. Gleichwohl gehört die »Erregerhypothese« zu den umstrittensten Thesen um die Entstehung der Alzheimer-Krankheit, und ihre Anhänger sind weithin als »Ketzer« gebrandmarkt worden. Ich glaube hingegen, dass man sich, wenn man von grundlegenden Prinzipien der Biologie ausgeht, nur schwerlich um die Schlussfolgerung herumdrücken kann, dass die »Erregerhypothese« größere Aufmerksamkeit verdient. Daher möchte ich ans Ende dieses Kapitels eine kurze Übersicht der Forschungen stellen, die diese Hypothese stützen.

Brian Balin ist Professor für Pathologie, Mikrobiologie und forensische Medizin am Philadelphia College of Osteopathic Medicine. Die Politik rund um die Alzheimer-Forschung hat ihn müde gemacht. »Einige der wichtigsten Forschungslabore sind mit den Pharmaunternehmen auf du und du«, klagt er. »Die Unternehmen setzen die Leiter dieser Forschungslabore in ihre Beraterkomitees, und die Leiter sagen ihnen: ›Das hier ist die Lösung; in diese Forschung müsst ihr euer Geld stecken. Finanziert uns unsere Amyloidforschung, dann könnt ihr die

Ansatzpunkte, die wir euch liefern, zur Entwicklung von Medikamenten nutzen.‹ Aber all die kleinen Forschergruppen am Rand – wie wir –, wir gehen das Problem von der Biologie her an, und diese Amyloidgeschichte ergibt für uns überhaupt keinen Sinn. Das war von Anfang an so.«

Balin erläutert, dass das entscheidende Beispiel, das die Erregerhypothese stützt, der Fachwelt seit Jahrzehnten auf dem Tisch liegt. Es gilt weithin als gesichert, dass das HI-Virus ins Gehirn vordringen kann, und zwar huckepack im Inneren weißer Blutkörperchen, die sich aus den Blutgefäßen durch die Blut-Hirn-Schranke zwängen können. Im Gehirn infiziert das Virus in kurzer Zeit Mikroglia und Astrozyten, die sodann entzündungsfördernde Zytokine und andere Giftstoffe freisetzen, welche Nervenzellen in der gesamten Hirnrinde, besonders im Hippocampus, zerstören. HIV-assoziierte Demenz ist ein anerkanntes Resultat solcher Infektionen, das weit verbreitet war, ehe effiziente antivirale Medikamente für HIV- beziehungsweise Aidspatienten eingesetzt wurden.

Balins Team hat Chlamydophila pneumoniae, ein Bakterium, das sich in Zellen einnistet und ein Hauptauslöser der Lungenentzündung ist, unter die Lupe genommen. Lange hat Balin über die Tatsache nachgegrübelt, dass bei Alzheimer-Patienten als eine der ersten Fähigkeiten der Geruchssinn Schaden nimmt. Die Schleimhaut der oberen Nasenhöhle, wo alle Sinneszellen unseres Geruchssinns angesiedelt sind, ist für Viren oder Bakterien der ideale Eintrittsort in unser Nervensystem, sagt Balin, da absterbende oder tote Zellen in einem schnellen Austauschprozess von nur neunzig Tagen durch neue ersetzt werden. Darüber hinaus wird das Epithel ständig durch Giftstoffe und Mikroorganismen aus der Luft bombardiert und bei Nebenhöhlenentzündungen belastet. Die Schleimhaut ist daher schlecht isoliert. Balin glaubt, dass Chlamydophila in Nervenzellen der Nase eindringen, von dort im Gehirn zum Riechkolben und anschließend zur Rinde und zu anderen Teilen des Gehirns vordringen kann, die von der Alzheimer-Krankheit befallen werden. Für Chlamydophila, so sagt er, ist das der Königsweg ins Gehirn. Er hat die Anwesenheit des Erregers sowohl im Tiermodell als auch am Menschen nach einer entsprechenden Impfung über die Nase in den genannten Nervenbahnen nachweisen können.

Bei Versuchen in vitro konnte gezeigt werden, dass es noch eine zweite Route gibt, die dem Weg des HI-Virus entspricht. Auch so kann sich Chlamydophila ins Hirn schmuggeln. Wie in einem trojanischen Pferd kann der Erreger im Innern weißer Blutkörperchen reisen, wo ihn das körpereigene Immunsystem nicht erreicht. Vermag Chlamydophila als Erstes in die Lunge gelangen, kann es im dortigen Kapillargefäßsystem von weißen Blutkörperchen aufgenommen werden. Sobald die Infektion das Gehirn erreicht, breitet sie sich auf Mikroglia, Nervenzellen und Astrozyten aus, worauf diese ihre Zytokinboten mit der Nachricht »Alarm! Invasion!« losschicken, die weitere, möglicherweise bereits infizierte weiße Blutkörperchen ins Gehirn schicken – ein zweiter Schlag. Die so entstehende, mit einer Entzündung einhergehende Infektion kann nun Amyloid stimulieren und so die augenfälligen Symptome der Alzheimer-Krankheit auslösen. Demnach ist Amyloid kein Auslöser, sondern eine Folgeerscheinung. Nach dem Absterben der betroffenen Neuronen wird Chlamydophila in das extrazelluläre Hirngewebe freigesetzt, wo Balins Team es mittels Elektronenmikroskopie nachweisen konnte – und nicht nur den Erreger selbst, sondern auch Stoffe, die von der Anwesenheit von Chlamydophila zeugten, darunter Liposaccharide aus der Außenhülle des Bakteriums und spezifische Antikörper. Anschließend kann Chlamydophila weitere Mikroglia und Nervenzellen infizieren.

Balin verweist außerdem auf die Dentalforschung von Angela Kamer und ihren Kollegen von der New York University. Zwar kann die durch Zahnbelag verursachte Entzündung des marginalen Zahnfleischs (Gingivitis), die oft bei jungen Menschen auftritt, noch behandelt werden, doch die ernsteren parodontalen Erkrankungen, so Kamer, sind nicht nur irreversibel, sondern auch hochentzündlich und können zum Zahnverlust führen. Vom Zahnfleisch breiten sie sich ins tieferliegende Bindegewebe aus, wo sich schon bald eitrige Taschen mit einem brodelnden Gemisch aus Bakterien, Leukozyten, Makrophagen, T- und

B-Zellen sowie einer Vielfalt von Zytokinen und Chemokinen bilden. Mindestens die Hälfte aller Amerikaner über 55 leidet laut Kamer an chronischer Parodontose, die zur konstanten Quelle für entzündungsfördernde Zytokine werden kann, die in der Lage sind, ins Gehirn zu wandern. Auch die Organismen selbst – etwa Actinobacillus, Tannerella, Porphyromonas oder Treponema – können ins Blut gelangen. Wenngleich sich die Studien noch widersprechen, wurde Treponema denticola aus der Gruppe der Spirochäten bereits im Ganglion trigeminale, einem Nervenknoten in Gehirnnähe, nachgewiesen. Eine andere Studie konnte Treponema in der Mehrzahl der Gehirne von Alzheimer-Patienten, aber nur in sehr wenigen aus der Kontrollgruppe identifizieren. Kamer selbst fand heraus, dass Antikörper gegen Parodontalbakterien in der Tat bei Alzheimer-Patienten im Vergleich zur Kontrollgruppe erhöht waren. Noch, so schränkt Kamer ein, hatten ihre Studien eine recht kleine Basis und konnten Ursache und Wirkung noch nicht sauber trennen. Sie plädiert daher für breiter angelegte Längsschnittstudien, die den Zusammenhang bestätigen sollen.

Mikroorganismen, die als plausible Kandidaten für die gesuchte infektiöse Ursache der Alzheimer-Krankheit gelten können, müssen nachweislich weitverbreitete statt nur gelegentlich auftretende Krankheitserreger sein. Balins Forschergruppe hat in serologischen Blutuntersuchungen unter älteren Menschen zwischen 70 und 90 Prozent der Probanden positiv auf Chlamydophila pneumoniae getestet, während bei einer Gruppe von kognitiv beeinträchtigten Personen über 65 die Mehrzahl aller weißen Blutkörperchen infiziert war. Die große Frage lautete: War das Bakterium auch bis ins Gehirn vorgedrungen?

Ruth Itzhaki hat gemeinsam mit Matthew Wozniak und Kollegen von der Universität Manchester mögliche Zusammenhänge zwischen der Alzheimer-Krankheit und dem Herpes-simplex-Virus (HSV1), dem latenten Erreger der schmerzhaften wiederkehrenden Fieberbläschen, untersucht. Die Idee, dass eine Verbindung bestehen könne, kam ihr, als ihr auffiel, dass die von der Alzheimer-Krankheit befallenen Hirnareale auch bei der gottlob seltenen Herpes-simplex-Enzephalitis betroffen sind, die zu Gedächtnisverlust und kognitiver Beeinträchtigung führt. Nach einem Ausbruch der Viruserkrankung, bei dem sich die schmerzhaften Bläschen auf der Lippe zeigen, zieht sich das Virus, so Itzhaki, über den Trigeminusnerv in das Ganglion trigeminale zurück, das wiederum im Schädelinnern, in einer Vertiefung der Dura mater, der festen, faserigen äußersten Hirnhaut, liegt. Hier ruht das Virus, bis das Immunsystem, das es so lange in Schach gehalten hat, durch eine Stressphase, eine weitere Infektion des Körpers oder auch nur durch die Alterung des Patienten geschwächt wird und der opportunistische Erreger einen neuen Ausbruch der Erkrankung verursacht. Das Ganglion trigeminale ist mit dem Stammhirn und dem benachbarten Temporallappen verbunden.

In Oregon untersuchen Melvyn Ball und seine Kollegen seit 1982 die Bedeutung von HSV1. In einem kürzlich veröffentlichten Bericht, so Ball, wird die Alzheimer-Krankheit als eine Erkrankung beschrieben, die »wie eine Virusinfektion von Gehirnzelle zu Gehirnzelle springt«. Die Autoren des Berichts verwendeten das Bild einer Alzheimer-»Infektion« mittels Übertragung von phosphoryliertem τ-Protein von Neuron zu Neuron. Doch Ball hat für diese Theorie nur Spott übrig. Phosphorylierte τ-Bündel in Zellen ähneln, wie er es ausdrückt, aufgerollten Spaghetti auf der Gabel. Ein Verbindungsweg, auf dem sie physisch zwischen einzelnen Neuronen hin und her wandern könnten, ist kaum vorstellbar. Was man braucht, sagt er, ist ein Geschoss, und er glaubt, dass ein Virus dieses Geschoss ist – HSV1. Da das Ganglion trigeminale so nahe bei den limbischen Zentren des Gehirns liegt, findet sich ein Virus, wenn er aus dem Ganglion austritt, eher in einem dieser Zentren wieder als in den Lippen, also in der Peripherie des Körpers. Nahezu 90 Prozent aller Nordamerikaner tragen, so Ball, HSV1 in ihrem Ganglion trigeminale, und er hat das Virus in 67 von siebzig Gehirnen verstorbener Alzheimer-Patienten identifiziert. Einer seiner Mitarbeiter konnte eine allmähliche Streuung von Schädigungen feststellen, die sich am schlüssigsten als Anzeichen einer von Neuron zu Neuron wandernden Infektion interpretieren ließ.

Melvyn Ball ist ein erfahrener Histologe. Es gilt allgemein als gesichert, sagt er, dass ein viraler Trigger für die Neurofibrillen-Bündel verantwortlich ist, die man bei Parkinson-Patienten findet, und dass man bei Patienten der seltenen degenerativen Nervenerkrankung Panencephalitis das Genom des Masernvirus in mit Proteinbündeln vollgestopften Nervenzellen nachweisen kann. Ball hat eine Serie von Mikrofotografien des Gehirns eines 87-jährigen Mannes aufgenommen, der nach vierzehn Jahren graduell zunehmender Demenz gestorben war. Sie zeigt eine Struktur, ein Art Mikrogliageflecht oder -knoten, die ein abgestorbenes Stammhirnneuron mit einem der typischen Bündel im Innern umwuchert oder umfließt. Es gilt als gesichert, dass eine solche Belagerung durch Mikroglia typisch für eine Virusinfektion des Gehirns ist. Die Theorien von Itzhaki und Ball werden durch die Veterinärforschungen von Maxim Cheeran an der University of Minnesota gestützt, der im Mäusemodell einer Herpes-simplex-Enzephalitis eine HSV-Infektion des Gehirns aus dem Ganglion trigeminale heraus nachvollzogen hat. Er konnte aktivierte Mikrogliazellen beobachten, die sich um infizierte Bereiche gruppierten und eine »dauerhaft schwelende Entzündung« verursachten. Labyrinthversuche mit den infizierten Mäusen zeigten einen Verlust des räumlichen Erinnerungsvermögens, was Ball zufolge mit der räumlichen Desorientierung vergleichbar ist, die man in der frühen Phase der Alzheimer-Krankheit beim Menschen feststellt – etwa bei jemandem, der nicht mehr weiß, wie er nach Hause kommt, oder der sein Auto auf dem Parkplatz nicht mehr wiederfindet.

Schließlich gibt Ruth Itzhaki an, sie habe in vitro zeigen können, dass Wirkstoffe gegen HSV1 in der Lage waren, phosphorylierte τ-Bündel, deren Bildung sie zuvor durch Infektion von Neuronen mit HSV1 initiiert hatte, wieder teilweise abzubauen. Auch das Gegenteil konnte sie zeigen – nämlich, dass die Ansammlung von τ-Proteinen von der Reproduktion des HSV1-Virus abhängt. Gleichzeitig hat Melvyn Ball mit seinem Team gezeigt, dass HSV1 mit den β-Amyloid-Schädigungen im Gehirn in Zusammenhang steht und dass eine In-vitro-Infektion von Gliazellen mit HSV1 in einer Zellkultur weitreichende Schädigungen von Neuronen hervorruft, die jedoch sowohl durch lösliches Amyloid als auch durch Acyclovir, ein patentrechtlich geschütztes Medikament, das oft gegen Herpes verschrieben wird, eingedämmt werden können.

Zu der möglicherweise bedeutenden »Erregerhypothese« zur Alzheimer-Krankheit muss noch viel geforscht werden, denn wir wissen noch viel zu wenig über die normalen physiologischen Funktionen, die APP, Amyloid und Komplementproteine bei der Bekämpfung von Krankheitserregern und bei der Unterstützung von Neuronen übernehmen, insbesondere, wenn Nervenzellen altern. Außerdem wissen wir noch nicht mit Sicherheit, ob es eine Infektion ist, die sich bei fortschreitender Alzheimer-Krankheit wie ein Feuer durch die neuralen Netzwerke ausbreitet, ob es τ-Proteine sind oder ob die synaptische Fehlfunktion selbst andere Synapsen und damit Nervenzellen ansteckt. Die Amyloidhypothese hat die Fachwelt so kurzsichtig gemacht, dass sie beispielsweise nur geringe Fortschritte bei der Erforschung des einzigen Gens gemacht hat, von dem wir sicher wissen, dass es die Wahrscheinlichkeit, an der spät einsetzenden Alzheimer-Form zu erkranken, bis zu sechzehnfach erhöht. Es trägt den Namen »ApoE« für »Apolipoprotein E«, und es existiert in drei genetischen Varianten: E2, E3 und E4. Die Variante E4 birgt das Alzheimer-Risiko, aber niemand kennt so recht den Grund. Für Julie Williams, die Leiterin der beiden großen, revolutionären GWAS-Studien zur Alzheimer-Krankheit, ist diese Forschungslücke ein geradezu kriminelles Versäumnis. »Nichts bringt mich mehr zur Verzweiflung, als zu sehen, wie wenige Kollegen an ApoE arbeiten. Es ist haarsträubend. Auf Konferenzen suche ich immer nach Leuten, die an ApoE forschen, aber es gibt kaum jemanden. Dabei besteht ein unglaublich enger Zusammenhang, den wir unbedingt verstehen müssen. Das ist unlogisch, irrational, und es beeinträchtigt unser Verständnis der Alzheimer-Krankheit.«

In Wahrheit erkunden einige Forschergruppen den Zusammenhang zwischen ApoE und Alzheimer, aber Julie Williams hat insofern recht, als diese Forschungen bislang kaum Ergebnisse gebracht haben. Rick Caselli hat kürzlich mit einer Reihe seiner Forscherkollegen aus Arizona die Bemühungen der Fachwelt um die Entschlüsselung der Zusammenhänge zwischen ApoE E4 und der Alzheimer-Krankheit zusammengefasst. Wenngleich die jüngsten Forschungen demzufolge den Schuldigen zu großen Teilen in ApoE und seinem postulierten Zusammenspiel mit β-Amyloid sehen, gibt es zunehmend Hinweise auf eine ganze Reihe von Prozessen im Zusammenhang mit ApoE, die von β-Amyloid völlig unabhängig sind und sich vielleicht als ebenso bedeutend erweisen werden – oder sogar als noch bedeutender.

So ist das ApoE-Protein im Gehirn verantwortlich für den Transport von Cholesterin und anderen Fetten, die für den Aufbau und die Instandhaltung von Neuronen und ihren Synapsen wichtig sind. Bei Versuchstieren mit der E4-Variante des ApoE-Gens ist diese Transportfunktion beeinträchtigt, was die Gesundheit der Nervenzellen möglicherweise beeinträchtigt. ApoE E4 ist darüber hinaus auch in die Phosphorylierung des τ-Proteins im Innern von Neuronen verwickelt, was zum Entstehen der klassischen Neurofibrillen aus phosphoryliertem τ-Protein beitragen könnte, die schon so lange als entscheidender pathologischer Marker der Alzheimer-Krankheit bekannt sind. Es konnte gezeigt werden, dass solche Neurofibrillenbündel aus phosphoryliertem τ-Protein die Lernfähigkeit und das Gedächtnis von Labormäusen beeinträchtigen. Die Verminderung der kognitiven Leistung in der präklinischen Krankheitsphase, vor allem Gedächtnisverlust, steht beim Menschen ebenso mit ApoE E4 in Verbindung wie die Beeinträchtigung der neuronalen Entwicklung, die zu einer dünneren entorhinalen Hirnrinde und einem verkleinerten Hippocampus führen kann – also die beiden Gehirnbereiche betrifft, die als Erstes von der Alzheimer-Krankheit befallen werden. ApoE E4 beeinträchtigt möglicherweise auch die Funktion der Mitochondrien – der Kraftwerke aller Zelltypen und somit auch der Neuronen – und schädigt die Astrozyten, die die Nervenzellen mit den wesentlichen Nährstoffen versorgen. Auch der vaskuläre Blutfluss im Gehirn ist bei Trägern der ApoE-E4-Mutation beeinträchtigt, und die unverzichtbare Blut-Hirn-Schranke, die normalerweise streng kontrolliert, welche Stoffe ins Gehirn oder aus dem Gehirn hinausgelangen können, ist gestört. Außerdem wird häufig gezeigt, dass ApoE E4, vor allem durch die Stimulation einer Vielfalt von entzündungsfördernden Zytokinen, von Prostaglandinen und angeregten, toxischen Mikroglia Entzündungen im Gehirn fördert.

Wie Caselli ausführt, sind diese Anhaltspunkte für die Mechanismen der Alzheimer-Krankheit zwar faszinierend, doch die Experimente finden in einer begrenzten Anzahl von Laboren statt und führen daher entweder kaum zu Ergebnissen oder müssen dringend durch weitere Institute nachvollzogen und erweitert werden. Inzwischen haben mehrere Wissenschaftler, darunter auch Ruth Itzhaki, einen Zusammenhang zwischen der Alzheimer-Krankheit, einer HSV1-Infektion und der Genvariante ApoE E4 entdeckt. Sie glauben, dass diese die Infektiosität erhöht, indem sie dem Virus das Eindringen in Neuronen und Mikroglia und damit die schnelle Ausbreitung im Gehirn erleichtert.

Die Erregerhypothese wird zwar weithin diskutiert, doch noch müssen die Verbindungen zwischen der Anwesenheit von Erregern im Gehirn und dem Ausbruch der Erkrankung niet- und nagelfest gemacht werden, ehe die Theorie von der breiteren Alzheimer-Fachwelt für voll genommen wird. Gleichwohl hat Melvyn Ball sicher recht, wenn er anführt, dass die Kosten für eine größere klinische Studie am Menschen mit einem verbreiteten und relativ günstigen antiviralen Wirkstoff wie Acyclovir im Vergleich zu den enormen Kosten, die jährlich für Forschungen zur Amyloidhypothese ausgegeben werden, verschwindend gering sind. Wie Ball es ausdrückt: »Alle Forscher der medizinischen Biowissenschaften tragen entscheidende Bausteine zu dem frustrierend langsamen Fortschritt bei, der jedem Durchbruch beim Kampf gegen eine Krankheit unweigerlich vorausgeht, und wie in jedem anderen menschlichen Unterfangen gibt es auch in den Biowissenschaften angesagte Kreise, in denen jeder mitmischen will. Wir flehen gerade staatliche und andere Geldgeber an, sofort mindestens die Hälfte aller neuen Töpfe für die Alzheimer-Forschung den jüngeren, kleineren Forschungslaboren zuzuteilen, die bis in die Nacht nach den fehlenden Puzzleteilchen suchen, die diese Erkrankung so unglaublich tragisch und kostspielig machen.«

Balls Kritik erinnert an den so bemerkenswert offenen wie vernichtenden Kommentar von Rudy Castellani, George Perry und Mark Smith von der Case Western University Cleveland und der University of Texas vor ein paar Jahren. Sie bemerkten damals: »Eine Perversion der wissenschaftlichen Vorgehensweise und die Manipulation einer verzweifelten Öffentlichkeit, die von einer sich ausbreitenden unheilbaren Erkrankung geplagt ist, charakterisieren die Alzheimer-Forschung und die Behandlung der Krankheit im 21. Jahrhundert. Dessen ungeachtet gehen die wechselseitigen Gutachterverfahren, der Wettbewerb um öffentliche Förderung und die Zementierung der etablierten Meinung so unvermindert wie unverfroren weiter, während jeglicher Fortschritt hin zu einer wirkungsvollen Behandlung stagniert. […] Die pathologische Interpretation neurodegenerativer Erkrankungen hat sich auf Gedeih und Verderb auf Plaques und Fibrillenbündel konzentriert, und zwar aus dem einzigen Grund, dass sie sich sichtbar machen lassen. In der überwiegenden Mehrheit der Studien über die Alzheimer-Krankheit wird implizit von der Annahme ausgegangen, dass diese Läsionen selbst toxisch wirken und dass sie daher die Erkrankung per se darstellen und nicht die Reaktion auf eine Erkrankung. Bemerkenswerterweise wird nun die Amyloid-Kaskaden-Hypothese, nachdem man fast ein Vierteljahrhundert lang die Schädigung als Ausgangspunkt gesehen hat und Behandlungsversuche mit β-Amyloid als Ziel mehrfach gescheitert sind, als ›ehemals kontrovers‹ bezeichnet.«

»Irgendwann läuft alles auf die Frage hinaus: ›Wo bleibt eigentlich die Rendite all dieser Investitionen?‹, um einmal bei diesem Ton zu bleiben«, sagt Brian Balin. »Und es geht auch um die Rendite für die Leute, die diese Erkrankung erleiden. Wenn der Weg falsch war, muss man das auch aussprechen und eine andere Richtung einschlagen.«

Erinnern wir uns noch einmal an Brian Ross, der mutig gegen die Demenz ankämpft, die ihn langsam, aber unerbittlich umfängt. Oder an Jamie Graham, früher ein begabter Geschäftsmann und heute nur noch ein tollpatschiges menschliches Wrack. Wie seine Frau Vicki sagt: »Ich komme mir vor wie eine Witwe. Ich habe diesen Jungen und diesen Mann fünfzig Jahre lang geliebt, aber jetzt lebe ich mit dieser wandelnden menschlichen Hülle zusammen, die aussieht wie Jamie, doch der ist gar nicht mehr da.«

Millionen Menschen wie Ross und Graham leben in diesem Zwielicht der Alzheimer-Krankheit, ohne dass auch nur die Ahnung einer Heilmethode in Sicht wäre. So abscheulich komplex die Erkrankung auch ist, so klar hat sich auch gezeigt, dass die Amyloidhypothese allein sie nicht erklären kann. Es ist so bedeutenden Forschern aus dem Amyloidlager wie Rudy Tanzi, John Hardy und Dennis Selkoe hoch anzurechnen, dass sie ihren Horizont erweitert haben, wie es Julie Williams flehentlich einfordert, und den Blick der Wissenschaft in neue Richtungen lenken. Biologie und Evolutionstheorie haben uns neue Wege finden lassen, um einer sich dahinschleppenden Richtung der Gesundheitsforschung neues Leben einzuhauchen. Sie zeigen, auf welch gewagte Weise die Evolution auf potenziell gefährliche Mechanismen gesetzt hat, um das menschliche Gehirn in seiner frühen Entwicklungsphase zu formen und junge Gehirne vor Traumata zu schützen. Doch all das geht zulasten der kognitiven Fähigkeiten älterer Menschen, deren reproduktive Phase beendet ist oder auf das Ende zugeht.

Unter diesen Umständen wundert es mich, dass wir »Alten« nicht alle alzheimerkrank umhertorkeln. Und da Infektionen nun einmal neben dem Potenzial für Herzerkrankungen, Diabetes, Fettleibigkeit und andere entzündliche Leiden, die uns in späten Jahren plagen, zu unserem Alltag gehören, könnte die Antwort auf die Frage, ob wir gegen Entzündungen, die Demenz zum Aufflammen bringen oder uns dafür anfällig machen, einigermaßen geschützt sind, am Ende davon abhängen, mit welchen Genvarianten jeder von uns ausgestattet ist. Das hartnäckigste Problem der Alzheimer-Forschung bleibt jedoch (obwohl wir heute die auslösende Rolle der Entzündungen und des angeborenen Immunsystems viel besser verstanden haben) die Suche nach Ansätzen, wie sich all diese Erkenntnisse in präventive medizinische Maßnahmen übersetzen lassen. Die Saat der Alzheimer-Krankheit wird viel früher im Leben ausgebracht, als wir es lange dachten, und noch kennen wir keine biologischen Anzeichen, die uns, Jahrzehnte bevor kognitive Beeinträchtigungen zutage treten, warnen könnten, dass etwas aus dem Ruder läuft.

Wo auch immer die Wurzel der Alzheimer-Krankheit liegt – in Mikroorganismen, Entzündungen oder Erkrankungen von Neuronen und Synapsen – wenn Alzheimer tatsächlich der Preis ist, den viele für ein langes Leben zahlen, in dem uns schließlich die Kehrseite einer evolutionären Flickschusterei ereilt, die junge menschliche Gehirne zu solch beeindruckenden Organen gemacht hat und sie vor den Verletzungen und Erregern einer früher weit schmutzigeren und gefährlicheren Welt schützt – müssen wir einen Weg finden, die Erkrankung gleich in ihrem Beginn erkennen zu können, sonst müssen wir mit den Folgen einer weltweiten Demenzpandemie leben, aus der es kein Entrinnen gibt. Ob wir die Krankheit besiegen oder nicht, könnte davon abhängen, ob wir eine Bande ketzerischer Wissenschaftler, die sich auf der Basis grundlegender biologischer Erkenntnisse damit auseinandersetzen, auf welch eigentümliche Weise die Evolution den menschlichen Körper blind gestaltet hat, vom Bühnenrand ins Rampenlicht der Alzheimer-Forschung stellen. Wir dürfen keine Zeit mehr verlieren.

Dank

Viele Forscher auf dem Gebiet der Medizin haben mir freundlicherweise ihre Zeit geschenkt, mich unterstützt und mir Einblick zu ihre Forschungsarbeit gewährt. Ich stehe tief in ihrer aller Schuld. Doch die Liste wäre zu lang, würde ich alle Namen nennen. Ich muss mich daher auf diejenigen beschränken, die mir außergewöhnlich großzügig mit Zeit, Rat und Tat zur Seite standen. Ich danke Andrew Wragg und Anthony Mathur und vielen todgeweihten Herzpatienten am Londoner Chest Hospital, ich danke John O'Dowd und Jeremy Fairbank für seine Hinweise zur orthopädischen Chirurgie und die Vermittlung von Patienten und Mike Adams für seine Hinweise zur Biomechanik. Ich danke Graham Rook für seine Hinweise zum Immunsystem und zur Hygienetheorie. Und ich danke Jennifer Ackerman für die freundliche Erlaubnis, ihren Titel »Die Kehrseite des aufrechten Gangs« zu verwenden, sowie David Haig für die vielen Gespräche über die Theorie vom Eltern-Kind-Konflikt und Jan Brosens, der mir erläutert hat, wo er sich in seiner Arbeit ausdrücklich auf Haigs Theorie bezieht, und Ian Sargent und Chris Redman für die Hintergrundinformationen zur Gestose. Ich danke Colleen Farmer für den Hinweis zur Evolution des Wirbeltierherzens, Colin Watts für den Einblick in eine Hirntumoroperation, Mel Greaves, Carlo Maley, Brian Reid, Ian Tomlinson und Trevor Graham für Beispiele der Anwendung der Evolutionstheorie auf die Krebsforschung. Ich danke Sue Griffin, Rudy Tanzi und Rob Moir, Julie Williams, Clive Holmes und Hugh Perry, Irene Knuesel, Ben Barres, Ruth Itzhaki und Brian Balin für die vielen hilfreichen Gespräche über die Alzheimer-Krankheit. Mehrere der Genannten haben großzügigerweise einzelne Kapitel gelesen und kritisch lektoriert. Ihre Hilfe war mir von unschätzbarem Wert, aber selbstverständlich liegt die Verantwortung für alle verbleibenden Fehler, Auslassungen oder Missverständnisse allein bei mir. Außerdem möchte ich meinem Literaturagenten, Peter Tallack, für seinen Einsatz und seine Energie und meiner Lektorin Christie Henry bei der University of Chicago Press für ihre engagierte Unterstützung meiner Idee, ihre Geduld bei der Umsetzung und ihre unermüdliche Ermutigung danken. Und schließlich gebührt mein Dank meinem lieben Freund Jeremy Knight, der mich an den schrecklichen alten Witz erinnert hat, der nun in der Einleitung steht!

Literatur

Allgemeine Information

Warum wir krank werden: Die Antworten der Evolutionsmedizin. Randolph M. Nesse und George C. Williams. Büchergilde Gutenberg, 1997.

Evolution in Health and Disease, zweite Auflage. Stephen C. Stearns und Jacob C. Koella (Hg.). Oxford University Press, 2008.

Evolutionary Medicine, zweite Auflage. Wenda Trevathan, James J. McKenna und E. O. Smith (Hg.). Oxford University Press New York, 2007.

Aus dem Tritt geraten: Warum unsere Welt nicht mehr zu unseren Körpern passt. Peter Gluckman und Mark Hanson. Spektrum Akademischer Verlag, 2007.

Principles of Evolutionary Medicine. Peter Gluckman, Alan Beedle und Mark Hanson. Oxford University Press, 2009.

Evolution of Infectious Disease. Paul Ewald. Oxford University Press, 1994.

Plague Time: The New Germ Theory of Disease. Paul Ewald. Anchor Books, 2002.

The Biology of Human Longevity: Inflammation, Nutrition and Aging in the Evolution of Lifespans. Caleb Finch. Elsevier, 2007.

»Evolutionary perspectives on health and medicine«. Stephen C. Stearns, Randolph M. Nesse, Diddahally R. Govindaraju und Peter T. Ellison. *Proceedings of the National Academy of Sciences (PNAS)*, Bd. 107, 26. Januar 2010, S. 1691–1695.

»Evolution and the Origins of Disease«. Randolph M. Nesse und George C. Williams. *Scientific American*, November 1998.

»Natural selection in a contemporary human population«. Sean G. Byers et al. *Proceedings of the National Academy of Sciences (PNAS)*, Bd. 107, 26. Januar 2010,

S. 1787–1792. Sowie andere Aufsätze in dieser Sonderausgabe zum Sackler-Colloquium »Evolution in Health and Medicine«.

»How can evolutionary medicine inform future personalized medicine?«. Maciej Henneberg und Arthur Saniotis. *Personalized Medicine*, Bd. 9, 2012, S. 171–173.

Abwesende Freunde

The Hygiene Hypothesis and Darwinian Medicine. Graham A. W. Rook (Hg.). Reihe: Progress in Inflammation Research, Birkhauser, 2009.

»The Gut Microbiota«. Sonderteil, *Science Translational Medicine*, Bd. 336, 8. Juni 2012.

»The Ultimate Social Network«. Jennifer Ackerman. *Scientific American*, Juni 2012.

Missing Microbes: How Killing Bacteria Creates Modern Plagues. Martin Blaser. Oneworld Publications/Henry Holt, 2014.

Homepage von Sarkis Mazmanian.
http://www.bbe.caltech.edu/content/sarkis-mazmanian

»Has the microbiota played a critical role in the evolution of the adaptive immune system?« Yun Kyung Lee und Sarkis Mazmanian, *Science* 330, 24. Dezember 2010.

»A new vision of immunity: Homeostasis of the superorganism«. Gerard Eberl, *Nature Mucosal Immunity*, 5. Mai 2010.

Peitschenwurm-Therapie:
http://opensourcehelminththerapy.org/mediawiki2/index.php?title=Main_Page

Der Peitschenwurm und das Immunsystem:
Website der Forschergruppe um Rick Maizels: http://maizelsgroup.biology.ed.ac.uk/publications.

Veröffentlichungen des Joel Weinstock Lab:
http://sackler.tufts.edu/Faculty-and-Research/Faculty-Publications/Weinstock-Publications

»Gut Microbes and Health«. Sonderteil, *Nature Insight*, Bd. 489, 13. September 2012.

Eine tolle Romanze

Veröffentlichungen von Jan Brosens:
http://www2.warwick.ac.uk/fac/med/staff/pubs/ssn=D17RnTsm77c=&inst=WARWICK

»Immune regulation of conception and embryo implantation – all about quality control?«. Sarah A. Robertson, *Journal of Reproductive Immunology,* Bd. 85, 2010, S. 51–57.

»On the function of placental corticotrophin-releasing hormone: A role in maternal-fetal conflicts over blood glucose concentrations«. Steven Gangestad et al., *Biological Reviews* 87, S. 856–873, 2012.

»The Preeclampsia Puzzle«. Jerome Groopman, *The New Yorker*, 24. Juli 2006.

»Troubled sleep: Night waking, breastfeeding and parent-offspring conflict«. David Haig, *Evolution, Medicine and Public Health*, 7. März 2014.

»Genetic conflicts in human pregnancy«. David Haig, *Quarterly Review of Biology*, 1993. Bd. 68, S. 495–532.

»Dividing the child«. Francisco Ubeda und David Haig, *Genetica* 117, S. 103–110.

»What good is genomic imprinting: The function of parentspecific gene expression«. Jon F. Wilkins und David Haig, *Nature reviews Genetics*, Bd. 4, Mai 2003.

»Angiogenic factors in the pathogenesis of preeclampsia«. Hai-Tao Yuan, David Haig und S. Ananth Karumanchi. *Current Topics in Developmental Biology*, Bd. 71, 2005.

»Silent struggle: A new theory of pregnancy«. Carl Zimmer, *New York Times*, 14. März 2006.

Die Kehrseite des aufrechten Gangs

»Independent evolution of knuckle-walking in African apes shows that humans did not evolve from a knuckle-walking ancestor«. Tracy L. Kivell und Daniel Schmitt. *Proceedings of the National Academy of Sciences (PNAS)*, Bd. 106, 25. August 2009, S. 14241–14246.

»BRAINS PLUS BRAWN: A conversation with Daniel Lieberman«. *Edge*, 18. Oktober 2012.

»What we can learn about running from barefoot running: An evolutionary medical perspective«. Daniel E. Lieberman, *Exercise & Sports Science Reviews*, 2012.

»Endurance running and the evolution of Homo«. Dennis M. Bramble und Daniel E. Lieberman. *Nature*, Bd. 432, 18. November 2004.

»One small step for man: Were the first humans walkers or tree climbers? An anthropologist puts the clues together«. Cynthia K. Buccini, *Bostonia*, Sommer 2010.

»Fetal load and the evolution of lumbar lordosis in bipedal hominins«. Katherine K. Whitcome, Liza J. Shapiro und Daniel E. Lieberman. *Nature*, Bd. 450, 13. Dezember 2007.

»Richard III, scoliosis and me«. Julie Myerson, *The Guardian*, 5. Februar 2013.

»The perils of being bipedal«. Bruce Latimer. *Annals of Biomedical Engineering*, Bd. 33, 1. Januar 2005.

»The downside of upright«. Jennifer Ackerman, *National Geographic*, Juli 2006.

Hoffnungsfrohe Monster

Krebs – Der blinde Passagier der Evolution. Mel Greaves. Springer Berlin, 2014.

»Constitutional and somatic rearrangement of chromosome 21 in acute lymphoblastic leukaemia«. Yilong Li et al., *Nature*, 23. März 2014.

»New strategies in Barrett's esophagus: Integrating clonal evolutionary theory with clinical management«. Brian J. Reid, Rumen Kostadinov und Carlo C. Maley. *Clinical Cancer Research*, Bd. 17, 2011, S. 3512–3519.

Brian J. Reids Homepage: Publikationen zum Thema »Speiseröhrenkrebs«: http://sharedresources.fhcrc.org/profile/reid-brian

»The hallmarks of cancer«. Douglas Hanahan und Robert A. Weinberg, *Cell*, Bd. 100, 7. Januar 2000, S. 57–70.

»Hallmarks of cancer: The next generation«. Douglas Hanahan und Robert A. Weinberg. *Cell*, Bd. 144, 4. März 2011, S. 646–674.

»Peto's paradox: Evolution's prescription for cancer prevention«. Aleah F. Caulin und Carlo C. Maley, *Trends in Ecology and Evolution*, Bd. 26, Nr. 4, April 2011.

»Chromosomal instability is associated with higher expression of genes implicated in epithelial-mesenchymal transition, cancer invasiveness, and metastasis and with lower expression of genes involved in cell cycle checkpoints, DNA repair, and chromatin maintenance«. Anna V. Roschke et al., *Neoplasia* (2008), Vol. 10, S. 1222–1230.

»Aneuploidy and cancer«. Harith Rajagopalan und Christoph Lengauer, *Nature*, Bd. 432, 18. November 2004.

»Genetic instabilities in human cancers«. Christoph Lengauer, Kenneth W. Kinzler und Bert Vogelstein, *Nature*, Bd. 396, 17. Dezember 1998.

»Don't stop for repairs in a war zone: Darwinian evolution unites genes and environment in cancer development«. Jarle Breivik, *Proceedings of the National Academy of Sciences (PNAS)*, Bd. 98, 8. Mai 2001, S. 5379–5381.

New Answers for Cancer. Scientific American Classics Medicine Collection. Nr. 10, 2012.

»Intratumor heterogeneity in human glioblastoma reflects cancer evolutionary dynamics«. Andrea Sottoriva et al., *Proceedings of the National Academy of Sciences (PNAS)*, Bd. 110, Nr. 10, 5. März 2013, S. 4009–4014.

»The cancer genome«. Michael R. Stratton, Peter J. Campbell und P. Andrew Futreal, *Nature*, Bd. 458, 9. April 2009.

»Clonal evolution in cancer«. Mel Greaves und Carlo C. Maley. *Nature*, Bd. 481, 19. Januar 2012, S. 306–313.

»Darwinian medicine: A case for cancer«. Mel Greaves. *Nature Reviews Cancer*, Bd. 7, März 2007, S. 213–221.

»Massive genomic rearrangement acquired in a single catastrophic event during cancer development«. Philip J. Stephens et al., *Cell*, Bd. 144, 7. Januar 2011, S. 27–40.

»Adaptive therapy«. Robert A. Gatenby et al., *Cancer Research*, Vol. 69 (11), 1. Juni 2009, S. 4894–4903.

»Cancer as an evolutionary and ecological process«. Lauren M. F. Merlo et al., *Nature Reviews Cancer*, Bd. 6, Dezember 2006, S. 924–935.

»Overlooking evolution: A systematic analysis of cancer relapse and therapeutic resistance research«. C. Athena Aktipis et al., *PLoS ONE*, Bd. 6, Nr. 11, November 2011.

»Evolutionary foundations for cancer biology«. C. Athena Aktipis und Randolph M. Nesse, *Evolutionary Applications*, Blackwell Publishing, 2013.

»Infection, immuno-regulation, and cancer«. Graham A. W. Rook und Angus Dalgleish. *Immunological Reviews*, 2011, Bd. 240, S. 141–159.

Verstopfte Leitungen

»T-cell-based therapies for atherosclerosis«. Ketelhuth et al., *International Journal of Current Pharmaceutical Research*, 15. Februar 2013.

»Atherosclerosis across 4000 years of human history: The Horus study of four ancient populations«. Randall C. Thompson et al., *The Lancet*, Bd. 381, Nr. 9873, S. 1211–1222.

Website der Heart Cells Foundation/Stammzellstudien: http://www.heartcellsfoundation.com/clinical-trials/

»Key developments in stem-cell therapy in cardiology«. Ivonne H. Schulman und Joshua M. Hare, *Regenerative Medicine* (2012) Bd. 7, S. 7–24.

Paul M. Ridkers Homepage: http://researchfaculty.brighamandwomens.org/BRIProfile.aspx?id=778

»Cell scientists aim to rebuild hearts with reprogrammed tissue«. Alok Jha, *The Guardian*, 28. Januar 2013.

»Inflammation, atherosclerosis, and coronary heart disease«. Göran K. Hansson, *New England Journal of Medicine,* Bd. 352, 21. April 2005, S. 1685.

»Plumbing the heart«. Paul Riley, *Nature*, Bd. 464, 25. März 2010, S. 498.

»Progress and challenges in translating the biology of atherosclerosis«. Peter Libby, Paul M. Ridker und Göran K. Hansson, *Nature*, Bd. 473, 19. Mai 2011, S. 317.

»The immune system in atherosclerosis«. Göran K. Hansson und Andreas Hermansson, *Nature Immunology*, Bd. 12, Nr. 3, März 2011, S. 204.

»The immune response in atherosclerosis: A double-edged sword«. Göran K. Hansson und Peter Libby, *Nature Reviews Immunology*, Bd. 6, Juli 2006, S. 508.

»Stem-cell therapy for cardiac disease«. Vincent F. M. Segers und Richard T. Lee, *Nature*, Bd. 451, Februar 2008, S. 937.

»Stem-cell based therapy and lessons from the heart«. Robert Passier et al., *Nature*, Bd. 453, 15. Mai 2008, S. 322.

»Efficient fish not faint-hearted«. Elizabeth Brainerd, *Nature*, Bd. 389, 18. September 1997, S. 229.

»Did lungs and the intracardiac shunt evolve to oxygenate the heart in vertebrates?«. Colleen Farmer, *Palaeobiology*, Bd. 23 (3), 1997, S. 358–372.

Mit sechsundsechzig Jahren … und dann?

»Amyloid beta as a modulator of synaptic plasticity«. Mordhwaj S. Parihar und Gregory J. Brewer, *Journal of Alzheimer's Disease.* Bd. 22, 1. Januar 2010, S. 741–763.

»Amyloid-β in Alzheimer's disease: The null versus the alternate hypothesis«. Hyoung-gon Lee et al., *Journal of Pharmacology and Experimental Therapeutics*, Bd. 321, Nr. 3, 2007.

»Systemic infections and inflammation affect chronic neurodegeneration«. V. Hugh Perry, Col Cunningham und Clive Holmes. *Nature Reviews Immunology*, Bd. 7, 1. Februar 2007, S. 161–167.

»Proinflammatory cytokines, sickness behaviour, and Alzheimer's disease«. C. Holmes et al., *Neurology*, Bd. 77, Nr. 3, 19. Juli 2011, S. 212–218.

»Could arthritis drug combat Alzheimer's?«. Dara Mohammadi, *The Observer*, Sunday 17. November 2013.

»The essential lesion of Alzheimer's disease: A surprise in retrospect«. Melvyn J. Ball, *Journal of Alzheimer's Disease*, Bd. 9, Supplement 3/2006, S. 29–33.

»Alzheimer's-associated protein may be part of the innate immune system«. Sue McGreevey, *Harvard Gazette*, 9. März 2010.

»The air-bag problem – a potential culprit for bench-to-bedside translational efforts: Relevance for Alzheimer's disease«. Dimitrije Krstic und Irene Kneusel. *Acta Neuropathalogica Communications*, 2013, Bd. 1, S. 62.

Register